Andreas Moritz

ERWACHE ZUM LEBEN!

Andreas Moritz
ERWACHE ZUM LEBEN!
Nutze noch heute die ungeheuren Selbstheilungskräfte
von Körper, Geist und Seele

1. Auflage 2020
2. Auflage 2025
ISBN: 978-3-96257-112-2

Englische Ausgabe: It's Time to Come Alive
Start Using the Amazing Healing Powers
of Your Body, Mind and Spirit Today!
3rd Edition from 2010

Published by agreement with Ener-Chi Wellness Center, LLC
through The Yao Enterprises, LLC.

Übersetzt aus dem Englischen von Sabine Rickert
Layout und Satz: Narayana Verlag
Coverabbildung: Ener-Chi (Öl auf Leinwand) von Andreas Moritz
Coverlayout: Narayana Verlag

Herausgeber: Unimedica im Narayana Verlag,
Blumenplatz 2, D-79400 Kandern, Tel.: +49 7626 974970-0,
E-Mail: info@unimedica.de, Homepage: www.unimedica.de

Andreas Moritz

ERWACHE ZUM LEBEN!

Nutze noch heute die ungeheuren Selbstheilungskräfte von Körper, Geist und Seele

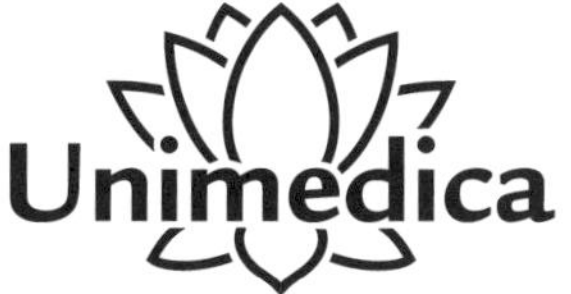

Jetzt, wo wir das Zeitalter der Anstrengungen
und der Ignoranz hinter uns lassen,
ist es an der Zeit, alles noch einmal von vorn zu lernen.

Nur ein neuer Same kann neue Früchte tragen.
Und so ist die Zeit gekommen für neue Lebenswege.

Eine Zeit der strahlenden Gesundheit, des Seelenfriedens
und der spirituellen Weisheit.

– Andreas Moritz –

Haftungsausschluss

Der Autor möchte mit diesem Buch Fakten, Zahlen und Informationen all den Menschen zugänglich machen, die an einer gesunden Lebensführung interessiert sind. Er vertritt dabei kein bestimmtes Gesundheitsmodell. Die Empfehlungen in diesem Buch wurden vom Autor nach bestem Wissen erarbeitet und überprüft. Dennoch kann eine Garantie nicht übernommen werden. Weder der Autor noch der Verlag können für eventuelle Nachteile oder Schäden, die aus den im Buch gegebenen Hinweisen resultieren, eine Haftung übernehmen. Eventuelle Affronts gegen Personen oder Organisationen sind nicht beabsichtigt. Dieses Buch soll den professionellen Rat eines Arztes nicht ersetzen. Es liegt im Ermessen des Lesers, die im Buch beschriebenen Informationen, Anwendungen und Rezepte verantwortungsvoll einzusetzen. Die Empfehlungen spiegeln die Meinungen und Theorien des Autors wider und sind ausschließlich zu Bildungszwecken gedacht. Sofern eingetragene Warenzeichen, Handelsnamen und Gebrauchsnamen verwendet werden, gelten die entsprechenden Schutzbestimmungen (auch wenn diese nicht als solche gekennzeichnet sind). Holen Sie sich ärztlichen Rat, bevor Sie eine Therapie beginnen oder beenden wollen, und sprechen Sie mit Ihrem Arzt oder Gesundheitsexperten über die Einnahme von Nahrungsergänzungsmitteln, phytotherapeutischen Präparaten oder homöopathischen Arzneien.

Inhaltsverzeichnis

Einleitung

Es ist nicht so, dass mit dieser Welt und den Menschen, die darin leben, etwas nicht stimmt. Eines aber ist überflüssig geworden: dass wir Menschen immer noch in unserer dreidimensionalen Wahnidee von Krankheit, Problemen und Leid gefangen sind. Diese Wahnidee hält uns davon ab, endlich aufzuwachen und zu erkennen, dass wir alles andere sind als hilflose Opfer unseres eigenen Schicksals, auf das wir keinen Einfluss nehmen können. Was wir an diesem Punkt unserer menschlichen Evolution brauchen, ist Erkenntnis. Die Erkenntnis, dass es neben unserer Existenz eine übergeordnete, höhere Dimension gibt, die es uns ermöglicht, höhere Realitäten nicht nur zu erkennen, sondern uns mit ihnen zu identifizieren und das unglaubliche Potenzial dieser Kräfte zu realisieren.

Das Leben ist auf mysteriöse Art und Weise perfekt, und trotzdem fehlt es den meisten von uns an Bewusstsein, zu wissen und zu verstehen, wie genau dieses Leben wirklich funktioniert. Die meisten Menschen auf dieser Erde glauben immer noch, dass bestimmte Ereignisse, Umstände, Unfälle, Krankheiten und Beziehungen mehr oder weniger zufällig passieren und keine tiefere Bedeutung oder Verbindung zu einer größeren Bestimmung im Leben haben. Nichtsdestotrotz sind die vielen Momente und Ereignisse im Leben eines Menschen Teile eines riesigen Puzzles, das auf den ersten Blick wenig Sinn zu ergeben scheint. Setzt man diese Teile aber zusammen, entsteht ein Gesamtbild von tief greifender Bedeutung. Betrachtet man diese Beziehungen, Unfälle, Krankheiten oder Konflikte als isoliert auftretende Ereignisse, scheinen sie willkürlich und ohne wirklichen Sinn zu sein. Wenn man sie jedoch von einer weiteren, weniger offensichtlichen Realitätsebene aus betrachtet, erkennt man den Sinn hinter dem Ganzen. Jedes noch so kleine Puzzleteil ist einzigartig und – sobald es am richtigen Platz liegt – für das Gesamtbild von großer Bedeutung. Nur wenn man diesem Gesamtbild keine Beachtung schenkt, scheinen diese Ereignisse sinnlos, zufällig und verwirrend zu sein und verantwortlich für unsere eigene Instabilität und Leidenswege. In diesem Zustand können wir unserem Leben kaum einen Sinn abringen.

Wir alle befinden uns noch auf der Suche. Wir suchen nach den Dingen, die uns ganz und erfüllt werden lassen. Wir dürsten nach innerem Glück, neigen aber dazu, dieses Glück in den äußeren Umständen zu suchen. Schon als Kind war ich auf der Suche nach spiritueller Weisheit, habe die Gründe dafür aber nie ganz verstanden. Lange glaubte ich, die Antworten auf meine innere Unzufriedenheit in der Welt um mich herum finden zu müssen. Fast zwanzig Jahre lang befand ich mich auf der Suche, bis die Umstände mich schließlich auf den richtigen Weg brachten und mir zeigten, dass die Antwort auf die Fragen des Lebens, des Universums und von allem anderem ausschließlich in mir selbst zu finden war.

Mein Weg der Selbsterkenntnis war oft steinig und schwer, aber wenn ich mit meinem erweiterten Bewusstsein von heute auf mein Leben zurückblicke, kann ich sehr deutlich sehen, dass die Schwierigkeiten und Entbehrungen, die ich durchlebte, mich zu einem besseren Menschen werden ließen. Sie haben mich gestärkt und mir einen unglaublichen Erfahrungsschatz mitgegeben. Sie haben dafür gesorgt, dass ich nicht nur mein Leben komplett änderte, sondern auch die Anmut des Lebens an sich erfahren durfte. Das Einzige, was *wirklich* geschah, war eine Bewusstseinsänderung, die mein Denken und Handeln nachhaltig beeinflusste und mein Schicksal auf sehr befriedigende Art und Weise in neue Bahnen lenkte. Ich machte die außergewöhnliche Entdeckung, dass wir (und das schließt Körper, Verstand, Seele, Handlungsmuster und unsere unmittelbare Umgebung mit ein) lediglich ein Produkt unseres eigenen Bewusstseins und unserer Projektionen sind.

Unser Bewusstsein kommt durch unsere Gedanken, Gefühle, Wünsche und Verlangen, Abneigungen und Intentionen zum Ausdruck, die als Werkzeuge des Verstandes dienen, um unsere persönliche Realität formen zu können. Jede Bewusstseinsänderung wird sich auch auf unseren Körper, unseren Verstand, unsere Seele und sogar unsere Umgebung auswirken. Durch eine unsichtbare und alles durchdringende Kraft fungieren wir als Schöpfer oder Co-Schöpfer all dessen, was um uns herum passiert. Unser Bewusstsein ist der Drehbuchautor unseres eigenen Schicksals – was auch immer es schreibt, wird sich auf der Bühne unseres Lebens abspielen. Unser Bewusstsein ist grundlegend für unsere Wahrnehmung und unser Handeln in dieser Welt und aus diesem Grund verdient es all unsere Beachtung. Unsere Aufgabe ist es, ein neues Drehbuch zu schreiben, das uns hilft, unser wahres spirituelles Wesen zu verstehen und das Leben so zu schätzen, wie es wirklich ist. Dieser Bewusstseinswandel wird immer dringlicher und die Zeit ist reif für eine Transformation auf individueller und globaler Ebene.

Die Lektüre dieses Buches wird Ihnen dabei helfen, Ihr verborgenes Bewusstsein zu entdecken, und Ihnen das Werkzeug in die Hand legen, mit dem Sie dieses Bewusstsein nach Ihren Wünschen gestalten können. Es ist ein mächtiges Werkzeug, mit dem Sie nicht nur Ihre eigenen Herzenswünsche erfüllen, sondern jeden Aspekt Ihres Lebens verändern können. Sie werden lernen, wie Sie Körper, Geist und Seele vereinen und ganz werden lassen. Auch werden Sie erkennen, wie beengend und unter Umständen schädlich viele Ihrer Glaubenssätze sein können, die Sie vielleicht zu Themen wie Gefühle, Beziehungen, Altern, Umwelt oder Tod vertreten.

Dieses Buch soll Zeichen meiner Dankbarkeit sein, dafür, dass ich mein eigenes Bewusstsein vertiefen und erweitern konnte. Gleichzeitig dient es als Einladung für alle, sich der Welt der Fülle, der Liebe und der spirituellen Weisheit zu öffnen. Alles, was dabei von Ihnen verlangt wird, ist Offenheit und die Bereitschaft, Ihre eigene Wahrnehmung zu verändern. Auch sollten Sie bereit sein, alte Muster abzulegen, die Ihnen im Laufe des Lebens so viel Schmerz und Kummer bereitet haben. Wenn Sie den Pfad der Selbsterkenntnis betreten, begeben Sie sich auf eine Reise zum innersten Selbst, an den Ort, an dem Sie sich von den alten Glaubenssätzen befreien können, die Körper und Geist beherrschen und einengen. Dann werden Sie frei sein, eigene und bedingungslose Lebensentscheidungen zu treffen.

Je mehr Bewusstsein Sie entwickeln, desto besser werden Sie in der Lage sein, falsche Annahmen und selbstzerstörerische Glaubenssätze zu erkennen und durch eine positive und bestärkende innere Einstellung zu ersetzen. Die alten Maximen ‚Leben heißt Leiden', ‚Man kann im Leben nicht alles haben' oder ‚Das Altern gehört zum Leben dazu' verlieren an Bedeutung, sobald man das *wirkliche Ich* erreicht hat und alle Möglichkeiten offenstehen.

Sorgen, Kummer und Nöte können nur existieren, wenn wir auf den zwei- und dreidimensionalen Ebenen der Realität feststecken, die sich aus der Illusion der Zeit, dem physischen Körper und der materiellen Welt zusammensetzen. Die meisten Menschen beschränken sich darauf, nur diesen winzigen Aspekt der Realität wahrzunehmen. Sie fühlen sich darin gefangen und beschränken sich selbst, indem sie sich eng gesteckten Glaubenssystemen und strengen Regelwerken unterwerfen. Diese veralteten und bröckelnden Lebensweisheiten dominieren unsere Weltanschauung seit vielen Tausend Jahren und haben überall für Chaos, Zerstörung und Verwirrung gesorgt. Von Menschen gemachte Regeln haben die Naturgesetze ersetzt und sind zur selbst erfüllenden Prophezeiung der modernen Gesellschaft geworden.

Unser modernes Zeitalter hat sich einen ganz besonderen Schwerpunkt zu eigen gemacht: Alles, was nutzbringend und praktikabel ist, muss wissenschaftlich bewiesen und begründet werden können. Diese Grundhaltung mag für eine oberflächliche Betrachtung des Lebens relevant sein, hat aber keine oder wenig Auswirkung auf die innere Lebensqualität. Es ist eine unvollständige Betrachtung des Lebens und hat dazu geführt, dass das Abenteuerliche, das Mysteriöse und Aufregende, ja, sogar der Spaß aus unserem Leben verschwunden sind. Infolgedessen ist unser Leben öde und langweilig geworden. Der ausschließliche Sinn des Lebens besteht jetzt darin, den selbst auferlegten Regeln und Gesetzen zu folgen. In jüngster Zeit steuert dieses wissenschaftsorientierte Zeitalter auf einen Wende- und Krisenpunkt zu, an dem selbst die wissenschaftliche Gemeinschaft durch zueinander im Widerspruch stehende Kräfte zu zerbrechen droht. Selbst hochrangige Physiker sprechen in ihren Versuchen, den Ursprung allen Lebens zu erklären, mittlerweile von höheren Kräften, von Gott oder einem höheren Bewusstsein. Das neue Jahrtausend steht unter dem Einfluss des *Aquarius* und die alten Maximen und gesellschaftlichen Regeln sind nicht mehr ausreichend für ein sinnerfülltes Leben. Wir alle haben jetzt die Wahl, eine neue Weltordnung anzunehmen, in der vollkommene Gesundheit, Fülle, Liebe und spirituelle Weisheit Regie führen. Dieses Buch soll Ihnen den Weg in diese neue Realität zeigen.

Viele Tausend Jahre lang lebte die Menschheit in Ignoranz und ohne Wissen um ihre wahre Natur und ihr grenzenloses Potenzial. Bei vielen Menschen war das eigene Bewusstsein so körperorientiert, dass sie noch nicht einmal wussten, dass es so etwas wie einen Verstand überhaupt gibt. Mit der Ausnahme weniger erleuchteter Individuen war sich der Mensch kaum bewusst, wie sehr der Verstand den Körper, das Schicksal und die Welt als Ganzes beeinflussen kann. Zum jetzigen Zeitpunkt befindet sich die Menschheit zwangsläufig in einer

Übergangsphase von der Dominanz des Materiellen hin zu einem höheren, spirituellen Bewusstsein. Der Mensch wird erkennen, dass er ein spirituelles Wesen in einem menschlichen Körper und der Verstand unser mächtigstes Werkzeug ist. Er wird lernen, seine geistigen Fähigkeiten so einzusetzen, dass er sein Leben, seine Gesundheit und seine materiellen Bedürfnisse optimal beeinflussen kann. Die Erkenntnisse und Übungen in diesem Buch sollen Sie dabei unterstützen, diese Verwandlung zu der besten Lebenserfahrung werden zu lassen, die Sie je hatten. Sie sollen dazu dienen, auch in Ihnen genau die Realität wachzuküssen, die sich am Horizont der Menschheit abzeichnet. Es liegt an Ihnen, herauszufinden, wie diese Realität aussehen wird.

Die meisten von uns leben in dem Glauben, das menschliche Potenzial sei begrenzt und nicht unendlich. Das Gegenteil ist der Fall: Unser Potenzial ist grenzenlos. Wie bei Gefangenen, die Jahrzehnte ihres Lebens hinter Gittern verbracht haben und nun plötzlich ihr enges Gefängnis verlassen dürfen, wird es wahrscheinlich eine Weile dauern, bis wir merken, dass wir wirklich frei und ungebunden sind, unser Schicksal in die eigene Hand nehmen und uns unsere tiefsten Herzenswünsche erfüllen können. Wir betreten eine Welt, in der alles möglich ist. Um diese Möglichkeit ausschöpfen zu können, müssen wir diese neue Realität aber erst entdecken und lernen, uns selbst zu vertrauen. Dann können wir das Leben, das uns zusteht, wirklich genießen. Mehr braucht es nicht!

1 Auf dem Weg der Entdeckungen

Maya – die Welt der Illusion

Im Allgemeinen sehen wir unseren Körper als getrennte Einheit von allem, was uns umgibt. Der Planet, auf dem wir leben und die Milliarden Galaxien, die sich im endlosen Universum tummeln, scheinen völlig losgelöst von unserem Körper zu existieren. Für die meisten Menschen handelt es sich um leblose Materie, die für unser Leben ohne Bedeutung ist. Das gibt Anlass zu der Frage, ob es sich wirklich so verhält. Könnte es sein, dass unsere Augen oder andere Sinnesorgane ein Bild von Wirklichkeit projizieren, welches unsere tiefere Verbindung mit dem Kosmos lediglich überschattet?

Einstein, der Pionier der Quantenphysik, war überzeugt, dass diese Vorstellung sich als höchste Wahrheit entpuppen wird. Er wusste, dass alle Materie und Energie dasselbe sind, nur die Zustandsformen unterschiedlich sind. Moderne Quantenphysiker können heute nachweisen, was Albert Einstein schon lange wusste – die materielle Welt *scheint* nur real zu sein, ist es in Wirklichkeit aber nicht. Die Maya der Illusion täuscht unsere Sinne mit ihrem Zauberbann und hält das, was echt ist, von uns fern. Die Wolken am Himmel lassen die Sonne nur ‚scheinbar' verschwinden. Obwohl die Sonne selbst sich nicht bewegt, beschreiben wir dieses Phänomen mit den Worten ‚Die Sonne ist verschwunden' oder ‚Die Sonne ist heute noch nicht rausgekommen'.

Für praktische Zwecke mögen solche Aussagen korrekt sein, aber in Wirklichkeit verbergen sie einen Teil der Wahrheit, der absolut signifikant ist, nämlich unsere lückenlose Verbundenheit mit jedem Teil der Schöpfung. Wenn wir uns ausschließlich auf unsere fünf Sinne verlassen, um die Welt um uns herum zu begreifen und sie uns zu erschließen, und wenn wir ausschließlich nach dem so gewonnenen Wissen handeln, werden wir versagen. Dieses Unterfangen ist vergleichbar mit einem Haus, das auf Sand gebaut wurde – es wird früher oder später kollabieren. Ein Kind beobachtet, dass die Sonne im Osten aufgeht und im Westen wieder verschwindet. Das Kind wird älter und lernt die Gesetze unseres Planetensystems kennen. Vielleicht ist es anfangs verwirrt von dieser Information und kann nicht viel damit anfangen. Es versteht die Logik dahinter nicht. Das Kind muss zunächst akzeptieren, dass die Dinge nicht immer so sind, wie sie zu sein scheinen. Nur das klare intellektuelle Verständnis der Situation und eine gewisse Portion Misstrauen in das eigene Sehvermögen können die zwei widersprüchlichen Realitäten des Vorgangs, der sich vor den Augen des Kindes abspielt, miteinander vereinen. Das Kind wird erst dann nicht mehr verwirrt sein, wenn es verstanden und akzeptiert hat, dass die Sonne nie auf- oder untergeht, sondern die Erde um die Sonne kreist und nicht umgekehrt.

Eine weitere Herausforderung stellt sich dem Kind vielleicht, wenn es begreift, dass die Erde nicht flach ist, sondern rund, und man niemals am Ende der Welt ankommen wird, ganz gleich, wie weit und wie lange man unterwegs ist. Noch vor wenigen Jahrhunderten glaubte man, dass man am Ende der Welt herunterfallen könne wie von der Reling eines Schiffes. Heute wird diese Vorstellung allgemein belächelt. Aber auch ein Mensch, der in dreißig oder fünfzig Jahren das Licht der Welt erblicken wird, wird ebenfalls über unsere Vorstellungen lachen, die zu diesem Zeitpunkt in der Zukunft keinerlei Bedeutung mehr haben werden.

So gut wie alle Konflikte und Kriege in der Geschichte der Menschheit können auf Glaubenssätze zurückgeführt werden, denen eine fehlgeleitete Sinneswahrnehmung zugrunde lag. Selbst heute werden Kriege um ‚Gebietsansprüche' und ‚Staatsgrenzen' geführt, die im Grunde genommen nur in den Köpfen der Menschen existieren. Diese Ansprüche und Grenzen sind lediglich eine Wahnidee, denn der Planet Erde ist eine Einheit, die nicht in ihre Einzelteile zerlegt werden kann. Für die meisten Menschen ist es selbstverständlich, ein Stück Land zu besitzen und es für den eigenen Lebensunterhalt zu bestellen. Wenn dann auf diesem Stück Land ein Haus gebaut wird, das Schutz bieten soll, wird der Anspruch auf Eigentum zum persönlichen Geburtsrecht. In Wirklichkeit haben diese Menschen ihr Stück Land für die relativ kurze Zeitspanne ihres Lebens von Mutter Erde lediglich geborgt. Das Land gehört seit vielen Millionen Jahren zur Erde und kein juristisches Dokument der Welt kann dieses Eigentum auf einen Menschen übertragen. Konflikte entstehen nicht, weil wir das Land nutzen, sondern weil wir fälschlicherweise davon ausgehen, dass wir es besitzen.

Zudem sind wir fehlgeleitet in der Annahme, unsere eigene Nahrung anbauen und uns so selbst versorgen zu können, vergessen aber dabei, dass wir keinen einzigen Grashalm ernten könnten, wenn wir die Energie der Sonne und die Schätze der Erde, ihre Wärme, Luft, Wasser und Nährstoffe, nicht hätten. Keine Lebensform kann in Isolation existieren, weil alles – und das schließt menschliches Leben mit ein – eng und in allen Teilen mit der Erde und dem Universum, das uns umgibt, verwoben ist.

Die Sinnestäuschung, wir und die Erde seien zwei voneinander getrennte Einheiten, führt dazu, dass wir mehr materielle Dinge wie Geld und Grundeigentum anhäufen, als wir eigentlich brauchen. Die Anhäufung von materiellem Wohlstand schafft eine Illusion der Sicherheit. Diese auf materiellen Dingen basierende Sicherheit ist jedoch alles andere als solide. Sie schürt Ängste, den eigenen Besitz zu verlieren, was jederzeit passieren kann. Vielleicht setzen wir sogar unser eigenes Leben aufs Spiel, um mehr Besitz anzuhäufen oder zu verteidigen. Erst wenn eine Katastrophe über uns hereinbricht und das, was wir unser Eigen nennen, durch Feuer, Flut oder Erdbeben zerstört wird, beginnen wir vielleicht zu verstehen, dass wir nichts wirklich besitzen können. Echter und nachhaltiger Besitz existiert nur in dem bewussten Zustand des Einsseins mit der lebendigen Erde, was gleichzeitig einen Zustand anhaltender Fülle und der Befreiung von Angst darstellt. Früher gab es Zivilisationen, die in diesem Einssein und Bewusstsein lebten. Ihr höchstes Gut war das Leben in Einklang mit der Natur und nicht gegen sie. Die weisen Männer und Frauen aus unserer Vergangenheit haben wunderbare und großartige Spuren hinterlassen, die uns helfen können, die wahre Essenz unserer Existenz neu zu entdecken.

Lektionen aus der Vergangenheit

Viele Jahre lang wurden die indigene Bevölkerung Amerikas, die Aborigines in Australien und andere stammesorientierte Völker von der weißen Rasse als minderwertige Kulturen abgetan, die ‚kulturlose' Ansichten pflegten und ‚unzivilisiert' lebten. Es gibt etliche Texte, die sie als ‚Wilde' und ‚Barbaren' bezeichnen. Trotzdem wächst die Zahl der spirituell orientierten Menschen und sogar die der Wissenschaftler, die festgestellt haben, dass wir viel von deren naturverbundenen Lebensweise lernen können. Die uralten Hochkulturen der Inkas und der Mayas sowie die vedische Kultur Altindiens hatten ein deutlich überlegeneres Verständnis von Natur und Schöpfung als alle wissenschaftlichen Texte und modernen Technologien zusammen.

Unser Verständnis der Quantenphysik scheint weit genug vorangeschritten zu sein, dass es uns vernünftige Erklärungen gibt über den Zusammenhang von Energie und Materie und ihren Ursprung in einem – durch Naturgesetze bestimmten – ‚einheitlichen Feld', wie von Albert Einstein ursprünglich beschrieben. Führende Wissenschaftler der Gegenwart haben äußerst komplexe mathematische Formeln entwickelt in dem Versuch, genau diese Theorien zu beweisen, und verdienen Applaus für ihren außergewöhnlichen Beitrag. Sie haben die bahnbrechende Entdeckung, dass wir aus derselben Materie gemacht sind wie das Universum um uns herum, erst möglich gemacht. Im Grunde genommen sind wir ein einziger, riesiger, facettenreicher und lebendiger Organismus, der sich auf vielfältige Art und Weise ausdrückt. Dennoch haben diese theoretischen Einblicke in die Realitäten des Lebens und des Universums nicht dazu geführt, dass dieser Zustand der Einheit und des Einsseins mit allem, was existiert, bei allen Menschen eine greifbare und nachhaltige Erfahrung hinterlässt. Für den durchschnittlichen Menschen spielt es keine Rolle, dass die Quantenphysik den Ursprung allen Lebens entdeckt hat.

Das aus Fachbüchern erlernte Wissen nimmt keine Rücksicht auf Weisheit. Im Gegensatz hierzu steht das Naturverständnis der Ureinwohner Amerikas, die sich in ihren Handlungen vom Großen Geist führen ließen, der ihnen half, auch das zu verstehen, was ihre Augen und ihr Verstand nicht begreifen konnten. Für sie war der Große Geist der Vater aller Seelen, zu dem sie zum Zeitpunkt des körperlichen Todes zurückkehren würden. Sie betrachteten die Erde als ihre wahre Mutter, denn alles, was sie zum Leben benötigten, kam von ihr. Wie selbstverständlich hielten sie sich an die Gesetze des Vaters und der Mutter und hatten keinerlei Bedarf an einem menschengemachten Regelwerk. Sie mussten nicht auf Bücher zurückgreifen, um etwas über Physik, Biologie,

Chemie oder Gesundheit zu lernen. Die uralten Zivilisationen erhielten ihr Wissen aus erster Hand direkt vom großen Vater und der großen Mutter.

Regelwerk

Um ein Beispiel zu nennen: Die Ureinwohner Amerikas fühlten sich eins mit den Flüssen und Bächen, die den Boden fruchtbar werden ließen, und sprachen von ihnen wie von ihrem eigenen Blut. Sie wussten, dass ihr eigenes Blut aus dem ‚Blut' (dem Wasser) der Mutter Erde bestand (96 % unseres Blutes besteht aus Wasser, das wiederum aus den Quellen, Flüssen und Seen der Erde stammt; der Wasseranteil unseres Blutes ist Trägersubstanz Tausender Nährstoffe und Rohmaterial für die Milliarden von Zellen, aus denen unser Körper besteht). Es war ihr ‚Blut', das manchmal vom Himmel ‚fiel', aus ihrem Schoß ‚heraufwogte', in ihren Seen ‚schlief' oder in den Meeren ‚rauschte'. Für sie war die Verschmutzung des Wassers ein einziger Wahnsinn, weil es das eigene Blut vergiftete und Krankheiten verursachte.

Alles, was außerhalb des eigenen Körpers passierte, wurde auch als innerlicher Vorgang wahrgenommen. Sie konnten ein Gewitter spüren, lange bevor es sich tatsächlich entlud. Sie waren davon überzeugt, dass jedes Gewitter ein Segen war für den Boden, auf dem sie lebten (in einem Blitz verbinden sich Stickstoff und Sauerstoff; sobald diese Verbindungen zusammen mit dem Regenwasser auf die Erdoberfläche treffen, werden sie von den Pflanzen in Nährstoffe umgewandelt). Für sie war der Boden keine leblose Materie, sondern ein lebendiger Organismus, der Mensch und Tier am Leben hielt. Für sie war der Boden heilig. Nie im Leben hätten sie in Erwägung gezogen, diesen Boden auszubeuten oder zu zerstören (in jedem Teelöffel Erde leben Millionen winziger Organismen, die den Boden mit Nährstoffen anreichern, die dann von unserem Körper aufgenommen werden können). Später, als die weißen Siedler kamen und ihnen das Land abkaufen wollten, wussten die Indianer nicht, was dies bedeuten sollte, denn wie konnte man von ihnen erwarten, etwas zu verkaufen, was unwiderruflich zu ihnen selbst gehörte?

Die Nahrung, die Mutter Erde ihnen gab, war ihr eigenes Fleisch und Blut. Für sie war es offensichtlich, dass man war, was man aß. Wenn ich meine

Patienten mit Rheuma, MS, Herzerkrankungen oder Krebs frage, ob sie sich schon Gedanken um ihre Ernährung gemacht hätten, haben die meisten nicht die leiseste Ahnung, dass es da einen Zusammenhang geben könnte. Die Ureinwohner Amerikas dagegen wussten intuitiv, dass es die Früchte der Bäume und das Getreide auf den Feldern waren, die ihr eigenes Fleisch ausdauernd und stark werden ließen. Die körperliche Ausdauer und Belastbarkeit der Indianer waren außergewöhnlich und das direkte Resultat einer ausgeglichenen, gemäßigten Ernährung, die ausschließlich aus natürlichen und frischen Lebensmitteln bestand.

Auch der Atem von Mutter Erde war wie *ihr eigener Atem*. Die Luft machte den Körper stark und gesund, musste aber entsprechend sauber sein (Luft enthält zu 21 % lebenswichtigen Sauerstoff, Stickstoff und andere Gase, einschließlich weniger als 1 % Kohlendioxid, das den Pflanzen zum Atmen dient; ist die Zusammensetzung der Luft nicht ausgewogen, z. B. durch Luftverschmutzung, können unsere Zellen nicht leben). Für die Indianer waren Bäume und Pflanzen wie ihre eigene Lunge (denn nur Bäume und Pflanzen versorgen uns mit lebenswichtigem Sauerstoff). Für sie war es selbstverständlich und überlebenswichtig, den Großteil des Tages (und ihres Lebens) im Freien zu verbringen. Heute verbringt der moderne Durchschnittsmensch einen Großteil des Tages im Haus.

Auch die Gestirne mit Sonne, Mond und Sternen hatten für die Indianer eine große Bedeutung. Man kann sogar sagen, dass sie eine persönliche Beziehung zu der Sternenwelt pflegten. Sie wussten, dass die Zyklen von Sonne und Mond ihre Ernte, ihre körperliche Kraft, ihre Ausdauer und ihre Gedanken und Gefühle beeinflussten. Die Ureinwohner Amerikas hatten kein Verlangen, die Natur zu unterdrücken, weil sie wussten, dass die Natur sie beschützen und ernähren würde. Sie betrachteten die Natur als unsichtbaren Freund und Gönner. Für sie war der Tod nicht das Ende des Lebens, sondern ein Neuanfang.

Die Indianer hatten keinen Anlass zu Angst und Sorge. Sie hingen nicht an Objekten, Besitztümern oder gar ihrem eigenen Körper, weil sie wussten, wer sie waren: unsterbliche Wesen in einer sterblichen Hülle. Was am meisten hervorsticht, ist die Art und Weise, wie sie die ewige Wahrheit über Leben und Tod zum Ausdruck brachten: über ihre Friedfertigkeit, souveräne Gelassenheit und Einfachheit. Wenn sie sich mit einem unlösbaren Problem konfrontiert sahen, zogen sie sich aus dem umtriebigen Leben im Camp zurück, kletterten auf einen Berg und blieben so lange dort, bis sie die Lösung ihres Problems gefunden hatten. Ihre unglaubliche Geduld gab ihnen das Selbstvertrauen zu wissen, dass es für alles eine richtige Zeit und einen richtigen Ort gab. Sie waren stille Menschen, die ihre Sprache weise und umsichtig nutzten. Kommunikation war etwas, was mittels Gedanken und über das Herz übertragen wurde, das gesprochene Wort war nur selten vonnöten. Jeder war Bruder oder Schwester ‚desselben Blutes' und alle stammten aus einer Quelle.

Schicksalswende

Aber über Generationen hinweg ging diese tiefe innere Bindung zu der einen Quelle mehr und mehr verloren und die Erfahrung des Einsseins mit dem großen Vater und der großen Mutter nahm stetig ab. Zunehmend setzten sie sich über die ewigen Gesetze der Natur hinweg, die sie mit ihren fünf Elementen – Erde, Wasser, Feuer, Luft und Raum – jahrhundertelang genährt und beschützt hatte. Mit der Zeit wichen Freigeistigkeit und Friedfertigkeit, um Platz zu machen für Angst, Lust und Völlerei.

Gier und Konflikte kamen und brachten Unglück und Leid für die Menschen im Schlepptau mit sich. Die Erde konnte ihre Bedürfnisse nicht mehr erfüllen und sie machten sich auf die Suche nach anderen Dingen, die ihr Überleben sichern konnten. Weil sie das Klima nicht mehr mit ihrem Bewusstsein beeinflussen konnten, wurden das Wetter harscher und die Ernten spärlicher. Tiere mussten geschlachtet werden. All das, was Mutter Erde zuvor in Fülle bereitgestellt hatte, konnte nur noch sporadisch geerntet werden.

Mit der Abspaltung von dem Leben nach den Gesetzen der Natur kamen auch die Krankheiten. Die Worte, mit denen sie diese Krankheiten beschrieben, waren einfach und direkt, aber höchst treffend. Sie erinnern an die chronischen Krankheiten unserer Zeit: „Der Atem des Mannes wird kurz und unterdrückt; er ist schmerzhaft und mit einem bösen Gestank, der an den Atem eines unreinen Biestes erinnert (unser heutiges Asthma und Bronchitis). Sein Blut wird dick und riecht übel, wie das Wasser in unseren Sümpfen; es ist klumpig und schwarz wie die Nacht des Todes (die Herz-Kreislauf-Erkrankungen unserer Zeit). Seine Knochen werden hart und geschwürig; sie ‚schmelzen' von innen weg und brechen entzwei, wie ein Stein, der auf einen Felsen fällt und zerspringt (was wir als rheumatoide Arthritis und Osteoporose bezeichnen würden). Ihr Fleisch wird fett und wässrig; es verrottet und wird faul, mit schrecklichen Krusten und Beulen (unsere Adipositas, Ödeme, Krebs, Akne und andere Hautkrankheiten). Seine Gedärme füllen sich mit fürchterlichem Schmutz; die Fäulnis sickert dahin in Strömen; eine Vielzahl von Würmern tummeln sich hier (heute Obstipation, toxische Substanzen, Würmer und Parasiten). Seine Augen werden trübe, bis er von völliger Dunkelheit umgeben ist (heute: Glaukom und Katarakt, die zu Blindheit führen), und seine Ohren werden verstopft, wie die Grabesstille (Taubheit)." Atem, Blut, Knochen, Fleisch, Gedärm, Augen und Ohren – alles Geschenke von Mutter Natur – werden ihnen nach und nach genommen.

Einer der größten indianischen Weisen war Häuptling Seattle. Seine Worte überbringen eine zeitlose Botschaft, eine Botschaft, die heute sogar noch relevanter sein dürfte als zu der Zeit, in der diese Worte gesprochen wurden:

Lehrt eure Kinder, was wir unsere Kinder lehrten:
Die Erde ist unsere Mutter.
Was die Erde befällt, befällt auch die Söhne und Töchter der Erde.
Wenn der Mensch auf die Erde spuckt, dann bespuckt er sich selbst.
So viel wissen wir.
Die Erde gehört nicht den Menschen – der Mensch gehört zur Erde.
So viel wissen wir.
Alles ist miteinander verbunden, wie das Blut, das eine Familie vereint.
Was die Erde befällt, befällt auch die Söhne und Töchter der Erde.
Der Mensch schuf nicht das Netz des Lebens, er ist darin nur eine Faser. Was immer ihr diesem Netz antut, das tut ihr euch selbst an.
Die Feinde innerhalb der weißen und der roten Rasse wurden immer zahlreicher, bis sie der Zivilisation schließlich den Todesstoß versetzten – einer Zivilisation, die sich zuvor bereits selbst zerstört hatte, als sie sich von der Einheit abspaltete, die Mutter Natur und der Große Geist ihr in den Gesetzen der Natur als Geschenk vermacht hatten.

Die uralte Botschaft

Alle großen Zivilisationen, die einst unseren Planeten bevölkerten, sind seit Langem verschwunden und zu großen Teilen vergessen. Alles, was sie hinterlassen haben, sind Fragmente ihrer körperlichen Existenz. Monumente, Skulpturen und alte Schriften, wie zum Beispiel die 6000 Jahre alten Vedischen Schriften, zeugen von ihrem überragenden Wissen und ihrer überlegenen Spiritualität. Dennoch machen wir uns lustig über ihre ‚merkwürdigen' Riten und religiöse Praktiken, nur weil wir die Bedeutung hinter diesen Ritualen nicht verstehen.

Die Zeiten haben sich natürlich geändert. Schließlich leben wir in der Gegenwart und nicht in der Vergangenheit, wie unsere Vorfahren es taten. Obwohl es natürlich nicht ausgeschlossen werden kann, dass wir zu einem früheren Zeitpunkt einmal genau diese Vorfahren *waren*. Unsere moderne Zeit stellt uns vor neue und andere Herausforderungen, für die wir neue Lösungen finden müssen. Trotzdem scheint unsere Vergangenheit eine wichtige Botschaft für uns zu haben: „Folgt den Gesetzen der Natur, denn wenn ihr das nicht tut, werdet ihr scheitern. So wie auch wir gescheitert sind."

Die indigene Bevölkerung Amerikas und andere ‚gefallene' große Zivilisationen haben einen hohen Preis bezahlt, dafür, dass sie sich den naturgegebenen Gesetzen widersetzten. Auch wir werden diesen Preis bezahlen müssen. Stress, Krankheiten und ein Mangel an echtem Wohlstand und Fülle sind höchstwahrscheinlich Indikatoren dafür, dass wir vergessen haben, *wie* man wirklich lebt. Vielleicht haben wir es auch noch nie gewusst. Während unser Leben zunehmend von negativen Ereignissen bestimmt wird, beschränken sich Gefühle von *Glückseligkeit* oder *einfache Glücksmomente* auf Momentaufnahmen, die hier und da zum Vorschein kommen. Was läuft schief in unserem Leben und unserer Welt, oder vielleicht sollte ich es anders formulieren: Was machen wir falsch? Tief im Innersten kennen wir die Wahrheit, weil wir alle programmiert sind, gesund, wohlhabend und weise zu sein. Alles, was wir brauchen, ist jemand, der uns in dem bestätigt, was wir eigentlich schon wissen, und Vertrauen zu haben, dass das, was er uns sagt, auch wirklich stimmt.

Kann Glaube heilen?

Die moderne Medizin versucht heute etwas zu beweisen, was vor ein paar Jahren noch unmöglich zu sein schien: dass Glaube, Gebet und Spiritualität die körperliche Gesundheit positiv beeinflussen können. Fast einhundert Jahre lang waren Ärzte und Wissenschaftler damit beschäftigt, auch nur die leiseste Spur von Mystik aus der Schulmedizin für immer auszumerzen. Heute gibt es Wissenschaftler, die im Ansatz untersuchen wollen, was genau Patienten hilft, die sich der Spiritualität zuwenden und von ihr profitieren. Es gibt mehr als 200 Studien, die sich mit der Verbindung zwischen körperlicher Gesundheit und Glaube, Spiritualität und Religion beschäftigen. Diese Studien haben nicht nur das Interesse der breiten Öffentlichkeit geweckt, sondern auch die wissenschaftliche Neugierde vieler Mediziner.

Eine 1995 am Dartmouth-Hitchcock-Medical Centre, USA, durchgeführte Studie mit 232 Patienten, die am Herz operiert worden waren, fand heraus, dass die Überlebensrate bei Patienten, die angaben, religiös zu sein und aus ihrem Glauben Trost und Kraft zu schöpfen, höher war als bei der nicht religiösen Gruppe. Bei den nicht religiösen Patienten war die Sterberate dreimal höher als bei der religiösen Gruppe. Erhielten die Patienten mit religiöser Überzeugung zusätzlich zu ihren Kirchgängen noch sozialtherapeutische Unterstützung, war die Überlebensrate 14-mal höher als bei Patienten, die sich isoliert fühlten oder keinen religiösen Glauben hatten.

Andere Langzeitstudien zeigen, dass Kirchgänger weniger häufig unter Bluthochdruck leiden, weniger depressiv und nervös sind, bei ihnen die Wahrscheinlichkeit, Selbstmord zu begehen, viermal niedriger ist, dass sie sich nach einer Hüftoperation schneller erholen und ganz allgemein gesünder sind als Menschen, die nicht in die Kirche gehen. Die Studien berücksichtigten dabei das Rauchen und andere sozioökonomische Faktoren, die die Gesundheit beeinflussen. Eine Studie kam zu dem Schluss, dass bei Rauchern, denen Religion persönlich sehr wichtig war, die Wahrscheinlichkeit, an Bluthochdruck zu erkranken, nur bei 14 % lag im Vergleich mit Rauchern, die nicht religiös waren.

Sind wir von Natur aus spirituelle Wesen?

Der neue Trend kommt zu einer Zeit, in der Umfragen zufolge 82 % der Amerikaner an die heilende Kraft des persönlichen Gebetes glauben. Es wird nicht lange dauern, bis Wissenschaftler diese heilende Kraft mit einer Placebo-Reaktion gleichsetzen werden – also einer Heilreaktion des Körpers, die vom persönlichen Glauben an die Wirksamkeit eines bestimmten Medikaments oder einer bestimmten Behandlung ausgelöst wird. Der Glaube an jemanden, der allmächtig ist und sogar Krebs heilen kann, ist ein intuitives Wissen, dass der- oder diejenige da sein wird, wenn man seine/ihre Hilfe benötigt. Man nennt es auch unerschütterlichen Glauben. Beten bedeutet, dass man seine ganze Aufmerksamkeit auf eine unendliche Kraft, auf die Liebe oder auf Gott und diese Energie in eine bestimmte Richtung lenkt. Wissenschaftlichen Untersuchungen zufolge spielt das *limbische System*, das bei allen Säugetieren vorhanden ist, eine wichtige Rolle für unsere Gefühle, unsere sexuelle Lust, für unsere tief sitzenden Erinnerungen und auch für unsere spirituellen Erfahrungen. Rhawn Joseph, Neurowissenschaftler am Palo Alto VA Medical Center in Kalifornien, geht davon aus, dass es für spirituelle Erfahrungen auch eine neuroanatomische Grundlage gibt. Sind wir also von Natur aus spirituelle Wesen?

Indem wir uns mit mehr als unserem Körper oder der physischen Realität identifizieren, betreten wir die grenzenlose Welt unseres inneren Bewusstseins. Jeder, der in den nächsten zehn bis fünfzehn Jahren auf diesem Planeten lebt, wird diese tief greifende Transformation erleben. Viele von uns leben bereits in einem Transformationsprozess. Weil das Grenzenlose nicht geteilt oder auf ein bestimmtes räumliches oder zeitliches Ereignis festgelegt werden kann, ist es überall zu finden, was heißen soll, dass es selbstverständlich auch in uns existiert. Sobald Sie ein Bewusstsein für sich selbst und die spirituelle Beschaffenheit der Natur entwickeln, werden Sie automatisch zu einem spirituellen Wesen. Unser Körper kann ohne Verbindung zu dieser höheren Intelligenz, die alles zu jeder Zeit unter Kontrolle hat, nicht existieren. Manche Menschen geben dieser Intelligenz einen persönlichen Namen und nennen sie Gott und lassen sie so zu einer religiösen Erfahrung werden. Andere wiederum fühlen sich zutiefst mit der Natur verbunden und haben das Gefühl, endlich ‚zu Hause' angekommen zu sein. Tief in uns selbst sind wir alle spirituell, egal, ob wir es wissen wollen oder nicht. Das Leben ist ohne Kontakt zu unserem nicht-körperlichen Ursprung schlicht und einfach nicht möglich. Das Spirituelle, der Geist, wie auch immer wir es nennen wollen, ist unser eigentliches Wesen, unsere Essenz. Unser Körper dient uns als Instrument, mit dem wir dieses innere Wesen wahrnehmen können.

Solange wir leben, glauben wir mehr oder weniger an uns selbst. Täten wir dies nicht, müssten wir unser Leben beenden. Krankheiten und Probleme sind lediglich Signale, die uns zeigen, dass wir nicht richtig verbunden sind oder zu wenig Vertrauen haben in diesen Geist oder die *Superintelligenz* in uns selbst. Wenn wir ‚neben uns stehen' und keinen Kontakt mehr haben zu unserem höheren Selbst, beginnt die DNS des Körper damit, falsche Programme zu schreiben, die zu körperlichen Beeinträchtigungen führen und noch mehr Verwirrung über unsere wahre Identität auslösen können. Das ist dann der Beginn einer Lebenskrise, die sich als Unfall oder Krankheit manifestiert.

Was ist der Körper ohne seinen Geist?

Wir sind an einer Stelle unseres Entwicklungsprozesses angelangt, an der wir verstehen müssen, dass selbst die kleinste körperliche Funktion und alle hormonellen Vorgänge im Körper vom Körper-Geist gesteuert werden. Ohne die Anweisungen des Geistes passiert nichts. Dabei spielt es keine Rolle, ob der Befehl dazu von einer Gehirnzelle kommt oder von irgendeiner anderen Zelle im Körper. Die Gesamtheit der genetischen Information, die sich auch im Kern jeder einzelnen Körperzelle befindet, ist tief in unserem eigenen, inneren Bewusstsein verwurzelt – einem Meer aus reiner, unverfälschter Intelligenz. Diese Intelligenz hält unseren Körper in vollkommener Gesundheit und besitzt die Kraft, Schäden zu reparieren.

Wenn wir Zweifel haben, Angst oder Misstrauen empfinden, werden die normalerweise klaren Anweisungen des Körper-Geistes verzerrt und halten diese Intelligenz davon ab, ihre heilsame Arbeit auszuführen. Dies bedeutet wiederum, dass keine Heilreaktion stattfinden kann. Wenn wir nicht in der Lage sind, uns von einer Krankheit zu erholen, wenn diese Krankheit also chronisch wird, halten wir unsere innere Intelligenz davon ab, sich über die vielzähligen Körperregionen auf ausgewogene und organisierte Art und Weise zum Ausdruck zu bringen. Diesen körperlichen Krankheitszustand können wir mit einer Armee vergleichen, die ihre Führungskraft verloren hat. Die Soldaten laufen in alle Richtungen davon und es ist niemand da, der sie anleitet und ordnet.

Das Sprichwort „gesunder Geist in einem gesunden Körper" gewinnt an neuer Bedeutung, wenn wir uns die Beziehung zwischen Körper und Geist genauer anschauen. Ein gesunder Körper kann ohne einen gesunden Geist nicht existieren. Der Geist wiederum kann nur gesund sein, wenn er mit der inneren Intelligenz oder dem höheren Selbst verbunden ist. Jeder kann diesen Geisteszustand erreichen. Die einzigen körperlichen Einschränkungen, die ein Mensch erfahren kann, sind die Begrenzungen, die in seinem Geist existieren. Der Körper als Epiphänomen des Geistes führt lediglich die Anweisungen dieses Geistes aus, ganz gleich, um welche Anweisungen es sich dabei handelt. Nicht nur unsere Lebensqualität hängt von diesen Anweisungen ab, sondern vor allem auch unsere körperliche Gesundheit und die Fülle und spirituelle Weisheit, die wir genießen dürfen. Wenn Sie das Gefühl haben, etwas in Ihrem Leben müsse sich ändern, dann ist es sehr wahrscheinlich, dass Sie andere Botschaften an Ihren Körper-Geist senden müssen.

Persönlichkeitsveränderungen können ‚Wunder' bewirken

Diese Beziehung zwischen Körper und Geist gibt es in jedem Menschen, unabhängig von seinen gesundheitlichen oder emotionalen Problemen. Sie haben mit Sicherheit schon von der sogenannten ‚Multiplen Persönlichkeit' gehört, einem Beschwerdebild, bei dem sich mehrere Persönlichkeiten (manchmal sogar bis zu zwölf verschiedene) in einem einzigen Körper manifestieren können. Wissenschaftler und Mediziner rätseln immer noch, wie genau es zu dieser Störung kommt. Es gibt Frauen, die drei deutlich voneinander zu unterscheidende Persönlichkeiten haben, mit unterschiedlichen Gefühlen, Erinnerungen und sogar sprachlichen Dialekten, die innerhalb von vier Wochen auch drei unterschiedliche Menstruationszyklen haben. Bei manchen Menschen mit multipler Persönlichkeit ändert sich sogar die Augenfarbe, sobald sie von einer Persönlichkeit zur anderen wechseln.

Vor einigen Jahren untersuchten Ärzte in den USA die multiple Persönlichkeit eines Jungen, bei dem zwölf unterschiedliche Persönlichkeiten identifiziert worden waren. Wenn sich dieser Junge in einer bestimmten Persönlichkeit befand, reagierte er stark allergisch auf Orangensaft. In diesem Zustand betrachtete sein Immunsystem Orangensaft also als Allergen oder ‚Eindringling'. Sobald die Immunzellen der Mundschleimhaut und des Verdauungstraktes mit den Molekülen des Orangensaftes in Berührung kommen, produzieren sie Massen von Antikörpern, die gegen den Orangensaft ankämpfen, als handele es sich dabei um schädliche Bakterien. Die fehlgeleitete Reaktion lässt die Mundschleimhaut anschwellen und löst Hautausschläge, Brennen in den Augen, Asthma, Migräne und Durchfall aus. Wechselt der Junge in eine andere Persönlichkeit, reagiert sein Immunsystem überhaupt nicht auf Orangensaft, sondern betrachtet diesen als ‚Freund'. Alle allergischen Symptome sind wie weggeblasen und die Sensibilisierung ist verschwunden.

Es wäre interessant herauszufinden, welcher Anteil dieser einen Persönlichkeit des Jungen die allergischen Reaktionen auslöst und welcher sie wieder ‚abschaltet'. Aber auch wenn wir die Ursache der allergischen Reaktion nicht kennen, können wir sagen, dass die Veränderung in seinen Gedanken, Gefühlen, Erinnerungen, Vorlieben und Abneigungen usw., aus denen diese eine Persönlichkeit besteht, die Reaktionen des Körpers so drastisch verändert, dass ein paar wenige, im Grunde genommen harmlose Orangensaftmoleküle zur völligen Vernichtung des Körpers führen können.

Es gibt nicht wenige Menschen mit multipler Persönlichkeit, die gleichzeitig einen Insulin-pflichtigen Diabetes haben. Die Zellen der Bauchspeicheldrüse (Langerhans-Inseln genannt) können nicht mehr genug von diesem lebenswichtigen Hormon produzieren und die betroffenen Patienten benötigen Insulingaben, um ihren Blutzucker zu regulieren. Die Schulmedizin geht davon aus, dass bei dieser Form des Diabetes (Typ I) die betroffenen Zellen in der Bauchspeicheldrüse nicht mehr funktionsfähig, also quasi abgestorben, sind. Sobald diese Patienten aber spontan in eine andere Persönlichkeit wechseln, leiden sie auch nicht mehr unter Diabetes, die Insulinwerte sind wieder normal und die Langerhans-Zellen wieder zum Leben erweckt.

Man könnte diese periodisch auftretende ‚Wiederauferstehung' der Zellen als ‚vorprogrammiertes Wunder' bezeichnen, aber vielleicht steckt ein anderes, weniger mysteriöses Phänomen dahinter. Die Pankreaszellen, die von einem Moment auf den anderen aus dem Tiefschlaf geweckt werden, scheinen auf eine Art ‚Weckruf' zu reagieren. Das spontane Erwachen in einer anderen Persönlichkeit oder einem anderen Wesen, mit anderen Gefühlen, Gedanken und Erinnerungen, definiert die Funktionsweise des gesamten Körpers neu. Dieser besondere Aspekt der Intelligenz, welcher die Zellen der Bauchspeicheldrüse reguliert, wird dann aktiv und wachsam, wenn auch der entsprechende Geisteszustand aktiv und lebendig ist.

Das Phänomen der multiplen Persönlichkeit lässt ein sehr einfaches, aber wichtiges Wirkprinzip des Körper-Geistes erkennen. Wenn man bestimmte ungelöste Dinge vor sich herschiebt, zum Beispiel eine längst überfällige Entschuldigung bei einem guten Freund oder ein Gespräch mit unserem Partner über Dinge, die uns stören, errichten wir in unserem Geist eine Blockade, die mit der Zeit auch in unserem Körper, in unseren Beziehungen und sogar in unserem Umfeld Gestalt annehmen wird. Diese enge Beziehung zwischen Geist und Körper können wir nicht negieren, wir können sie aber als Werkzeug einsetzen, um für uns und die Welt um uns herum ein ideales Leben zu erschaffen. Wenn wir nur aufhörten zu zweifeln, dass unser Geist fähig ist, Dinge überhaupt entstehen zu lassen, wäre unser Leben reich an Wundern. Menschen mit multipler Persönlichkeit sind sich dessen vielleicht nicht bewusst, aber sie erinnern uns daran, dass der Geist tatsächlich über die Materie triumphiert.

Anmerkung: Meine persönlichen Erfahrungen mit Menschen, die eine multiple Persönlichkeit haben, haben mich in der Annahme bestätigt, dass sie von Seelenwesen besetzt sind, die zum Zeitpunkt ihres körperlichen Todes nicht in eine andere Dimension wechseln konnten. Sie streifen auf der astralen Existenzebene umher, auf der Suche nach einem Körper, der ihre Bedürfnisse, Frustrationen und ihren Zorn zum Ausdruck bringen kann, so wie sie es auch zu Lebzeiten in menschlicher Hülle tun konnten. Mit meiner Heilmethode ‚Sacred Santémony' ist es mir gelungen, diese Wesen aus dem Wirtskörper zu entfernen und die ursprüngliche Mono-Persönlichkeit wiederherzustellen. Die meisten – wenn auch nicht alle – bipolaren und schizophrenen Persönlichkeiten leiden im Grunde genommen unter einer Invasion eines oder mehrerer dieser Wesen und die Symptome verschwinden, sobald das Wesen den Wirt verlassen hat. Weitere Informationen zu Sacred Santémony finden Sie am Ende des Buches und auf meiner Webseite.

2 Im Einklang mit der Natur

Ein Bein wächst nach

Persönlichkeitsstörungen und viele andere (psychosomatische) Erkrankungen zeigen uns, dass unser Geist unseren Körper kontrolliert, im positiven wie im negativen Sinne. Wir müssen uns von dem Gedanken lösen, dass wir keinen Einfluss haben auf unsere Krankheiten oder körperlichen Einschränkungen. Noch eindringlicher als die oben beschriebenen Beispiele ist der Fall von Jim, einem Mann aus den USA, der nach einem Unfall ein Bein verlor, dieses aber wieder nachwachsen ließ.

Während er Reparaturarbeiten auf dem Dach eines Hauses ausführte, berührte Jim aus Versehen eine Hochspannungsleitung und starb. Eines seiner Beine ‚brannte' fast vollständig ab, übrig blieben nur die Knochen und ein paar Nervenreste. Als Jims Körper vom Dach auf die Erde fiel, schlug er so auf dem Boden auf, dass sein Herz durch die Erschütterung wieder zu schlagen begann. Nachdem er wieder bei Bewusstsein war, widersetzte er sich dem Rat seiner Ärzte und entschied, das verletzte Bein nicht amputieren zu lassen. Er wollte es behalten und ein gesundes Bein sollte nachwachsen.

Erstaunlicherweise gelang ihm dies und innerhalb eines Jahres war Jim ein neues Bein gewachsen, identisch zu dem alten. Ein Novum in der Geschichte der Menschheit. Obwohl man im Allgemeinen davon ausgeht, dass so etwas nicht möglich ist, hatte Jim Vertrauen in seine geistigen Fähigkeiten und brachte alle notwendigen Moleküle – Sauerstoff, Stickstoff, Kohlenstoff und Wasserstoff – dazu, sich wieder zu formieren und neue Zellen mit Muskelmasse und Haut zu bilden. Er tat dies unter medizinischer Aufsicht. Jims Bein war zwar zerstört, aber die Intelligenz seines Geistes, sein Vertrauen in die höheren Kräfte und die Bereitschaft seines Körpers, ein neues Bein wachsen zu lassen, waren unerschütterlich. Jim weigerte sich zu glauben, dass er sein Bein für immer verloren hatte. Dieses Vertrauen brachte die DNS oder genetische Intelligenz – die jede einzelne Funktion in unserem Körper steuert – dazu, alle Organsysteme des Körpers zu aktivieren, die notwendig waren, um das Körperteil nachwachsen zu lassen: Immunsystem, Verdauungsorgane, Nervensystem, Kreislauf und andere Körperzellen. Diese unglaubliche Leistung war nur möglich, weil unsere Körperzellen ‚denken' und Informationen speichern können.

Kommunikation – und zwar sofort

Auf dem Gebiet der Genforschung gibt es Hunderte von Studien, die beweisen, dass jede (gesunde) Zelle ständig mit ihren benachbarten Zellen kommuniziert. Die Art und Weise, wie die Zellen miteinander kommunizieren, erinnert an Satellitenübertragungen, außer dass die Zellen Lichtenergie zur Übertragung nutzen. Licht kann Informationen speichern und übertragen. Dieses äußerst effiziente Kommunikationsnetzwerk arbeitet separat von allen existierenden biochemischen oder physischen Netzwerken, einschließlich Herz-Kreislauf-System, Hormonhaushalt, Nervensystem und Immunsystem.

Im Umkehrschluss bedeutet es, dass unser gesamter Körper als Lichtkörper bezeichnet werden kann, ein Konzept, das bislang nur aus esoterischen Schriften bekannt ist, in denen der Körper als Lichtgestalt beschrieben wird, der in sein Umfeld hinausstrahlt. Der Gedanke, dass Menschen, Tiere und Pflanzen eine energetische Ausstrahlung oder ein Energiefeld haben, wird seit Hunderten von Jahren in religiösen Gemälden und Schriften festgehalten und wurde in der Vergangenheit von zahlreichen Mystikern als **Aura** beschrieben. Die etwas vage Vorstellung einer solchen Aura, die jedes Lebewesen umgibt, wurde greifbar, als ein russisches Ehepaar die sogenannte Kirlianfotografie entwickelte, mit der das Energiefeld eines lebenden Wesens erstmals bildlich festgehalten werden konnte. Das Metaphysische war in der wissenschaftlichen Welt sichtbar geworden. Seit dieser Entdeckung ist es möglich, die Aura eines Menschen in seinen zahlreichen Farbvarianten mit speziellen Kameras festzuhalten.

Hochsensible oder hellsichtige Menschen können diese Lichtfelder der belebten Welt tatsächlich sehen. In Wirklichkeit ist natürlich alles belebt, die sogenannte unbelebte Materie gibt es nicht. Ähnliche Lichtfelder existieren auch um alle Moleküle, Atome und subatomare Teilchen herum, es spielt keine Rolle, ob diese zu einem Stein, einem Metall oder einem menschlichen Körper gehören. Atome bestehen zu großen Teilen aus leerem Raum und einem winzigen Nukleus aus Protonen und Neutronen, die man sich als komprimierte Energiepunkte vorstellen kann, die entweder als Teilchen oder in Wellenform auftreten. Die Protonen und Neutronen selbst setzen sich aus noch kleineren Partikeln oder Energiewellen zusammen, die Gluonen und Quarks genannt werden. Sie können ihre Beschaffenheit 10^{-23} Mal pro Sekunde verändern!

Die unglaubliche Geschwindigkeit, mit der sich subatomare Teilchen verändern, lässt unsere Körperzellen dynamisch, strahlend und lebendig werden. Die genetische Information (DNS) in unseren Zellkernen sorgt dafür, dass das sich ständig verändernde Muster der subatomaren Substanz identisch bleibt und den Körper in einem gesunden und lebendigen Zustand hält.

Der Physiker Max Planck berechnete, dass bei einem Skalenwert von 10^{-33} cm Zeit und Raum verschmelzen und die Materie aufhört zu existieren. Das ist das Reich des Bewusstseins, wo sich Materie und Energie vereinen. Es liegt jenseits von Zeit und Raum, ist selbst leuchtend und bildet den Kern aller Lebensformen. Es ist die wahre Heimat aller Atome, aller Moleküle, aller Zellen, Organe, Körper, unseres Planeten, unserer Galaxie und des Universums. Wenn unser Bewusstsein von Angst, Wut oder Depression unterdrückt und überschattet wird oder unser Körper giftiger Luft, schädlicher Nahrung, verseuchtem Wasser, Mikrowellen, Viren oder schädlichen Mikroben ausgesetzt ist, wird das Muster der subatomaren Übertragungen so stark gestört, dass es im Körper als Krankheit zum Ausdruck kommt. Der erste Schritt, um diesen Prozess wieder rückgängig zu machen und den körperlichen Schaden, der vielleicht schon eingetreten ist zu reparieren, muss im Bewusstsein stattfinden. Wenn man die richtige Intention gefunden hat, werden alle Faktoren, die zur vollständigen Heilung nötig sind, sich wie von selbst an die richtige Stelle bewegen.

Die Macht der Intention

Jim konnte seine Energiequelle durch tägliche Meditation, gesunde Ernährung und eine ausgeglichene Lebensführung anzapfen. Es gelang ihm, alle notwendigen Atome, die zum Aufbau eines neuen Beines gebraucht wurden, nach den Vorgaben seiner DNS, also der genetischen Blaupause seines Körpers, an der richtigen Stelle zusammenzufügen. Obwohl die Atome, die vor dem Unfall sein Bein bildeten, durch den heftigen Stromschlag zerstreut und nicht mehr an Ort und Stelle waren, blieb sein Körper*bewusstsein* intakt. Jims Bewusstsein konnte sich nicht mit dem Verlust des Beines identifizieren, es reagierte nicht mit Wut oder Depression. Dieses Bewusstsein gab Jim die Freiheit, eine bestimmte Intention zu formulieren, mit dem Ziel, das Bein wieder vollständig nachwachsen zu lassen. Seine DNS hatte also gar keine andere Wahl, als dieser Intention zu folgen und mit den Reparaturarbeiten zu beginnen.

Die stetig wachsende Verbindung zu Jims Höherem Selbst und das absolute Vertrauen in seine Entscheidung, das verkohlte Bein zu behalten, gaben seinem Körper den Impuls, genau die richtige Anzahl Atome an die exakt richtigen Stellen zu platzieren, die für ein neues, gesundes Bein nötig waren. Dumme, träge oder leblose Atome wären hierzu nicht in der Lage. Atome – auch wenn sie noch so klein sind – sind intelligente ‚Wesen', die unglaublich viele Informationen speichern können. Ihr ‚Gedächtnis' erlaubt es ihnen, sich mit anderen Atomen zu verbinden, um ihrer eigenen Existenz eine höhere, größere Bestimmung zu geben. Ähnlich wie unsere Körperzellen kommunizieren sie über das Medium Licht miteinander und gehen Verbindungen ein. Moleküle speichern alle individuellen Bestimmungen ihrer Atome im Gedächtnis ab. In Jims Fall wussten sie ganz genau, dass er ein neues Bein haben wollte.

Das erstaunliche Gedächtnis des Wassers

Französische Forscher haben herausgefunden, dass Wassermoleküle die erstaunliche Fähigkeit besitzen, jeden Kontakt mit einer wasserlöslichen

Substanz zu speichern, auch wenn die ursprüngliche Substanz so stark verdünnt wurde, dass keine Moleküle mehr nachweisbar sind. Die Homöopathie funktioniert nach diesem Prinzip. Es gibt mittlerweile über 85 Studien, die die Wirksamkeit der homöopathischen Heilmittel belegen, obwohl diese so stark verdünnt werden, dass keine eigentlichen Inhaltsstoffe mehr erkennbar sind.

In der Wissenschaft werden zunehmend Stimmen laut, die zeigen, dass wir noch viel über die Speicherfähigkeiten des Wassers lernen müssen. Es scheint, dass Wasser – so unscheinbar es für uns auch sein mag – alle anderen Substanzen der Welt an Komplexität übertrifft. Schauen Sie sich zum Beispiel die bemerkenswerten Fotografien des japanischen Wissenschaftlers Masaru Emoto an. Emoto fotografierte aus unterschiedlichen Wasserquellen gewonnene Wasserkristalle (Masaru Emoto: *Die Botschaft des Wassers)*. Unser Körper besteht zum größten Teil aus Wasser und je besser wir die Struktur und Funktion des Wassers verstehen, desto besser verstehen wir uns selbst. Wassermoleküle können sich innerhalb einer Sekunde Millionen Male zu unterschiedlichen Formen –einschließlich fünfseitigen Pentagonen – zusammenfügen, auflösen und wieder neu formieren. Diese Wandlungsfähigkeit lässt vermuten, dass das Wasser eine enorme Speicherfähigkeit für Informationen besitzt, die die Leistungsfähigkeit eines Computers bei Weitem übertrifft.

Ein weiterer Beweis für die Intelligenz des Wassers ist seine Fähigkeit, Peptidbindungen zwischen zwei Aminosäuren zu ermöglichen und somit die Entstehung von Proteinketten. Ohne dieses Merkmal gäbe es kein Leben. Auch die DNS-Doppelhelix wird durch Wasser stabilisiert. Würden die Wassermoleküle vergessen, wie das geht, wäre unser gesamter Organismus in Chaos und könnte sich nicht selbst erhalten. Wasserstoffatome haben ein ganz anderes Gedächtnis als Sauerstoffatome, aber beide erinnern sich daran, dass sie mithilfe der richtigen Verbindungen Wassermoleküle herstellen können. Sie ‚wissen', dass sie mit anderen Molekülen Verbindungen eingehen können. Dieses hochintelligente Netzwerk von Abermilliarden Atomen bildet Gruppen von Molekülen und lässt so Proteine entstehen – die Bausteine unserer Zellen, unserer Organe, unseres Gewebes und unseres Körpers.

Lichtwesen

Die ‚denkende' Zelle mit all ihren Begabungen und Fähigkeiten, Entscheidungen zu treffen und Schäden selbst zu reparieren, muss mehr als eine Billion chemische Reaktionen pro Sekunde koordinieren. Sie muss ständig die eigenen Bedürfnisse nach Nährstoffen, Wasser und Sauerstoff mit den benachbarten Zellen, den Organen und anderen Systemen kommunizieren, die dafür verantwortlich sind, dass alle Forderungen umgehend erfüllt werden können. Je nach Bedarf informiert der Körper den Wirt oder das Bewusstsein, dass es an der Zeit ist, wieder einmal etwas zu essen, sobald die Nährstoffdepots leer sind. Wir nehmen diese Information als Hungergefühl wahr. Ähnlich kommuniziert der Körper, wenn wir an akutem Wassermangel leiden und Durst haben. Unser Körper bringt uns dazu, an die frische Luft zu gehen, wenn es uns an Sauerstoff mangelt, oder uns abzukühlen, wenn uns heiß ist. Friert unser Körper, zieht es uns an einen warmen Ort. Er sagt uns, dass wir müde sind und schlafen sollten, und regt uns zu Bewegung an, wenn wir zu steif geworden sind.

Dieses ‚Intranet' funktioniert so gut, weil es selbst in den kleinsten Einheiten des Lebens (den Quarks, Atomen, Molekülen und Zellen usw.) ‚Lichtwesen' gibt, die vergleichbar sind zu den ‚Lichtwesen' der größeren Lebenseinheiten (Organe, Körper, die Erde, die Sterne und das Universum). Alles, was im Universum existiert, ‚**ist**'. Mehr noch, alles, was ‚**ist**', besteht aus Licht, das eine schier unendliche Menge an Information speichern und jederzeit, an jedem Ort, kommunizieren kann. Wenn wir diesen wesentlichen Aspekt unseres Daseins und all dessen, was in der physischen Welt existiert, in unser Bewusstsein rufen, zapfen wir eine neue Lebensrealität an, die uns von unseren eigenen Begrenzungen befreien kann.

Die unsichtbaren Boten der Natur

Wenn Sie einen Baum betrachten, sehen Sie nicht einfach eine Ansammlung von materiell existierenden Partikeln, sondern auch ein Lichtwesen, das für das geordnete und systematische Wachstum des Baumes verantwortlich ist. Dieses Wesen lebt in vollkommener Harmonie mit den bestehenden Naturgesetzen und vorherrschenden Umweltbedingungen. Das Baumwesen kommuniziert all seine Bedürfnisse an den Boden, die Luft und das Wasser. Es weiß, wie es andere Lebensformen rufen und anziehen kann, zum Beispiel Insekten, Vögel oder Bakterien, die es in seinem Wachstum unterstützen und Informationen an andere Bäume weitergeben.

Die Betrachtung eines Baumes ist ein wechselseitiger Vorgang. Wenn Sie einen Baum betrachten, wird dieser Baum Ihre Gedanken, Gefühle und Empfindungen sowie die entsprechenden chemischen Stoffe, die von Ihrem Gehirn dabei gebildet werden, buchstäblich ‚lesen' können. Zwischen Ihren Augen und dem Baum bewegen sich Billionen von Lichtpartikeln in einer Geschwindigkeit von mehreren Millionen Malen pro Sekunde hin und her. Diese Lichtpartikel nehmen die dem Baum eigene Information, Frequenz und Lichtessenz wahr und führen diese Ihrem Körper über die Augen, die Aura und andere Körperteile zu. Wenn die verschiedenen Farben des Lichts, die vom Baum ausstrahlen, auf Ihre Augen treffen, werden sie zum Hypothalamus – also dem Hirn des Gehirns – geleitet und zur Zirbeldrüse. Dort nehmen sie spezifische chemische Botschaften auf, die dem Körper dabei helfen, bestimmte Merkmale des Baumes an alle anderen Körperzellen zu kommunizieren. Ihre Körperzellen reagieren auf diese Information, indem sie ihre Eindrücke von diesem Baum an ihn zurückbeamen. Für Sie sieht der Baum eventuell stark und gesund aus und vielleicht sagen Sie auch: „Was für ein schöner und weiser Baum!" All diese Interaktionen finden im Bruchteil einer Sekunde statt.

Bäume, Tiere, Insekten und Menschen sind alle Teile eines riesigen Organismus, in dem jedes Stückchen Information geteilt und nach Bedarf ausgetauscht wird. Dieses Netzwerken findet auf einer Ebene der Existenz statt, auf der die Lichtenergie zum vereinenden Faktor wird. Wenn Sie einen Baum fällen möchten, weil er den Ausblick aus dem Haus behindert, dann kennt der Baum Ihre Absicht, sobald Sie den Gedanken auch nur gefasst haben. Ähnlich verhält es sich mit unserer eigenen Ausstrahlung: Wir strahlen unser innerstes Wesen, das, was wir denken, fühlen und tun, in unsere unmittelbare Umgebung und darüber hinaus aus. Wir sind buchstäblich umgeben von zahlreichen unsichtbaren Boten, die unserer Umgebung bekannt geben, wer wir sind, wie wir sind und was wir tun.

Wir alle werden von der Erde und insbesondere von der Sonne ‚gelesen'. Das mag sich unglaublich anhören, aber tief im Inneren wissen wir, dass es stimmt. Wenn wir unser innerstes Wesen und die Essenz von dem, was uns umgibt, kennen wollen, müssen wir dem vertrauen, was wir fühlen und nicht darauf warten, was Wissenschaftler und Experten uns glauben machen möchten. Dieser erste Funke von Verstehen muss sich zu einem kraftvollen Lichtstrahl spiritueller Weisheit entwickeln, damit sich die beengten Denkmuster, die uns davon abhalten, zu wissen, wer wir wirklich sind, auflösen können.

Wir tragen nicht nur einen menschlichen Anteil in uns, sondern auch einen kosmischen, einen universellen. Diese beiden Aspekte unseres Selbsts gilt es zu vereinen, bevor wir unsere wahre Bestimmung im Leben erkennen können. Das werden wir aber nicht durch eine rein intellektuelle Analyse unserer Existenz und der Welt, in der wir leben, erreichen können. Vielmehr müssen wir unserem Gespür für das tiefe, innere Wissen folgen. Wenn wir diesem Gespür erst einmal vertrauen, wird die intellektuelle Befriedigung, den wahren Sinn des Lebens gefunden zu haben, automatisch folgen. Für den Moment schlage ich jedoch vor, dass Sie die Möglichkeit eines intelligenten und fühlenden Universums, das alles über Sie weiß, zunächst einmal akzeptieren. Je mehr Sie sich mit diesem Gedanken identifizieren können, desto mehr werden Sie erkennen, dass Sie selbst eine große Macht besitzen, die Schwingungen unseres Universums zu beeinflussen und eine neue Ära des Friedens, der Liebe und der Erleuchtung für die Menschheit und alle anderen Lebensformen in diesem Universum einzuläuten.

Unter der Sonne gibt es keine Geheimnisse

Wir müssen uns vielleicht an den Gedanken gewöhnen, dass es unter dem Einfluss der Sonne keine Geheimnisse geben kann. Wir wissen, dass alles, was wir sehen können, Licht reflektiert. So können wir Objekte in all ihren Farben, Formen und Beschaffenheiten sehen. Was die meisten von uns jedoch nicht kennen, ist das, was hinter der Kulisse passiert: Wenn die Strahlen der Sonne auf ein Objekt treffen – sagen wir mal auf unseren Körper – absorbieren die Lichtpartikel alle Informationen, die sich in unserem Körper befinden und übertragen diese auf die Sonne.

Dieser wechselseitige Vorgang findet ständig und überall statt. Die Sonne bleibt mit allem, was auf der Erde passiert, in Kontakt. Auch in der Nacht werden Informationen von Mond und Sternen an die Sonne weitergeleitet. Je nachdem, was gerade auf der Erde passiert, verändert die Sonne ihre Aktivität und gibt allen Erdbewohnern ein einzigartiges Feedback. Die Sonne ist immer und zu jeder Zeit über die kollektiven Bemühungen der Menschheit informiert, sie weiß, was wir denken, wie wir handeln und in welchem Zustand wir uns befinden. Auch über die Entwicklungsstadien der Pflanzen, Tiere und Insekten usw. ist sie bestens im Bilde. Das Naturgesetz ‚Man erntet, was man sät' wird unverzüglich umgesetzt. Jedes Mal, wenn die Sonne unsere Haut berührt, liest sie die Schwingungen in uns und kann so unsere Existenz ‚anfeuern'. Die Sonne reguliert unsere Energieaufnahme und schafft für jeden von uns die richtigen Bedingungen für unsere Entwicklung. Sie sorgt dafür, dass unser Planet ein lebenswerter Ort bleibt.

Jedes Mal, wenn wir uns mit unseren Worten oder Taten direkten oder indirekten Schaden zufügen, wird diese Information an die Sonne weitergeleitet und löst eine entsprechende ‚korrektive' Maßnahme aus. Die Sonne sorgt sich um das Leben als Ganzes wie ein Präsident, der allen Menschen in seinem Land dienen muss. Gelegentlich sieht er sich gezwungen, Menschen ins Gefängnis zu stecken, um andere zu schützen. Auch gibt uns die Sonne nur das zurück, was wir gegeben haben. Sie ist ein ‚unbestechlicher Garant der Gerechtigkeit', motiviert durch die Kraft der Liebe, um das Leben auf dem Planeten als Ganzes zu bewahren.

Wachstum richtet sich immer nach der Sonne aus, während Tod und Zerstörung sich davon abwenden. Aus diesem Grund ziehen sich Menschen, die etwas verbergen wollen, an dunkle Orte zurück, dort, wo die Sonne nicht hinkommen kann. Nicht von ungefähr sprechen wir von ‚Untergrundbewegungen' oder tragen Sonnenbrillen, damit die Sonne die Augen nicht erreichen und unsere Seele lesen kann. Wenn man die Angst vor dem Leben und vor der Erde in sich trägt, erkennen die Strahlen der Sonne diesen Bewusstseinszustand bis ins kleinste Detail und werden diese Ängste so lange verstärken und vervielfältigen, bis man diese Ängste bewusst wahrnimmt, sie überwindet und anschließend so frei ist, um Liebe annehmen zu können. Wenn man beginnt, das Leben und die Erde zu lieben und zu ehren, wird auch die Sonne ihre Botschaft an uns ändern und uns mit neuer Energie, Informationen und größeren Möglichkeiten belohnen. Dieser Prozess findet automatisch statt.

Die Sonne ehren

Die Sonne verändert sich ständig, ein Phänomen, das Wissenschaftler immer wieder vor neue Rätsel stellt. Sie verändert sich, weil auch die Welt, die das Sonnenlicht aufnimmt, ständigen Veränderungen unterliegt. Die Sonne weiß, wie sie Missstände auf unserem Planeten und in unserem Sonnensystem ausgleichen kann. Wir müssen uns immer vor Augen führen, dass unsere Erde ohne die Sonne nichts anderes wäre als ein Klumpen Eis. Wir hätten keine Treibstoffe, weil es keine Fossilien gäbe, aus denen wir Treibstoff gewinnen könnten. Es gäbe keine Nahrungsmittel, keinen Sauerstoff und kein Wasser. Die Erde könnte sich nicht um die eigene Achse drehen oder Jahreszeiten durchlaufen. Die Sonne hält die Erde durch ihre Schwerkraft an der richtigen Stelle und kann sogar die Magnetpole der Erde verschieben, was wir zurzeit beobachten können. Die Sonne ist unsere einzige Lebensquelle und es liegt im Interesse der Sonne und des restlichen Universums, dass dies auch so bleibt. Die Sonne als Störfaktor für das Leben auf dieser Erde zu beschreiben, zeigt eine ausgesprochene Ignoranz in Bezug auf die ungeheure Intelligenz, die sich im Sonnenlicht verbirgt. Die Sonne ist in der Lage, eine unendliche Anzahl an Vorgängen auf unserem Planeten zu schaffen und zu organisieren, damit die Evolution des Lebens gewährleistet werden kann.

Es gibt Menschen, darunter auch namhafte Wissenschaftler, die aus Besorgnis um die Gesundheit der Menschen versuchen, einen Großteil der Bevölkerung von der Sonne fernzuhalten. Man will uns glauben machen, dass wir uns vor den Sonnenstrahlen schützen müssen, weil sie Hautkrebs verursachen und das Leben zerstören können. Wenn eine angesehene Persönlichkeit sagt, Sonnenlicht sei schädlich für uns, dann neigen wir dazu, dieser Person zu glauben. Wenn wir eine solche Aussage in der Zeitung oder einer Zeitschrift lesen, dann gehen wir davon aus, dass sie aus einer zuverlässigen Quelle stammt. Wenn uns jemand aber eine handgeschriebene Notiz mit der gleichen Information übergibt, werden wir sie bestenfalls ignorieren. Wir lassen uns so stark von äußeren Informationsquellen lenken und leiten, dass wir uns nicht mehr auf uns selbst verlassen, um zu wissen, was richtig ist und was nicht. Die Wahrheit ist, dass 95 Prozent von dem, was wir heute wissen, nicht aus unserem Glauben an uns selbst stammt, aus unserem Vertrauen in unsere Intuition, sondern aus externen Quellen. Wir stecken heute deshalb in großen Schwierigkeiten, weil wir kollektiv nicht mehr der Natur, der Sonne, der Erde und uns selbst vertrauen.

Nur die Angst ist gefährlich

Die Sonne reagiert auf jeden von uns auf ganz bestimmte Art und Weise. Wenn Sie Angst vor der Sonne haben, dann kann es Ihnen passieren, dass Sie auf dem kurzen Weg vom Haus zur Garage so viel Sonnenlicht absorbieren, dass Sie einen Hautkrebs entwickeln. Das ist nicht als Bestrafung gedacht, sondern als Möglichkeit, von den Auswirkungen zu lernen, die wir durch unsere Gedanken und Handlungen schaffen. Es gibt uns Gelegenheit zu entdecken, wie wir die Ergebnisse unserer eigenen, angsterfüllten Projektionen buchstäblich anziehen.

Es gibt Studien, die zeigen, dass die Wahrscheinlichkeit, an Hautkrebs zu erkranken, seit der flächendeckenden Einführung von Sonnenschutzmitteln deutlich gestiegen ist. Wenn die Sonne für unsere Augen und unsere Haut wirklich so gefährlich wäre, hätte uns die Natur gleich zu Beginn des menschlichen Lebens auf der Erde mit den entsprechenden Schutzmechanismen ausgestattet. Die Aborigines in Australien, wo die Sonne um ein Vielfaches schädlicher sein soll als in Europa, tragen keine Sonnenschutzmittel und haben trotzdem keinen Hautkrebs. Die Hautkrebsrate ist bei Menschen, die in Bergregionen und am Äquator leben, am niedrigsten. Auf der anderen Seite leiden Menschen, die sich überwiegend drinnen aufhalten und sich mit

Sonnenbrillen und Sonnencremes vor Sonneneinstrahlung schützen wollen, besonders häufig unter bösartigen Hauttumoren. Tiere wiederum tragen keine Sonnenbrillen, haben aber auch keinen Hautkrebs. Auch die Pflanzen scheinen bei diesem Thema mit sich selbst im Reinen zu sein.

Wir haben eine sehr enge Beziehung zu der Sonne. Ihre Aktivitäten und ihre Strahlen verändern sich in Einklang mit dem Bewusstsein jedes Einzelnen von uns. Licht ist eine Manifestation von Intelligenz, und eine Intelligenz weiß ganz genau, was sie tut. Die Sonne ist eine enorme Lichtquelle und somit eine enorm intelligente Existenzform. Wir können nicht davon ausgehen, dass diese Aussage von einem Wissenschaftler bestätigt werden kann, denn ein Wissenschaftler ist ausgebildet, nur das zu beobachten und zu bestätigen, was er objektiv sehen kann. Die Welt aber ist alles andere als objektiv, sie ist im wahrsten Sinne des Wortes subjektiv. Selbst die Wissenschaftler nehmen die Welt mit unterschiedlichen Augen wahr, auch deshalb gibt es zu einem Thema meist viele verschiedene Theorien. Worte werden von Lebensformen formuliert, die ein Bewusstsein haben, was alles Wissen zu einer Projektion der Subjektivität werden lässt. Und weil Wissen sich in unterschiedlichen Bewusstseinszuständen verändert, nimmt jeder Mensch die Welt unterschiedlich wahr. Deshalb leben wir alle in einer hochgradig subjektiven Welt. Wir können unsere Welt verändern, indem wir uns selbst ändern. Dafür müssen wir uns von der furchteinflößenden Vorstellung befreien, dass wir nichts seien in dieser Welt, ein Nichts vor dem Auge des Universums und dem Auge Gottes.

Wir *sind* die Welt

Im Kern unseres Daseins sind wir eins mit der Welt, dem Universum, Gott oder bei welchem Namen wir die Allgegenwärtigkeit des Seins auch nennen möchten. Der Gedanke der Trennung ist nichts weiter als ein Glaubenssystem, das wir uns über Tausende von Jahren hinweg zu eigen gemacht haben. In Wahrheit gibt es nur uns. Der wahre Geist lässt sich nicht verorten, ich stehe meinem eigenen Körper nicht näher als dem Universum.

Die Partikel oder Lichtstrahlen (Photonen), die von der Sonne – Milliarden von Lichtjahren entfernt – auf mich herabscheinen, dringen im Bruchteil einer Sekunde in meinen Körper ein. Das ist nur möglich, weil mein Körper und die Sonne Teil eines einzigen, riesigen Existenzfeldes sind. Wie Albert Einstein es im Jahre 1920 formulierte: „Es gibt kein Atom, es gibt nur das Feld." Nichts existiert außerhalb dieses Feldes, alles **ist** dieses Feld. Wir alle sind aus demselben Holz geschnitzt. Was wir als Materie bezeichnen, ist eigentlich ‚Nicht-Materie', selbst wenn die Sinne unseres Körpers es anders empfinden. Die Sonne ist mein Körper und die Sterne sind es auch. Ohne sie kann ich nicht leben, sie sind genauso wichtig für meinen Körper wie mein Herz und meine Lunge. Wenn jemand den Mond, den Mars, Saturn oder Venus aus unserem Planetensystem entfernen würde, würden sich auch unsere Körper sehr schnell zersetzen und sterben. Wir nehmen unseren Körper immer als getrennte Einheit von unserer Umwelt wahr, was aber nur so ist, weil sich unsere sinnlichen Illusionen wie ein Schleier um das Bewusstsein hüllen, das allen körperlichen Manifestationen zugrunde liegt.

Der weltberühmte und renommierte Physiker Stephen Hawking sagte einmal: „Das Universum ist ohne Anfang und Ende der Zeit und ohne Kanten im Raum." Wenn wir uns in der Mitte einer großen Blase befinden würden, würden wir weder ihren Anfang noch ihr Ende erkennen, einfach weil die Blase keinen Anfangs- oder Endpunkt hat. Lineare Zeit, die zur Entstehung der zweidimensionalen Welt führt, wäre einfach nicht existent. Diese Vorstellung von Zeitlosigkeit würde jedoch zusammenbrechen, wenn wir eine Linie von einem Punkt der Blase zum anderen ziehen würden. Die Erfahrung von Zeit und Raum, Leben und Tod, Materie usw. ist eine Illusion, die wir geschaffen haben, um unser Karma auszuleben und dadurch die Frequenz des universellen Seins oder Geistes zu erhöhen. Wir sehen Grenzen, wo es keine Grenzen gibt. Geist ist der nicht-physische Aspekt des Universums, der sich in allen Räumen und Zeiten befindet, d.h. in der Vergangenheit, Gegenwart und Zukunft. Wir sind auch in Raum und Zeit. Wir sind eins mit dem ewigen Sein oder Geist. **Wir sind Geist**. Dies mag die höchste Wissenschaft des Lebens sein, aber es ist eine rein subjektive Wissenschaft.

Ein Wissenschaftler, der im Wesentlichen auch nichts anderes als reine Subjektivität ist, kann sich entscheiden, etwas anderes zu studieren, wie z.B. das Verhalten eines subatomaren Teilchens, aber in Wirklichkeit studiert er nur einen anderen Blickwinkel auf das gleiche Feld. Indem er versucht, objektiv zu sein, trennt er sich von dem Objekt, das er untersuchen will, und denkt, dass es zwei inkompatible Dinge sind. Ein solcher Ansatz führt zu unvollständigem Wissen, d. h. mehr Unwissenheit, und zu möglicherweise schädlichen Folgen. Darunter sind die Warnungen, dass die Sonne für Ihre Gesundheit gefährlich sein kann, oder dass Ozonlöcher die Zerstörung unseres Planeten fördern. Abgesehen davon, dass Unwissenheit schneller verbreitet wird als Wissen, nimmt die rein objektive Wissenschaft dem Leben den ganzen Spaß.

Menschen sind aus Subjektivität gemacht, sie haben Gefühle und eine Seele, die nicht wie eine computergesteuerte Maschine oder ein Roboter agiert oder arbeitet. Achtzig Prozent der Menschen, die krank werden, tun dies aufgrund einer stressigen Erfahrung, und siebzig Prozent sterben daran. Dies mag eine objektive Erkenntnis sein, aber Stressreaktionen sind rein subjektive Erfahrungen. Der eine Mensch reagiert auf eine Stresssituation mit einem Herzinfarkt, der im Grunde genommen eine „Ich kann nicht damit umgehen"-Erfahrung ist, der andere fühlt sich durch das gleiche Problem positiv herausgefordert und blüht dabei auf. Ebenso können von zehn Menschen, die an demselben Krebs leiden und das gleiche Alter und die gleichen Risikofaktoren für Krankheiten haben, fünf sterben, drei ihre Lebensqualität verbessern und zwei spontan in Remission gehen. Es gibt keine objektive Antwort auf die Frage, warum nicht derselbe tödliche Krebs sie alle tötet.

Die objektive Wissenschaft ist unvollständig, weil sie die subjektiven Erfahrungen der Menschen außer Acht lässt, die passieren, wenn sie miteinander, mit der Natur oder mit der Sonne interagieren. Wissenschaftler wissen zum Beispiel, dass Sonnenfleckzyklen unser Wetter beeinflussen, was aber nur einen winzigen Teil der Wahrheit widerspiegelt. Um zu wissen, wofür die Sonne wirklich da ist, muss man sich selbst kennen und das Leben, die Sonne und das Universum lieben und ehren.

Wissen ist nur dann korrekt und von grundlegendem Nutzen, wenn wir uns selbst kennen. Wenn wir die objektive Wissenschaft mit ihrer subjektiven Quelle, der Geisteswissenschaft, vereinen, werden wir eine wirklich universelle Wissenschaft, und nicht nur eine Humanwissenschaft, haben. Dies wird uns zu Möglichkeiten führen, die bisher für unmöglich gehalten wurden, einschließlich einer nachhaltigen Raumfahrt, der Neutralisierung von Atommüll und der Kontrolle der Schwerkraft. Die Verbindung zwischen der physischen

Materie, einschließlich der Humanbiologie, dem Geist in der Materie und der Beziehung und Koordination dieser beiden ist es, was diese Welt zu einem Paradies machen wird. Wahre Macht und Verständnis liegen im Spirituellen verborgen und nicht im körperlichen oder intellektuellen Bereich. Die Ureinwohner Amerikas identifizierten sich mit dem **Großen Geist** in ihnen und aus diesem Grund hatten sie Zugang zu der Macht und der Weisheit, die in den Geistern des Mondes, der Sonne, der Sterne, der Erde und der ganzen Natur enthalten ist. Sie verehrten die Sonne als Gott, etwas, was sie mit vielen alten Kulturen gemein hatten, und hielten auch ihre persönliche Beziehung zur Sonne in Ehren, ein Brauch, der für unsere rein ‚objektive' Welt keinerlei Bedeutung hat.

Die Sonne ist unser Lebensspender und wir können uns zu hundert Prozent auf sie verlassen. Nichtsdestotrotz scheint es offensichtlich, dass wir der Sonne unsere Aufrichtigkeit und unsere Wertschätzung allen Lebens unter Beweis stellen müssen. Wir müssen unseren Beitrag leisten, womit ein reines und klares Bewusstsein gemeint ist, von jeglichem Müll befreit, damit wir unseren Körper und das Chaos, das wir in unserer Umwelt angerichtet haben, wiedergutmachen können. Da die Energien der Sonne jetzt drastisch zunehmen, werden auch negative Gedanken stark energetisiert und verstärkt; sie können buchstäblich in Gift verwandelt werden, was zu Verwüstungen im Körper führt. Aus diesem Grund gibt es heute so viel mehr psychosomatische – das heißt stressbedingte – Erkrankungen als noch vor einem halben Jahrhundert. Im Gegensatz dazu wird alles, was das Leben unterstützt und das Glück fördert, jetzt auch enorm gestärkt. Mit anderen Worten, in einer Zeit, in der Krankheiten so leicht zuschlagen können, wird es angesichts der Einsichten und Energien, eine neue Lebensweise zu schaffen, möglich werden, nur konstruktive Gedanken und gesunde Körper zu haben.

Was wir jetzt mehr als je zuvor brauchen, sind Offenheit, Ehrlichkeit und eine vertrauensvolle Beziehung zur Sonne, zum Mond, zu den Sternen, zur Erde und zu unseren Mitmenschen. Das ist sehr viel einfacher als es klingt. Wenn Sie sich entschieden haben, in diese Richtung gehen zu wollen, dann haben Sie den Ball bereits ins Rollen gebracht – in die richtige Richtung. Die Kommunikationswege zwischen unserem Umfeld und unseren Mitmenschen sind bereits angelegt worden. Alles, was wir tun müssen, ist, uns mit dem

Wesen unserer subjektiven Natur zu identifizieren, die unbegrenzte Liebe ist, und die ganze Welt wird es spüren und erfahren.

Das mysteriöse ‚Netz der Düfte'

Es gibt viele verschiedene Wege, um mit der ‚Außenwelt' zu kommunizieren, und jeder dieser Wege nutzt verschiedene Elemente aus der Natur. Ein Baum zum Beispiel kann Mitteilungen an andere Bäume schicken, indem er hormonähnliche Verbindungen in die Luft abgibt, die sogenannten ‚Pheromone'. Wenn an einem Ende eines Waldes ein Feuer ausbricht, wissen alle anderen Bäume in Sekundenschnelle über die drohende Gefahr Bescheid. Forschungen haben gezeigt, dass Bäume ein eingebautes Alarmsystem haben, das ihnen hilft, spezielle chemische Reaktionen auszulösen, um die drohende Umweltgefahr abwenden zu können.

Auch Menschen und Tiere nutzen Pheromone, um miteinander auf biochemischer Ebene zu kommunizieren. Jeder von uns hinterlässt auf allem, mit dem wir in Kontakt kommen, individuelle biochemische ‚Fingerabdrücke'. Dadurch entsteht ein unglaublich komplexes Netzwerk von unsichtbaren Fäden aus chemischen Düften. Eine aktuelle Studie zeigt, dass Menschen ihre einzigartigen genetischen Marker überall auf der Welt hinterlassen, wie z. B. auf Stiften, Schlüsseln, Kaffeetassen usw. Diese unsichtbaren ‚Fingerabdrücke' können einer Person zugeordnet werden. Die Forscher fanden heraus, dass wir die DNA anderer Menschen durch unsere Hände aufnehmen können, indem wir einfach einen Türknauf oder eine Haarbürste berühren. Auch Pheromone haben ihre spezifischen genetischen Marker.

Die Pheromone machen es erst möglich, dass Fische ihren Weg zurück an ihre Laichplätze finden, auch wenn sie Jahre auf offener See verbracht haben. Katzen finden auch über mehrere Hundert Kilometer wieder ihren Weg nach Hause. Ein Kalb, das von seiner Mutter getrennt wurde, findet sie zielstrebig unter all den vielen Kühen der Herde. Eine Mutter, die von ihrem neugeborenen Kind getrennt wurde, erkennt auch dreißig Jahre später ihr mittlerweile erwachsen gewordenes Kind. Dieses Wiedererkennen stützt sich nicht etwa auf eine vage Erinnerung, die die Mutter vielleicht von ihrem Neugeborenen im Gedächtnis hat. Es sind die Pheromone, die sich nachhaltig und unauslöschlich im Geruchszentrum des Gehirns der Mutter einprägen und die mit den Pheromonen übereinstimmen, die das Kind auch dreißig Jahre später produziert und ausschüttet. Die Mutter erkennt ihr Kind sofort am Geruch und kann es von anderen Menschen unterschieden. Früher hat man dieses Phänomen als ‚Mutterinstinkt' bezeichnet.

Wir verwenden Sätze wie ‚Ich kann Gefahr riechen', ohne uns der buchstäblichen Wahrheit dieser Aussagen bewusst zu sein. Wir alle haben die Pheromone von Angst, Wut, Trauer und Vergnügen gerochen. Je mehr wir sie produzieren, desto mehr verbreiten und inhalieren wir sie wieder. Pheromone verbinden sich mit allem und jedem um uns herum. Wenn Sie wütend sind, werden Sie immer mehr von diesen wütenden Hormonen einatmen und noch wütender werden. Wenn Sie sich glücklich fühlen, verbreiten Sie glückliche Pheromone und können andere Menschen auch glücklich machen. Indem Sie die glücklichen Moleküle anderer einnehmen, wird Ihr persönliches Glück noch größer. Auf der anderen Seite belasten traurige Menschen ihre Umwelt, indem sie einfach traurige Pheromone verbreiten. Dies geschieht, weil Moleküle Informationen speichern können, sowohl negative als auch positive.

Wir hinterlassen unsere Gefühle und Emotionen auch auf Objekten wie Stühlen, Autos und Häusern. Sie können vielleicht in ein gewöhnlich aussehendes Haus gehen, aber es fühlt sich wie zu Hause an. Die Menschen, die in diesem Haus leben, sind glückliche Menschen; sie haben zahlreiche chemische ‚Ablagerungen' guter Gefühle in jedem Winkel und jeder Ritze hinterlassen. Wenn Sie dagegen ein schönes, gut eingerichtetes Haus betreten, dessen Besitzer streitsüchtig, unglücklich und angespannt sind, möchten Sie vielleicht eine Kehrtwendung machen. Man kann die Spannung in der Luft förmlich riechen, denn Sie atmen diese mentalen Schadstoffe, die von den Wirten produziert werden, ein. Die Besuche in beiden Häusern können Ihre Biochemie und damit Ihre Stimmung verändern.

Vielleicht sind Sie jemandem begegnet, der Sie ‚tief berührt' oder ‚Ihr Herz bewegt' hat. Die liebevollen, ehrlichen Worte, die er oder sie zu Ihnen sprach, oder die liebevolle Freundlichkeit seiner Augen wurden zu ‚freundlichen' Pheromonen, die sich wiederum auf Ihre Haut legten oder über die Lunge in Ihr

Blut gelangten. Diese angenehme Anregung des Tastsinns kann die Freisetzung von ‚Genusshormonen' in Ihrem Blutkreislauf ausgelöst haben und in Ihrem Herzen eine wohltuende Wärme, Liebe oder Freude. Vielleicht hat Ihr Herz vor Aufregung sogar schneller zu schlagen begonnen.

Auch Geld wird von Pheromonen beeinflusst. Während es durch viele Taschen und Hände wandert, kann ein Teil des Geldes von guter Absicht geprägt sein, während andere Teile davon die Ausdünstungen böser Absichten aufnehmen können. Geld kann sich ‚schmutzig' anfühlen, wenn man es in den Händen hält, und man kann dann das Gefühl haben, es ausgeben oder so schnell wie möglich loswerden zu wollen. Es gibt auch Geld, das Sie glücklich macht und Sie können es für eine Weile behalten wollen. Bestimmte Münzen oder Geldscheine haben verschiedene Eindrücke von Gefühlen und Emotionen gesammelt, positive und negative. Wenn wir das Geld berühren, nehmen wir die Pheromone der Vorbesitzer zum Teil auf und verlinken uns sogar mit den Eindrücken ihrer Gedanken und Gefühle.

Eine alte Wahrheit behauptet, dass Geld nicht glücklich machen kann, wenn es nicht mit ehrlichen Mitteln verdient wurde. Dies ist nicht einfach ein Mythos oder eine psychologische Erpressung, um uns ehrlicher zu machen; es ist eine der tiefsten Einsichten in das Leben und wie es funktioniert. Es zeigt uns, dass es die Qualität unserer Gedanken, Gefühle und Absichten ist, die bestimmt, wie wir unser Leben führen. Das ist es, was die Menschheit als Ganzes entdecken wird, es ist aber auch etwas, das die Pflanzen schon immer wussten.

Die Weisheit der Pflanzen

Der erste Wissenschaftler überhaupt, der zufällig über das ‚Bewusstsein der Pflanzen' stolperte, war der Experte für Polygrafie, Cleve Backster. Polygrafen erkennen Schwankungen in den elektrischen Strömungen der Haut, die sich mit dem emotionalen Zustand oder den Gedanken eines Menschen verändern. Diese Schwankungen werden mithilfe eines Galvanometers, also eines ‚Lügendetektors', gemessen und aufgezeichnet. Die menschliche Haut kann Elektrizität weiterleiten und gibt Aufschluss über den Gefühlszustand eines

Menschen. Befestigt man Elektroden an der Haut eines Menschen, kann man den elektrischen Widerstand der Haut messen. Der Hautwiderstand sinkt, wenn er ängstlich ist oder sich angespannt und gestresst fühlt. Andererseits, wenn er ausgeruht und entspannt ist, zum Beispiel während der Meditation oder beim Hören von sanfter Musik oder Meeresrauschen, kann sein Hautwiderstand um bis zu 300 Prozent steigen. Ein solcher dramatischer Anstieg deutet auf eine signifikante Verringerung von Stress, Angst und emotionalem Ungleichgewicht hin. Wird jemand polizeilich verhört und lügt während der Vernehmung, kann man davon ausgehen, dass sein Stresspegel erhöht ist. Das kann man aufzeichnen und im Verlauf der Untersuchungen näher beleuchten.

In Backsters Fall war das ‚ins Verhör genommene' Subjekt jedoch ein Philodendron in seinem Büro. Nachdem er sein Galvanometer aus Spaß an seine Zimmerpflanze angeschlossen hatte, tauchte er ein paar ihrer Blätter in seine Tasse mit lauwarmem Kaffee, die er zufällig in der Hand hielt. Da keine Reaktion kam, beschloss er, einige Blätter mit einem Streichholz in Brand zu setzen. Im Moment seiner Entscheidung begann das Galvanometer wild auszuschlagen.

Diesem Ergebnis folgten Tausende von Versuchen mit Pflanzen, um ihre Fähigkeit zu erforschen, menschliche Gedanken und Gefühle beobachten und darauf reagieren zu können. In einem solchen Experiment zerstörte ein Forscher eine von zwei Pflanzen. Die überlebende Pflanze, die an einem Galvanometer befestigt war, hatte die Aufgabe, den Forscher unter sechs weiteren Personen zu ‚identifizieren'. Das tat sie denn auch korrekt. Pflanzen scheinen zu wissen, wann andere Lebensformen von Menschen bedroht oder zerstört werden, und sie erinnern sich an die Person, die dafür verantwortlich war. In einer weiteren interessanten Studie experimentierte ein Forscher mit Joghurt, in das er etwas Marmelade gab. Die Konservierungsstoffe in der Marmelade töteten die Lebendkulturen des Joghurts ab, eine Tatsache, die erstaunlicherweise von einer benachbarten Zimmerpflanze registriert wurde. Pflanzen scheinen eine höher entwickelte Moralvorstellung zu haben als wir. Vielleicht sind sie sogar die zuverlässigeren und besseren Augenzeugen bei Mordfällen!

Man weiß auch, dass Pflanzen ganz unterschiedlich, aber dennoch typisch auf Musik reagieren. In Versuchen, in denen Pflanzen hartem Gestein ausgesetzt waren, reagierten diese mit Panik und fingen an zu zittern, einige von ihnen starben sogar ab. Wenn sie klassische Musik ‚hören' durften, reagierten sie mit sanften Bewegungen und wiegten sich leicht hin und her. Die dramatischsten Effekte konnten aber mit indischer *Sitar*-Musik erzielt werden, die einer Schlingpflanze vorgespielt wurde. Die Pflanze war offensichtlich so entzückt von dieser Musik, dass sie sich nach einer Weile um das Musikinstrument wand.

Haben Pflanzen Gefühle?

Ich erinnere mich an ein Ereignis von vor 30 Jahren, als ich einen Strauß Tulpen in eine Vase stellte und diese vor dem Bild eines Heiligen platzierte, das in meiner Wohnung an der Wand hing. Tulpen öffnen sich wie die Sonnenblumen auch zur Sonne hin, deren Energie für sie lebenswichtig ist. In diesem Fall drehten sich die Tulpen innerhalb eines Tages vom Fenster weg, verbeugten sich tief vor dem Heiligenporträt und sahen dabei zutiefst zufrieden aus. Ein paar der Tulpen schafften es sogar, das Bild mit ihren Blüten zu berühren und blieben dort, bis sie verwelkt waren. Kann da noch irgendjemand behaupten, Pflanzen hätten keine Gefühle? Ich stellte auch fest, dass die Pflanzen, mit denen ich dieses Experiment wiederholte, oft zwei- oder dreimal so lange blühten, wie sie das normalerweise tun. Rosen waren dabei besonders langlebig. Hatten sie vielleicht einen besonderen Grund, so lange wie möglich leben zu wollen?

In jüngster Zeit beschäftigen sich Ernährungswissenschaftler, die zu dem Thema Mikroernährung forschen, mit dem veränderten Nährwert von Pflanzen, die ‚positive menschliche Zuwendung' erfahren haben. Es gibt bereits mehrere Studien, die zeigen, dass Nutzpflanzen, die besonders viel Aufmerksamkeit erhalten haben, auch besonders hohe Anteile an Proteinen, Kohlehydraten, Vitaminen, Mineralen und Spurenelementen vorweisen können. Sorgfältig durchgeführte Doppelblindstudien haben herausgefunden, dass Pflanzen, die von ihren Gärtnern besonders liebevoll gepflegt wurden, kräftiger, gesünder und wirksamer waren als andere. Wenn der Gärtner die Pflanze darum bat, kräftiger zu werden, und ihr viel Aufmerksamkeit schenkte, bildete die Pflanze nicht nur mehr Nährstoffe, sondern wuchs auch schneller und kräftiger. Menschliche Probanden, die diese Pflanzen verzehrten, konnten sie besser aufnehmen und verstoffwechseln. Diese gesteigerte Effizienz kann nicht allein durch den erhöhten Nährstoffgehalt erklärt werden.

Die chinesische Medizin führt diesen Anstieg der Vitalität auf das *Chi* oder die *Lebenskraft* zurück. Das Energiefeld oder die Aura einer biologisch angebauten und ‚gut behandelten' Karotte kann bis zu 25 cm ausstrahlen, während die Aura einer chemisch gedüngten Karotte nur 1 cm breit ist. Lebensmittel, die reich an Lebensenergie sind, revitalisieren das System, während Lebensmittel, die kaum Lebensenergie besitzen, das Verdauungssystem stark belasten. Es ist nicht so wichtig zu verstehen, was eine Pflanze vitaler und potenter macht, aber es ist sehr nützlich zu wissen, dass Gemüse und Pflanzen, die auf die oben genannte Weise behandelt werden, wie Medizin wirken können. Vielleicht haben die Ärzte früher auch deshalb die Nahrung als beste Medizin bezeichnet. Aktuelle Forschungen, die zum Teil auch hoch empfindliche Blutuntersuchungen einsetzen, zeigen, dass es einen sehr engen Zusammenhang zwischen der Funktion unserer Organe und der Qualität der Lebensmittel gibt, die wir konsumieren.

Der verloren gegangene Bezug zur Natur

Unsere Beziehung zum Naturreich der Pflanzen ist sehr steril geworden und in vielen Fällen sogar nicht existent. Die meisten von uns wissen gar nicht mehr, wie Obst und Gemüse wachsen und heranreifen. Wir haben kaum noch Einfluss darauf, wie lebendig die Pflanzen sind, die wir verzehren. Nutzpflanzen werden nicht mehr von Hand kultiviert, gehegt und gepflegt, sondern von gefühllosen Maschinen angebaut und verarbeitet. Der Großteil der Pflanzen wird mit chemischen Düngemitteln und Insektiziden ‚gefüttert', die sie zwar gut aussehen, aber schlecht fühlen lassen – sie verlieren ihr Aroma, ihre Kraft und ihren Nährwert. Sie fühlen sich misshandelt und ausgebeutet. Indem wir unsere Böden ausbeuten, sabotieren wir die Daseinsberechtigung der Pflanzen, denn sie sind eigentlich dazu da, ihre Lebenskraft und Vollkommenheit auf uns Menschen und auf die Tiere einschließlich der Insekten zu übertragen.

Aus rein politischen und ökonomischen Gründen produzieren wir viel zu viel und werfen die Hälfte davon anschließend wieder weg. Dieser Missbrauch der

Natur schneidet uns aber von ihren Ressourcen ab. Lebensmittelverarbeitung, Pasteurisierung und andere Bearbeitung von eigentlich vitalen Nahrungsmitteln durch Konservierungsmittel, künstliche Aromen, Stabilisatoren usw. erschöpfen die lebensspendenden Enzyme, natürliche gesunde Bakterien und Nährwerte und machen aus echten Lebensmitteln ‚No-Food' oder Junk Food. Lebensmittelverarbeitungsbetriebe, deren Hauptinteresse darin besteht, aus einem oder mehreren Lebensmitteln Kapital zu schlagen, haben den ursprünglichen ‚Vertrag' unseres Körpers mit der Natur praktisch aufgehoben. Was die Sache noch schlimmer macht: **Wir** haben es ihnen erlaubt, unsere Verbindung zur Natur zu kappen.

Pflanzen wollen helfen

Das höchste Interesse der Natur ist die vollkommene Gesundheit des Konsumenten, dabei ist es unerheblich, ob es sich um eine Bakterie, ein Tier oder einen Menschen handelt. Damit diese Beziehung aber gedeihen und Früchte tragen kann, muss sie auf Gegenseitigkeit beruhen. Pflanzen sind angewiesen auf hochfrequente Schwingungen aus einer intakten und harmonischen Umwelt, damit sie den Grad an Vollkommenheit erreichen, der für die Gesundheit und die Vitalität des Konsumenten nötig ist.

Alle alten Zivilisationsformen kannten die Geheimnisse der Pflanzen. Fast jeder konnte besser mit Blumen und Pflanzen kommunizieren, als wir das heute mit unseren Haustieren tun. Ein Beispiel für diese erstaunliche Kommunikationsfähigkeit ist Dr. Balraj Maharshi, der berühmte Heilpflanzenkenner und ayurvedische Arzt, der die Heilwirkung von über 6000 Pflanzen, Kräutern und Früchten kannte und deren Wirksamkeit in Hunderten von Experimenten untersucht und bestätigt wurde. Das Erstaunliche ist jedoch, dass Dr. Balraj Maharshi sein Wissen nicht aus Büchern lernte, sondern mit den Pflanzen direkt kommunizierte.

Während er auf der Suche nach Heilpflanzen durch die Wälder des Himalayas wanderte, hörte er das ‚Flüstern' der Pflanzen, die ihm klare Anweisungen gaben, wie sie verwendet werden sollten, bei welcher Art von Beschwerden und in welcher Dosierung. Einige Pflanzen wussten sogar von der Notlage der

Menschheit und boten ihre Hilfe an, um Krankheit und Leid zu lindern. Einige der Pflanzen gaben ihm genau Bescheid, wann sie zur Ernte bereit waren, während andere ihm mitteilten, dass sie noch nicht reif und stark genug waren, um als wirksames Mittel eingesetzt zu werden. Medizinische Pflanzen geben auch eher ihre heilenden Eigenschaften ab, wenn sie durch positive menschliche Aufmerksamkeit magnetisiert werden; eine negative Einstellung kann die heilenden Energien einer Pflanze negieren, eine positive Einstellung verstärkt sie. Ein verletzter und unbewusster Körper kann ebenfalls von den Pflanzen profitieren, vorausgesetzt, die unterbewusste Programmierung ist positiv und erleichtert so die Placeboreaktion.

Die Natur kann und will uns bei der Lösung unserer Probleme helfen, aber als menschliche Rasse haben wir es geschafft, uns von diesem primären Lebenserhaltungssystem abzuschneiden. Die lebensnotwendige Energie, die Mutter Natur uns in Form von Nahrung, Luft, Wasser, Licht usw. gibt, ist nicht mehr vital genug, um uns stark und gesund zu halten. Jetzt ist es an der Zeit, uns die tiefe Betroffenheit der Pflanzen zunutze zu machen, um der Menschheit zu einem tieferen und vereinten Bewusstsein zu verhelfen.

Untersuchungen zeigen, dass Pflanzen sogar ökologische Katastrophen registrieren können, die sich Hunderte von Kilometern entfernt ereignen. Ein Baum spürt den ‚Schmerz' eines benachbarten Baumes, der gefällt wird. Wie bereits erwähnt, können Pflanzen die negativen Schwingungen registrieren, die entstehen, wenn mikroskopische Lebensformen wie Bakterien unnötig zerstört werden. Pflanzen sind hoch sensibel, wenn nicht sogar psychisch. Sie können zwischen sinnvollem Tod und nutzlosem Sterben unterscheiden, etwas, was der Mensch noch lernen muss. Es ist wichtig zu erkennen, dass eine Pflanze oder ein Stück Obst oder Gemüse ‚glückliche' Reaktionen zeigt, wenn sie als Nahrung für einen Menschen oder ein Tier ausgewählt wird, sich aber ‚verzweifelt' fühlt, wenn sie verschwendet oder durch Methoden der Genmanipulation missbraucht wird.

Pflanzen sind sich des Zwecks ihrer Existenz bewusst. Da eine Pflanze nicht die Wahl hat, gegen die Naturgesetze zu verstoßen, ist sie sich ihres Ursprungs vielleicht mehr bewusst als wir. Wo es einen Zweck gibt, gibt es auch Intelligenz. Pflanzen erfüllen einen großen Zweck, was sie zu sehr intelligenten Wesen macht, eine Eigenschaft, die nicht nur uns Menschen vorbehalten ist. Ohne die Pflanzen könnten wir auf diesem Planeten nicht überleben. Sie produzieren nicht nur lebenswichtigen Sauerstoff für uns, sondern stehen auch am Anfang der Nahrungskette. Das heißt, die Tiere und wir Menschen sind darauf angewiesen, dass sie leben und überleben.

Man erwartet von einer Pflanze nicht, dass sie ‚gute' von ‚schlechten' Absichten unterscheiden kann, aber Experimente mit Polygrafen haben gezeigt, dass sie zumindest zu emotionalen Reaktionen in der Lage sind. Die Sensibilität, die man bei Bäumen, Pflanzen und Tieren beobachten kann, geben uns eine Vorstellung davon, wie sich die lebendige Erde fühlen muss, wenn tief in ihrem Inneren eine Atombombe explodiert, wenn jahrtausendealte Wälder in Brand gesteckt werden, um minderwertige Nahrungsmittel aus Rindfleisch herzustellen, oder wenn eingesperrte Rinder und Hühner ihr ganzes Leben lang ohne Sonnenlicht dahinvegetieren müssen, nur um die Gier des Menschen nach Fleisch zu befriedigen. Oder wenn Boden, Luft und Wasser mit tödlichen Chemikalien vergiftet werden.

Jede Lebensform hat ihre Daseinsberechtigung

Die Quantenphysik sagt uns, dass nichts im gesamten Universum isoliert lebt und dass sich alles gegenseitig beeinflusst. Zu jedem Partikel gibt es ein Antiteilchen. Wenn sich ein subatomares Teilchen in eine Richtung dreht, dreht sich sein Antiteilchen in die entgegengesetzte Richtung, auch wenn es sich am anderen Ende des Universums befindet. Dieser Rollentausch kann im Bruchteil einer Sekunde stattfinden. Alles, was in diesem physikalischen Universum existiert, lebt, weil auch seine Atome und subatomaren Partikel lebendig sind.

Bei einem Skalenwert von 10^{-33} cm hört die Materie einfach auf zu existieren. Das ist der Punkt, an dem sich die sogenannten Partikel als das Feld erkennen, welches überall ist – ein unendliches Meer aus Energie, Intelligenz und Lebenskraft. Diese enge Verbindung mit der universellen Quelle lässt selbst ein Sandkorn zu einem Lebewesen mit eigener Bestimmung werden, nicht weniger wichtig als ein Fluss oder ein Wald. Viele Sandkörner bilden einen Strand. Das Ufer wird benötigt, um das Meer einzudämmen. Das Meer ist lebenswichtig für das ökologische Gleichgewicht des Planeten usw. Das Sandkorn ist daher für den Fortbestand des gesamten Planeten von entscheidender Bedeutung.

Jedes Stück des Planeten ist zielgerichtet wie jedes Glied einer Kette. Wenn wir die Bestimmung einer Mücke, einer Fledermaus oder eines Kieselsteins auf dem Boden nicht erkennen können, entgeht uns die Erfahrung der Ganzheit. Unser Planet ist ein intelligenter Organismus mit Bewusstsein, genau wie unser Körper mit seinen Billionen von Einzelzellen. Wir alle teilen die gleichen Atome, die gestern dazu beigetragen haben könnten, den Planeten Mars zu bilden, heute die Nahrung schaffen, die wir essen, und morgen zu dem Blut werden, das durch unsere Venen fließt.

Jeder Stern am Himmel ist im Grunde genommen ein höherdimensionales Wesen, das jedoch von unseren physischen Augen nicht wahrgenommen werden kann, da diese nur zwei- oder dreidimensionale Bilder sehen können. Die höher dimensionalen Aspekte jedes Planeten, jeder Galaxie oder jedes Galaxienhaufens kennen alle ihre individuelle und kollektive Bestimmung. Sie funktionieren nicht wie Maschinen, sondern verhalten sich wie gehorsame Diener aller Lebensformen im Universum. Sie wissen, dass sie der Ausdruck eines Höchsten Wesens sind, das unendliche Liebe und Intelligenz in sich trägt. Es ist an der Zeit, dass auch wir beginnen, unsere Bestimmung zu verstehen und zu verwirklichen. So wie Pflanzen ihr volles Potenzial ausschöpfen und ihren Zweck kennen, sollen auch wir unser volles Potenzial ausschöpfen und unseren Lebenszweck kennen. Alles, was wir im Leben brauchen, steckt in uns selbst; also müssen wir nur anfangen, bewusster zu leben. Um unser wahres Potenzial zu entdecken und voll ausschöpfen zu können, müssen wir zunächst verstehen, wozu wir fähig sind.

3 Gut begonnen ist halb gewonnen

Unser Gehirn – ein universeller Computer

Das Lernen ist eines der mächtigsten Werkzeuge, die wir haben, um unsere Realität zu gestalten.

Wir sind nur deshalb in der Lage, neue Dinge zu lernen, weil unser Gehirn – im Gegensatz zu dem eines Tieres – über eine vorprogrammierte neuronale Ausrüstung verfügt, die es ihm ermöglicht, Ideen und Bilder aus dem zu erzeugen, was wir sehen, Sprache zu formulieren aus dem, was wir hören, und Gedanken zu fassen aus dem, was wir erleben. Anders formuliert: Obwohl wir viele ‚eingebaute' Lernkapazitäten haben, hängt es von uns selbst ab, wie und was wir lernen.

Erst durch den Input aus unserer Umgebung sind wir in der Lage, unser Gehirn zu programmieren. Wäre das nicht der Fall, würde sich nichts entwickeln, was dem menschlichen Geist ähnelt. Ohne dieses immense Einflößen neuer Erfahrungen wäre unser Intellekt kaum vorhanden. Im Gegensatz zu uns besitzen Tiere eine solide und fest in ihnen verankerte instinktive Weisheit, sie sind aber nur begrenzt in der Lage, neue Dinge zu lernen.

Fast alle menschlichen Gehirne haben die notwendigen neuronalen Verknüpfungen, um eine unglaubliche Anzahl von Dingen lernen zu können. Diese Fähigkeiten werden von uns Menschen aber in unterschiedlichem Maße genutzt. Das erklärt, warum wir Menschen so unterschiedlich sind und nicht alle die gleichen Begabungen haben, die gleichen Ziele verfolgen und das gleiche Wissen besitzen. Wenn in einer Familie zum Beispiel zwei Sprachen gesprochen werden, kann das Kind der Familie beide Sprachen lernen. Lernt es noch eine dritte Sprache kennen, kann es sogar drei Sprachen sprechen. Der Fall eines Mädchens ist bekannt, das in seiner frühen Kindheit zusätzlich zur Muttersprache sieben Sprachen lernte und im Alter von acht Jahren acht

Sprachen fließend sprach. Experimentelle Untersuchungen deuten darauf hin, dass unser Gehirn umso mehr in der Lage ist, die Anzahl der mikroskopischen Nervenfasern zu erhöhen, je mehr wir spontan und mühelos lernen, besonders in den frühen Lebensphasen. Diese Nervenfasern wiederum dienen der Stärkung des Lernens.

Für ein Baby steigt die Anzahl der neuen Objekte, Farben, Formen, Geräusche, Eindrücke, Gerüche usw. mit jedem Tag sehr schnell. Sie stimulieren den Aufbau eines immer komplexeren Netzwerks im Gehirn, das schließlich bis zu einer Billiarde Verbindungen zwischen Milliarden von Nervenzellen haben wird. Dies ermöglicht es einer Person, eine große Menge an externen und internen Informationen wahrzunehmen und zu verarbeiten.

Das Gehirn eines Erwachsenen ist in der Regel bis zu einer Milliarde Informationsbruchteilen pro Sekunde ausgesetzt. Sie werden über die fünf Sinne der Wahrnehmung an das Gehirn weitergeleitet. So misst unser Gehirn die Temperatur der Luft, wenn sie unsere Haut berührt, und kann sogar ihre atomare Zusammensetzung ablesen. Das Gehirn kennt auch die Frequenzen und die Eigenschaften der Farben, die von Objekten reflektiert und auf unsere Augen zurückgeworfen werden. Es verarbeitet, interpretiert und reagiert auf die verschiedenen Schallwellen, die auf unser Trommelfell treffen, und ordnet die Gerüche der Erde, des Meeres oder unserer Nahrung ein, damit wir sie auch in Zukunft richtig identifizieren können. Unser Gehirn registriert die Vielzahl der chemischen Reaktionen, die in unserem Körper zu jeder Zeit stattfinden, und nimmt alle Phänomene zur Kenntnis, die wir nicht bewusst registrieren können. Das alles macht unser Gehirn zu einem universellen Computer, dem kein anderer Computer das Wasser reichen kann.

Ein neues Gehirn für ein neues Zeitalter

Ein Netzwerk von Nervenfasern im Hirnstamm dient uns als eine Art Verkehrszentrale, die nur einigen wenigen Hundert von vielen Millionen von Nachrichten und Reizen erlaubt, in unser Bewusstsein zu gelangen. Der Rest wird als ‚nicht nützlich' oder ‚nicht relevant' herausgefiltert. Im Alltag sind wir lediglich in der Lage, uns in einen winzigen Bruchteil der ‚realen' Welt einzuloggen. Wir können nicht einmal ansatzweise verstehen, wie die reale Welt wirklich aussieht, wie sie klingt oder sich anfühlt. Wenn wir die natürliche Kapazität unseres Gehirns besser ausschöpfen könnten, als die meisten Menschen das derzeit tun – und das sind zwischen einem und fünf Prozent –, würden wir die Welt anders wahrnehmen. Wir würden dann nicht nur die dreidimensionale (materielle) Welt erleben, sondern auch die vierte Dimension wahrnehmen können (das Höhere Bewusstsein, wo Gedanken sofort in Materie umgesetzt werden). Dies würde die Welt für uns in einem völlig neuen Licht erscheinen lassen.

Was die Wissenschaft nicht weiß: Vor etwa 500 000 Jahren wurde der Aufbau der menschlichen DNA mit ihrer ursprünglich 12-strängigen Struktur umgeformt. Das ist die Zeitspanne, in der wir üblicherweise den Beginn der menschlichen Zivilisation verorten. In Wahrheit war dies jedoch nur der Beginn der neuesten und aktuellen Phase der Zivilisation, die durch ihre doppelsträngige DNA gekennzeichnet ist. Andere Variationen menschlichen Lebens vor dieser Zeit hatten eine aktive, aus zwölf Strängen bestehende DNA. Der sich verschlechternde Zustand unserer DNA war der Hauptgrund dafür, dass wir bis jetzt innerhalb der Begrenzungen einer materialistischen und dualistischen Perspektive auf die Welt gefangen waren.

In den kommenden Jahren und Jahrzehnten wird die menschliche DNA jedoch wieder auf zwölf oder mehr Stränge ausgebaut werden. Vor einigen Jahren schon begann eine Flutwelle von lichtkodierten Strahlen (in der Form von Photonen) die Erde zu durchdringen und eine potenzielle dritte DNA in der Materie zu bilden, die sich zunächst in Form eines Magnetstrangs manifestieren wird. Genwissenschaftler rätseln bereits über die Veränderungen in unserer DNA. Viren wie das Epstein-Barr-Virus und das Herpesvirus 6 spielen bei diesen Zellmutationen eine Rolle. Diese neue Lichteinstrahlung wird viele Hirnzellen aktivieren, die in uns bisher noch brachliegen. Der Prozess wird so lange andauern, bis wir beginnen, das ganze Potenzial unseres physischen Körpers und Gehirns auszuschöpfen, anstatt nur einen Bruchteil davon, wie wir das bis jetzt getan haben. Am Ende wird die Menschheit die physiologische Grundlage für ein bewusstes Leben in den höheren Dimensionen unserer eigenen Existenz geschaffen haben. Zu diesem Zeitpunkt werden die Probleme, mit denen sich die Menschheit zurzeit konfrontiert sieht – einschließlich Hunger, Armut, Umweltverschmutzung, körperliche Krankheiten, Kriminalität, Terrorismus und Konflikte –, vom Angesicht dieser Erde verschwinden.

Die Wunder des Gehirns

Trotz seiner derzeit begrenzten Kapazität ist unser Gehirn dennoch in der Lage, eine unvorstellbare Anzahl von komplexen Aktivitäten durchzuführen. Im Vergleich zum Leben eines Erwachsenen scheint die innere Welt eines Neugeborenen viel einfacher zu sein. Doch mit der Zeit ist das Gehirn eines Babys immer mehr Stimulationen aus der Außenwelt ausgesetzt und passt sich an die einströmenden Reize und Informationen an, um so viel wie möglich davon verarbeiten zu können. Innerhalb des ersten Lebensjahres verdreifacht sich die Größe des Gehirns. Selbst mit dieser Kapazität könnte das Gehirn eines Kindes Informationen speichern, die sonst Millionen von Buchbänden füllen würden.

Es gibt Kinder, die außergewöhnliche Fähigkeiten besitzen, zum Beispiel in einem sehr jungen Alter bereits schwierige und komplexe Musikstücke spielen können. Es ist schwer vorstellbar, was in dem kleinen Gehirn eines Kindes vor sich gehen muss, wenn alle seine Finger nur so über die Tasten fliegen, als würden sie sich von allein bewegen. Ist es nicht erstaunlich, dass das menschliche Gehirn die schnellen Bewegungen von zehn Fingern wahrnehmen und koordinieren kann, indem es die richtigen Tasten zur richtigen Zeit mit der richtigen Kraft anschlagen lässt, um die Noten, die im Kopf des Künstlers existieren, zu treffen? Macht der Musiker einen Fehler, ist das Gehirn sofort zur Stelle, um eingreifen und ihn nach der richtigen Note suchen lassen zu können.

Gleichzeitig muss das Gehirn eine außergewöhnliche Anzahl von zusätzlichen Funktionen und Reaktionen im Körper steuern, die den Künstler direkt und indirekt in seiner musikalischen Darbietung unterstützen. Dazu gehören: die Aufnahme ausreichender Mengen an Sauerstoff und die Entfernung von schädlichem Kohlendioxid, die Verdauung der Nahrung und der Stoffwechsel, die Erzeugung von Muskelenergie, das Hören der Musik, das Wahrnehmen des Ambientes im Publikum, das aufrechte Sitzen und Drücken der Klavierpedale und vielleicht noch das Lesen der Noten. Dazu kommt eine schier astronomische Anzahl an Chemikalien im Gehirn, die die Leistung unterstützen und dem Musiker Freude und Zufriedenheit bereiten. Das Gehirn des Künstlers erbringt eine absolute Hochleistung, indem es diese äußerst komplexen Prozesse miteinander koordiniert und gleichzeitig am Laufen hält! Dabei ist das nur ein Bruchteil dessen, was das Gehirn eigentlich zu leisten vermag.

Wie entsteht Schicksal?

Die Kindheit ist einer der wichtigsten Faktoren, wenn es um die Persönlichkeitsbildung und um den Lebensweg eines Menschen geht. Hier werden positive und negative Merkmale geprägt. Sobald der individuelle Bauplan des Gehirns in der ersten Lebensphase festgelegt wurde, können uns die angelegten Persönlichkeitsmerkmale bis an das Ende unseres Lebens begleiten und so lange aktiv sein, bis unser Gehirn ganz aufhört zu funktionieren. Zu den positiven Persönlichkeitsmerkmalen gehören Selbstakzeptanz und Selbstwertgefühl, Spontaneität, Beziehungs- und Bindungsfähigkeit, Toleranz, die Fähigkeit lieben und vergeben zu können, Reife, Kreativität, Sinn für Humor, Lebendigkeit und emotionale Stabilität. Es ist unwahrscheinlich, dass jemand später im Leben erhebliche emotionale oder psychologische Probleme haben wird, wenn diese oder ähnliche Eigenschaften in der Kindheit entwickelt wurden. Eine unterstützende Umgebung mit liebevollen Eltern, Lehrern und Freunden hilft während des Erwachsenwerdens, eine ‚positive Verkabelung' im Gehirn eines Kindes zu schaffen, die es dazu bringt, die Herausforderungen des Erwachsenenlebens besser zu bewältigen.

Im Gegensatz dazu wird ein Kind, das mit starren Regeln, strengen Bezugspersonen und einem rigiden sozialen Umfeld aufwächst, auch als erwachsener Mensch starre Verhaltensmuster haben. Misstrauische Eltern, Egoismus der Bezugspersonen, häufige Beleidigungen, Bestrafung, Missbrauch usw. können zu ‚unzureichenden Leistungen' in der

Schule führen, was ausreicht, um eine ‚negative Verknüpfung' im Gehirn zu erzeugen. All dies kann eine Persönlichkeit heranreifen lassen, die leicht aus dem Gleichgewicht gerät, wenn sie sich später im Leben mit ähnlichen Situationen konfrontiert sieht. Vor Kurzem wurde der Fall eines 15-jährigen Jungen bekannt, der Selbstmord beging, weil er das Gefühl hatte, die hohen Erwartungen seiner Eltern nicht erfüllen zu können. In einem Abschiedsbrief entschuldigte er sich bei ihnen dafür, dass seine Schulnoten nicht gut genug waren, und äußerte den Wunsch, dass – sollten die Eltern ein anderes Kind adoptieren wollen – dieses Kind bessere Noten nach Hause bringen würde. Ein so geringes Selbstwertgefühl kann nur das Ergebnis vieler Erwartungen, Enttäuschungen und Ablehnungen sein. Bevor ein Kind versucht, sich das Leben zu nehmen, muss es sich völlig verloren und innerlich ‚leer' fühlen.

Christos war ein junger, verheirateter Mann Anfang dreißig, der mich wegen seiner schweren Verdauungsbeschwerden konsultierte. Als ich ihn nach seiner Ernährung fragte, sagte er: „Ich esse nicht gerne und denke selten an Essen, aber wenn ich esse, verschlinge ich es so schnell wie möglich, normalerweise im Stehen." Ich fragte ihn, ob er in seiner Kindheit negative Erfahrung in Bezug auf dieses Thema gemacht hätte. Er erzählte mir widerstrebend, dass seine Mutter ihm buchstäblich das Essen an den Kopf warf, wenn er etwas nicht mochte oder seinen Teller nicht leer aß. Daraus entstand eine Abneigung gegen Essen, die ihn noch bis vor Kurzem begleitete. Christos gelang es allmählich, den emotionalen Missbrauch durch die Mutter von der nährenden Aufgabe des Essens zu trennen, indem er sich während der Mahlzeiten bewusst hinsetzte und aß. So lernte er den ‚Programmierungsfehler' in seinem Gehirn zu korrigieren und auch sein Verdauungssystem begann bald darauf, Nahrung wieder richtig zu verwerten.

Die geheime Welt des ungeborenen Kindes

Kindheitserfahrungen sind nicht die einzigen Faktoren, die unser Schicksal bestimmen können. Das Leben eines Kindes beginnt nicht mit seiner Geburt. Auch wenn wir das Kind vor der Geburt nicht sehen können (außer mithilfe von Ultraschallgeräten), bedeutet dies nicht, dass es von der Außenwelt abgeschnitten ist. Obwohl das ungeborene Kind in seiner eigenen Welt lebt, wird es grundlegend von all dem beeinflusst, was um es herum geschieht, insbesondere von den Gedanken, Gefühlen und Handlungen seiner Eltern. Forschungen haben gezeigt, dass ein Fötus spätestens ab dem sechsten Monat ein aktives Gefühlsleben hat. Im Mutterleib kann er fühlen, sehen, hören, schmecken, erleben und sogar lernen. Die Gefühle, die er im Bauch seiner Mutter empfindet, hängen stark davon ab, wie er die Botschaften verarbeitet, die er hauptsächlich von der Mutter, aber auch vom Vater und der Umwelt erhält.

Eine ängstliche Mutter, die sich ständig Sorgen macht oder anderweitig emotional unausgeglichen ist, kann eine tiefe Narbe in der Persönlichkeit des sich entwickelnden Fötus hinterlassen. Ebenso vermittelt ihm eine selbstsichere und selbstbewusste Mutter ein tiefes Gefühl von Zufriedenheit und Sicherheit. Diese oder ähnliche erste emotionale Eindrücke prägen die Einstellung und Erwartungen eines Menschen und können letztendlich eine Persönlichkeit schaffen, die diese frühen Prägungen später in Form von Schüchternheit, Angst und Aggression oder Selbstvertrauen, Optimismus und Zufriedenheit ausleben wird. Entgegen der allgemeinen Annahme haben jüngste Forschungen gezeigt, dass die Gefühle des Vaters gegenüber seiner Frau und dem ungeborenen Kind eine entscheidend wichtige Rolle für den Erfolg der Schwangerschaft spielen. Es gibt starke Hinweise darauf, dass ein Vater, der sich mit seinem ungeborenen Kind verbunden fühlt, einen großen Unterschied für dessen emotionales Wohlbefinden ausmachen kann. Ein Neugeborenes kann die Stimme seines Vaters in den ersten ein bis zwei Stunden nach der Geburt erkennen und emotional darauf reagieren, sofern der Vater während der Schwangerschaft mit dem Kind gesprochen hat. Der beruhigende, vertraute Tonfall seiner Stimme zum Beispiel kann das Weinen des Kindes verhindern, was darauf hindeutet, dass sich das Kind geschützt und sicher fühlt.

Es ist allgemein bekannt, dass die Ernährungsgewohnheiten der Mutter auch den wachsenden Fötus beeinflussen. Zigarettenrauch und Alkoholkonsum haben sich als Schadstoffe entpuppt, die bei einem Fötus irreversible Schäden hinterlassen. Eine Reihe von zielgerichteten Experimenten hat gezeigt, dass die Gedanken, Gefühle und Emotionen der Eltern (und insbesondere der Mutter) einen noch größeren Einfluss auf das ungeborene Kind ausüben können.

Es gibt viele Spekulationen darüber, wann genau das ungeborene Kind beginnt, diese äußeren Reize zu erkennen und darauf zu reagieren, aber dies scheint nur eine untergeordnete Rolle zu spielen. Was wirklich zählt, ist, dass das Leben im Mutterleib beginnt und von allen Erfahrungen, die es während der Schwangerschaft (den neun Monaten im Mutterleib) sammelt, nachhaltig geprägt wird.

Studien haben gezeigt, dass der Herzschlag des ungeborenen Kindes jedes Mal schneller wurde, wenn die Mutter daran dachte, eine Zigarette zu rauchen. Ohne eine Zigarette auch nur in die Hand zu nehmen oder anzuzünden, löste die Mutter mit ihrem Gedanken eine sofortige Adrenalinreaktion des Fötus in Erwartung eines gefürchteten Sauerstoffabfalls im Blut aus. Der Stress ließ sein Herz schneller schlagen. Das Verlangen der Mutter nach einer Zigarette kann natürlich auch mit Gefühlen von Unsicherheit, Nervosität und Angst einhergehen. Während sie diese Emotionen in die entsprechenden chemischen Verbindungen in ihrem Gehirn übersetzt, werden die gleichen emotionalen Reaktionen auch im Fötus ausgelöst. Eine solche Situation kann dazu führen, dass das ungeborene Kind später im Leben zu tief sitzender Nervosität und Ängsten neigt.

Rhythmen des Glücks

Mütterliche Angstgefühle haben sich immer wieder als Ursache für gesteigerte fetale Aktivität erwiesen. Forscher haben herausgefunden, dass Föten, die im Mutterleib besonders aktiv waren, sich später zu sehr ängstlichen Heranwachsenden entwickelten. Sie waren auffällig schüchtern und mieden den Kontakt zu Lehrern, Schulkameraden, Freunden und Fremden gleichermaßen. Diese Jugendlichen werden sehr wahrscheinlich auch als junge Erwachsene und im hohen Alter schüchtern und gehemmt bleiben, solange sie für sich selbst keinen Weg finden, das anfängliche emotionale Ungleichgewicht, das sie im Mutterleib verspürten, zu korrigieren.

Auch der Rhythmus und die Stimme der Mutter beeinflussen das ungeborene Kind. Der Fötus bringt seinen eigenen Körperrhythmus in Einklang mit dem der Mutter. Zusätzlich reagiert er auf Geräusche und Melodien, die nicht von der Mutter kommen. Aufgeregte ungeborene Kinder kommen zur Ruhe, wenn sie sanfte und beruhigende Musik, zum Beispiel von Vivaldi, hören. Beethoven hingegen lässt sie mehr treten und sich schneller bewegen, ebenso der Lärm von Eltern, die sich streiten. Es gibt sogar schwangere Musikerinnen, die ihren ungeborenen Kindern komplizierte Musikstücke ‚beibringen' konnten. Ab einem gewissen Alter konnten die Kinder die Musik auswendig spielen, ohne diese jemals außerhalb des Mutterleibes gehört zu haben. Bei anderen Kindern hat man beobachten können, dass sie Wörter und Sätze von sich gaben, die die Mutter nur während der Schwangerschaft verwendet hatte. Bekannt ist der Fall eines Kindes, dessen Mutter während ihrer Schwangerschaft im Ausland arbeitete und in der dortigen Landessprache kommunizierte, diese aber nach der Geburt ihres Kindes nicht mehr benutzte. Das heranwachsende Kind konnte sich jedoch in genau dieser Sprache verständigen.

Der Herzschlag der Mutter ist eines der mächtigsten Mittel, um den wachsenden Fötus glücklich zu machen und ihn auf die Außenwelt vorzubereiten. Das gleichmäßige Tempo ihres Herzschlags gibt ihm die Gewissheit, dass alles in Ordnung ist. Er kann die emotionale Verfassung der Mutter durch den sich verändernden Rhythmus ihres Herzschlags ‚lesen'. Während der Schwangerschaft spürt der Fötus den beruhigenden mütterlichen Herzschlag als Hauptquelle seines Lebens, er gibt ihm Sicherheit und Liebe. Eine in einer Kinderkrippe durchgeführte Studie konnte die Bedeutung des menschlichen Herzschlags für Neugeborene bestätigen. Den Babys in der Kindertagesstätte wurden Tonbänder mit menschlichem Herzschlag vorgespielt und zu dem Erstaunen der Forscher aßen die Babys, die dem Herzschlag lauschten, mehr, sie schliefen mehr, atmeten besser, weinten weniger und waren weniger krank als diejenigen, denen der rhythmische Klang eines menschlichen Herzens vorenthalten wurde. Natürlich würden Babys unter natürlichen Umständen niemals von ihren Müttern getrennt werden und könnten weiterhin den Herzschlag ihrer Mutter spüren.

Der plötzliche Kindstod ist ein Phänomen, das fast ausschließlich bei Babys auftritt, die nach der Geburt von ihren Müttern getrennt wurden (ein weiterer wichtiger Risikofaktor ist Zigarettenrauch im Umfeld des Neugeborenen). Solche Babys fühlen sich von ihren Müttern verlassen und können ohne deren beruhigenden Herzschlag ihre Lebensfunktionen nicht aufrechterhalten. Die meisten Babys überleben diese dramatische Trennung von der Mutter, können aber emotionale Narben davontragen, die sich im späteren Leben als geringes Selbstwertgefühl, Schwäche und Angst zeigen können. Im Gegensatz dazu fühlen sich Babys, die die meiste Zeit mit ihren Müttern verbringen, vom ersten Moment an geborgen und geliebt. Sie werden sich im Alter wahrscheinlich nicht unsicher fühlen müssen. Sie werden zu freundlichen, selbstbewussten, optimistischen und extrovertierten Menschen heranwachsen.

Widersprüchliche Botschaften

Ein Fötus kann stark von stressbesetzten Ereignissen im Leben der Mutter beeinflusst werden. Die daraus resultierende Freisetzung von Stresshormonen kann beim Fötus ähnliche emotionale Reaktionen auslösen wie bei der Mutter. Wenn diese jedoch bedingungslose Liebe zu ihrem Baby empfindet und davon überzeugt ist, dass nichts anderes für sie so wichtig ist wie ihr heranwachsendes Kind, dann wird sich das Baby sicher und geborgen fühlen. Eine große deutsche Studie mit 2000 schwangeren Frauen kam zu dem Schluss, dass die Kinder von Müttern, die sich auf ihr Baby freuen, während und nach der Geburt geistig und körperlich viel gesünder sind als die von Müttern, die eigentlich kein Kind haben möchten. Eine weitere Studie an der Universität Salzburg in Österreich gelangte zu noch erstaunlicheren Ergebnissen. Anhand von psychologischen Tests konnte gezeigt werden, dass die Mütter, die ihre ungeborenen Kinder annahmen – bewusst und unbewusst – die reibungslosesten Schwangerschaften, unkompliziertesten Geburten und den gesündesten Nachwuchs hatten, und zwar sowohl körperlich als auch emotional. Bei der Gruppe von Müttern, die ihren Kindern gegenüber negativ eingestellt waren, wurden die schwersten medizinischen Komplikationen während der Schwangerschaft verzeichnet und die meisten Frühchen geboren. Außerdem gab es in dieser Gruppe deutlich mehr untergewichtige und emotional gestörte Säuglinge.

Viele schwangere Frauen geben ihren Babys gemischte Signale. Sie wünschen sich zum Beispiel ein Kind, wollen aber ihre Karriere nicht aufgeben. Die Kinder dieser Mütter sind nach der Geburt oft apathisch und lethargisch. Der zweitwichtigste Faktor für das Wohlbefinden des Neugeborenen ist die Beziehung zwischen Mutter und Partner. Laut einer aktuellen Studie, an der über 1 300 Kinder und ihre Familien teilnahmen, tragen Frauen, die sich in einer turbulenten Ehe eingesperrt fühlen, ein bis zu 237 Prozent höheres Risiko, ein psychologisch oder physisch abnormales Kind zu gebären. Kinder, die sich schon im Mutterleib geliebt fühlen, haben hingegen allen Grund, dem Leben in der Außenwelt Vertrauen und Liebe entgegenzubringen. Sie entwickeln in der Regel eine tiefe Bindung zu ihren Eltern und neigen nur selten oder gar nicht dazu, sich im Laufe ihres Lebens auf problematische Beziehungen einzulassen.

Das Arbeitsbuch des Lebens

Jeder Moment im Leben eines Kindes, ganz gleich, ob vor oder nach der Geburt, spielt eine sehr wichtige Rolle bei der Gestaltung seiner Persönlichkeit. Jeder Moment trägt entweder zu einem glücklichen oder einem unglücklichen Leben in der Zukunft bei. Das Gehirn kann so oder so programmiert werden. Doch es liegt nicht im Bereich der direkten Handlungsmöglichkeiten des Kindes, sich vor elterlichem Missbrauch zu schützen oder ein wunderbares Zuhause voller Liebe und Unterstützung zu schaffen. Die ersten 16 bis 20 Jahre menschlichen Lebens unterliegen im Allgemeinen ‚karmischen Verträgen und Anforderungen', die nur der Seele bekannt sind, bevor sie in menschlicher Form geboren wird. Nachdem sie inkarniert ist, verschwindet alle Erinnerung darüber, welche Lektionen sie lernen muss und welche Umgebung dafür am besten geeignet ist. Aus diesem Grund fühlen sich so viele junge Menschen bis zum Alter von 18 oder 20 Jahren wie eingesperrt. Sie erkennen nicht, dass sie sich freiwillig in einschränkende Umstände und eine oft widrige Umgebung begeben haben, nur um ihre ‚karmischen Schulden' oder Verpflichtungen abzuarbeiten und dadurch ihre persönlichen Schwingungen und die ihrer Umgebung zu verstärken. Bevor die Seele in menschlicher Gestalt inkarniert, ist sie sich ihres hoch entwickelten Status und ihrer Kraft noch bewusst. Es ist unsere Aufgabe hier auf der Erde, uns bewusst mit diesem Aspekt unserer Seele zu verbinden und ihre immense Weisheit und Kraft für unser persönliches Wachstum und das anderer und der Erde zu nutzen. Jedes Mal, wenn wir Schwierigkeiten im Leben begegnen, haben wir die Möglichkeit, diesem Ziel näher zu kommen.

Ab einem bestimmten Alter, wenn der Mensch psychologisch und körperlich so weit herangereift ist, dass er relativ autark leben kann, wird die Seele freier, um den Verlauf ihres neuen Lebens bewusst zu beeinflussen. Die Seele ist zu diesem Zeitpunkt bereit, in ihrem persönlichen ‚Buch des Karmas', das sie aus ihren früheren Leben in das jetzige mitbringt, zu ‚lesen' und zu verstehen. Die wahren Lehren des Lebens können nun beginnen. Die gesamte bisherige ‚positive und negative' Programmierung des Gehirns und der Persönlichkeit während der Schwangerschaft und der ersten Lebensphasen (von der Geburt bis zum 20. Lebensjahr) kann nun von der Seele als ‚privater Nachhilfeunterricht' genutzt werden. Jeder Widerstand, jedes Problem und jede Gelegenheit im Leben können eine tief greifende Lektion im ‚Arbeitsbuch des Lebens' sein. Das menschliche Bewusstsein ist dann in der Lage, sich den Herausforderungen des Lebens zu stellen und die gesamte Kapazität des Gehirns auszuschöpfen. So kann es den höchsten Stand der menschlichen Entwicklung erreichen – das Bewusstsein für das große Eine, des Einsseins.

Die bewusste Erfahrung ‚Ich bin in allem' und ‚Alles ist in mir' gleicht in ihrer Demut der Essenz eines goldenen Ringes, einer goldenen Kette oder einer goldenen Figur – sie haben unterschiedliche Formen, aber sie sind alle aus Gold gemacht, sind also eins. Das menschliche Gehirn ist in der Lage, sich so filigran und ausgeklügelt zu vernetzen, dass es Bewusstsein und Materie – die beiden extremen Gegensätze des Lebens – als Ausdruck derselben Sache, also des Selbst, wahrnehmen kann. Wir alle sind dieses Selbst, jeder ist dieses Selbst. Wie ein riesiges Spinnennetz sind wir alle durch dieses unendliche Energiefeld der lebendigen Existenz verbunden. Unser Gehirn ist das Werkzeug, mit dem wir diese letzte Wahrheit des Lebens erkennen und leben können.

Die Vergangenheit loslassen

Der Neurologe Richard M. Restak formulierte es einmal so: „Da das Gehirn anders und unermesslich komplizierter ist als alles, was wir im Universum kennen, müssen wir damit rechnen, Ideen in Frage zu stellen, die wir bisher am meisten und heftigsten verteidigt haben. Erst dann werden wir beginnen, die mysteriöse Struktur unseres Gehirns wirklich zu verstehen." Das Gleiche gilt für alle anderen Lebensbereiche. Mit dem Beginn des 21. Jahrhunderts werden überholte Ideen und Glaubenssätze in einer atemberaubenden Geschwindigkeit obsolet. Tief verwurzelte Überzeugungen und Ideologien, die bis vor Kurzem gültig zu sein schienen, werden zunehmend als veraltete Dogmen wahrgenommen, die ein Ding der Vergangenheit sind. Die politischen, sozialen und wirtschaftlichen Systeme, die die Menschheit in den vielen Jahren des kalten Krieges beherrschten, scheinen nicht mehr wirklich zweckmäßig zu sein. Auch die aktuelle Bürokratie und Verwaltungsapparate lassen Anzeichen eines rapiden Zerfalls erkennen.

Was wir heute noch als wichtig und notwendig erachten, kann morgen schon irrelevant sein. Alte Paradigmen zur Lebensführung gehen jetzt rasant ihrem Ende zu und werden in allen Bereichen des Lebens durch neue ersetzt. Religionen, politische Systeme, Wirtschaftsmodelle, wissenschaftliches Verständnis usw. bewegen sich mit großer Geschwindigkeit von einer ‚Wahrheit' zur nächsten. Wenn ein System oder ein Konzept vor gut zwanzig Jahren noch eine ‚Halbwertszeit' von ca. zehn Jahren hatte, kann es heute weniger als ein Jahr dauern, bevor es veraltet ist.

Einige unserer Ideen und veralteten Glaubenssysteme sind jedoch so fest in unserem Gehirn verankert, dass viele Menschen immer noch von starren Regeln oder selbst erfüllenden Prophezeiungen gesteuert werden. Fragmentiertes Wissen kann nur fragmentierte Ergebnisse liefern. Aus diesem Grund haben diese falschen Vorstellungen von Realität zu den vielfältigen Problemen beigetragen, mit denen sich die Menschheit heute auf individueller und kollektiver Basis konfrontiert sieht. Wir hängen immer noch den zum großen Teil veralteten Vorstellungen von Leben nach, die von Menschen ausgedacht und formuliert wurden, die in die Vergangenheit gehören, von uns aber für weiser und sachkundiger gehalten werden, als wir es heute sind. Die meisten aktuellen Weltanschauungen werden von den Gedanken und Konzepten anderer geleitet. Es ist nicht auszuschließen, dass das fehlende Vertrauen in die eigene Kreativität und in unser eigenes Empfinden von Recht und Unrecht hinter den aktuellen Krisen der Weltgeschichte steckt, sei es die globale Energiekrise, der Terrorismus oder Naturkatastrophen. Die meisten Menschen, die sich selbst in die Luft sprengen, um andere für das zu töten, was sie selbst als heilig betrachten, haben gelernt zu glauben, dass sie sich so einen Platz im Himmel sichern könnten. Wenn man sie davon überzeugen könnte, dass sie stattdessen in die Hölle kommen würden, gäbe es keine Selbstmordattentäter mehr.

Wenn sie stattdessen ihrem eigenen Herzen folgen würden, könnten sie ihren eigenen Weg gehen und denjenigen helfen, die sie sonst versuchen zu zerstören.

Gebildete Ignoranz

Unser modernes, meist an der linken Gehirnhälfte ausgerichtetes Bildungssystem unterdrückt in der Regel alles, was mit Liebe, Kreativität, Spontanität und Intuition zu tun hat. Dieser allgegenwärtige Ansatz des Lehrens und Lernens trägt wahrscheinlich ganz wesentlich zu der Unruhe, Desorientierung und Verwirrung bei, unter denen heute so viele junge Menschen leiden. Wissen ist im Bewusstsein verankert. Ohne Bewusstseinsentwicklung verblasst der Erkenntnisgewinn durch Wissen signifikant. Junge Menschen lernen nicht, ihr unendlich kreatives Potenzial auszuschöpfen, sondern werden mit Informationen vollgestopft, die für ihr Leben wenig bis gar keine Relevanz haben. Bis diese jungen Menschen das Erwachsenenalter erreicht haben und bereit sind, einen Beruf auszuüben, sind die meisten erlernten Informationen wieder entfallen und finden keinerlei Verwendung.

Der rein akademische Lernansatz beurteilt die Intelligenz eines Schülers anhand seiner Fähigkeit, Informationen zu speichern. Das macht den Schüler zu einer Maschine, die unter Umständen durchaus sehr effizient sein kann. Kinder, die sich die Welt des Computers spielerisch ‚erarbeiten', können häufig sehr komplexe Programme meistern und neue entwerfen, indem sie einfach ihre Intuition, Fantasie und ihren Einfallsreichtum einsetzen. Im Gegensatz dazu werden Kinder, denen man unter Zwang ein neues Computerprogramm beibringen will, große Schwierigkeiten damit haben und sich später kaum als effiziente Programmierer entpuppen.

Je mehr ein Schüler angehalten wird, seine linke Gehirnhälfte zu benutzen, die das analytische, rationale und logische Denken fördert, desto weniger wird er in der Lage sein, seine rechte Gehirnhälfte zu aktivieren, wo Kreativität, künstlerische Begabung und intuitive Fähigkeiten verankert sind. Ein Bildungssystem, das beide Gehirnhälften gleichermaßen stimuliert, würde aus jedem Schüler einen authentischen, kreativen, autarken und verantwortungsbewussten Menschen machen, der instinktiv weiß, was richtig oder falsch ist. Das moderne Regelschulsystem wird von ‚kalten' Autoritätspersonen, Regeln und Geld beherrscht, in dem es nur wenig bis gar keinen Raum gibt für menschliche Werte. Doch im Leben dreht sich **alles** um die menschlichen Werte, die uns ausmachen.

Bewusstheit – das fehlende Bindeglied

Bildung, wie sie heute in Schulen, Colleges und Universitäten praktiziert wird, führt in den Schülern zu einer inneren Spaltung und trennt das Herz vom Verstand. Intellektuelle Stärken werden auf Kosten der Kreativität und der Herzenswärme gefördert. Ein rein akademischer Bildungsansatz verwandelt die Wirtschaft zu einem Schlachtfeld, auf dem karriereorientierte Menschen um die Überlegenheit anderen gegenüber kämpfen. Die moderne Wettbewerbsorientierung hat innerhalb der Gesellschaft zu einem Verlust der Menschlichkeit geführt. Die Folgen einer solchen Bildungspolitik steigen ins Unermessliche.

Alle Probleme im Leben – ob individuell, sozial, national oder international – haben direkt etwas mit den Schwachstellen in unserem Bildungssystem zu tun, und zwar mit der mangelnden Entwicklung des Bewusstseins der Schüler. Dieses fehlende Bindeglied könnte die moderne Bildungslandschaft vervollständigen und erfüllen. Anstatt sich geistig durch Meditation, Visualisierung, intuitives Training oder andere Techniken weiterzuentwickeln, müssen sich Schüler mit Informationen überladen, die wenig oder gar keine Relevanz für ihr Leben haben. Der kreative Geist der jungen Menschen wird bis hin zu

Depressionen, Ängsten und sogar schweren psychischen und körperlichen Störungen erstickt. Oft suchen die Jugendlichen Auswege aus ihrem Dilemma in Form von Freizeitdrogen, Alkohol und Gewalttätigkeit.

Junge Menschen verlassen die Schule mit nichts als einem Blatt Papier in der Hand, das den Rest ihres Lebens maßgeblich beeinflussen wird. Dass das Schicksal eines Menschen davon abhängen soll, wie gut es ihm gelingt, akademische Prüfungen zu bestehen, ist eine erschreckende Perspektive, besonders wenn sich das Lernen ausschließlich um das Auswendiglernen dreht und mit der Intelligenz eines Menschen nichts zu tun hat. Ich selbst war in der Schule nie gut. Da ich gezwungen wurde, eine Klasse zu wiederholen und die anderen mit Ach und Krach zu bestehen, erlebte ich die 14 Jahre meiner Schulzeit in Deutschland als lebendigen ‚Albtraum' – nicht nur tagsüber, sondern auch nachts in meinen Träumen. Meine Prüfungsängste verließen mich noch nicht einmal während der Sommerferien, die ich sechs Wochen lang nicht genießen konnte. Mal abgesehen von den Grundfertigkeiten Lesen, Schreiben und Rechnen kann ich mich an nichts erinnern, was ich damals lernte. Trotz allem weiß ich, dass ich mich jetzt auf dem Höhepunkt meiner kreativen Fähigkeiten befinde, und bin kompetent in Bereichen, die in den 14 Jahren meiner Schulausbildung keine Beachtung fanden.

Die großen Denker unserer Geschichte, die Menschen, die historische Erfolge möglich machten, wie zum Beispiel Platon, Einstein und Michelangelo, haben ihr Wissen von innen heraus erarbeitet, sie vertrauten auf ihre eigenen Einsichten, Fähigkeiten und Schöpferkraft und kauten nicht einfach das, was andere schon vor ihnen gesagt oder geschaffen hatten, wieder. Das heutige Bildungssystem verhindert, dass Schüler ihr eigenes, unendliches Potenzial ausschöpfen. Es tut dies, indem es immer wieder auf überwiegend mechanische Denk- und Lernansätze zurückgreift. Solche Ansätze ignorieren die wichtigen Fragen des Lebens. Zum einen können sie den (falschen) Eindruck vermitteln, dass wir unsere Wünsche nicht anders erfüllen können, als für diese Wünsche zu kämpfen. Die meisten Menschen auf der Welt scheinen überzeugt zu sein, dass man hart arbeiten muss, um einen angemessenen Lebensunterhalt zu verdienen. Die starke Konkurrenzorientierung von Menschen und Unternehmen unserer modernen Gesellschaft verstärkt diesen Glaubenssatz.

Es gibt viele Menschen, die behaupten, leiden zu müssen, um etwas erreichen zu können, oder sie sind der Meinung, dass man ab einem bestimmten Alter nicht mehr fit genug ist, um seinen Lebensunterhalt verdienen zu können. Die Unwissenheit über uns selbst und das entsprechende Realitätsdenken ist so tief in unserem kollektiven Bewusstsein verwurzelt, dass wir bestimmte Glaubenssätze bereits verinnerlicht haben und Dinge sagen wie: „Krankheit ist ein natürlicher Teil des Lebens", „Irren ist menschlich" oder „Jeder wird alt und gebrechlich." Wir scheinen sogar genügend Beweise für unsere Überzeugungen gesammelt zu haben. Kriege, Hungersnöte, Statistiken über das Altern, Herzerkrankungen, Krebs und AIDS lassen keinen Zweifel daran, dass das Leben so sein muss und es nicht viel gibt, was wir tun können, um das zu ändern. All diese Erfahrungen untermauern die Gültigkeit unserer ursprünglichen Glaubenssysteme, die auf einem veralteten Paradigma über das menschliche Leben beruhen. Es ist jedoch an der Zeit, unsere Vergangenheit loszulassen und uns von diesen Einschränkungen zu befreien, denn es gibt sie nicht wirklich. Sie existieren ausschließlich in unseren Köpfen.

4 Es liegt an Ihnen

Wie man sich aus dem Gefängnis der gesellschaftlichen Konditionierung befreit

Das neue Paradigma mit einem ganz anderen, uns bislang nicht bekannten Blick auf das Leben lautet: „Ihr seid, was ihr glaubt!" Das Gehirn kann nur Informationen zum Geist vordringen lassen, welche die derzeit vertretenen Glaubenssätze unterstützen oder verstärken. Deshalb ist es unrealistisch zu sagen: „Ich glaube nur, was ich mit meinen eigenen Augen sehen kann." In Wirklichkeit kann man nur sehen, was unserer Meinung nach da draußen existiert. Um es anders auszudrücken: Wenn Sie jemanden vor ihren Augen schweben sehen, ihr Glaube eine solche Möglichkeit aber nicht akzeptiert, werden Sie alle Argumente zusammentragen, um zu beweisen, dass dieser Akt des Schwebens nichts weiter als ein Trick war. Die individuelle Wahrnehmung der Welt ist nur ein Konzept, das nach Ihren individuellen Glaubenssätzen und Ihrem persönlichen, aktuellen Verständnis oder Wissen über diese Welt geformt wird. Alles, was nicht in dieses Glaubenssystem passt, wird für Sie unwirklich oder fiktiv sein.

Der aus der Physik bekannte Beobachtereffekt legt das Schicksal wieder in Ihre Hände. Dieses Naturgesetz besagt, dass alles, was wir betrachten – seien es die Bewegungen eines mikroskopisch kleinen Teilchens, eine Blume, ein Kind oder ein Nahrungsmittel –, sich durch den Akt des Betrachtens unweigerlich verändert. Diese Tatsache lässt jedes ‚objektive' wissenschaftliche Experiment abhängig werden vom Subjekt oder dem Beobachter und kann es unter Umständen unglaubwürdig und unzuverlässig machen. Da der Geisteszustand des Beobachters sehr veränderlich ist, kann dieser den Beobachtungsprozess erheblich beeinflussen und das Ergebnis grundlegend verändern. Allein mit der Beharrung, dass das, was man selbst glaubt, die einzige Wahrheit sei, hat man das Ergebnis seiner Beobachtung bereits manipuliert, insofern, als dass es die eigenen ursprünglichen Ideen oder Glaubenssätze erfüllen und bekräftigen wird. Jede Erfahrung findet im Bewusstsein statt. Alles, was ‚außen' stattfindet, ist nichts weiter als ein veränderter Bewusstseinszustand. Was wir sehen, ist unser eigenes Bewusstsein in unterschiedlichen Varianten, Formen und Farben usw. Mit anderen Worten: Das, was ich glaube, ist identisch mit meiner Wahrnehmung der Welt. Jedes Bewusstsein erschafft und lebt seine eigene Vorstellung der Realität.

Eine Bekannte erzählte mir kürzlich von einem Freund mit Multipler Sklerose (MS), einer lähmenden Krankheit, die das Nervensystem betrifft. Sie erzählte mir, dass sich sein Zustand von Tag zu Tag verschlechtere und wollte wissen, ob ich ihm einen Rat geben könne. Sie erwähnte auch, dass keine der bisher versuchten Therapien eine Besserung gebracht hatte. Ich habe schon mit vielen MS-Patienten gearbeitet und fragte sie, ob ihr Freund irgendwelche negativen Glaubenssätze in seinem Leben habe. Sie sagte, dass er über viele Jahre hinweg alle wissenschaftlichen Theorien, Beweise und Indizien aus aller Welt gesammelt habe, um die bevorstehende Zerstörung unseres Planeten zu beweisen. Er beschrieb die Situation unserer Erde meist mit den Worten: „Es ist zu spät", was bedeutet, dass der ökologische Schaden nicht mehr repariert werden kann.

Ich erklärte ihr, dass, wenn ein Mensch seine negative Haltung oder Lebenseinstellung auf die Außenwelt projiziert, er versuchen wird, so viele Gründe wie möglich zu finden, um seine ursprünglichen Glaubenssätze und Überzeugungen zu festigen. Auch im Fall ihres Freundes wird der Körper des Mannes dessen destruktive ‚Anweisungen' genau befolgen und ausführen. Wie ein Soldat dem Befehl seines Vorgesetzten gehorcht, so übersetzt auch der Körper jedes Signal, das vom Verstand kommt, in konkrete chemische Reaktionen, selbst wenn dies heißen sollte, sich selbst zu schädigen oder zu zerstören.

Multiple Sklerose ist eine Autoimmunkrankheit, bei der nach wissenschaftlichem Verständnis der Körper sein eigenes biologisches Abwehrsystem angreift. Die Zerstörung der eigenen Immunität macht den Körper anfällig für alle möglichen Krankheitserreger. Allerdings schlägt eine Krankheit nie wahllos zu. Wenn wir zum Beispiel tiefe Ressentiments gegenüber jemandem hegen, können wir buchstäblich davon verzehrt werden – wir geben diesem Vorgang die Bezeichnung ‚Krebs'[1]. Die immobilisierende Wirkung von MS ist die Reaktion des Körpers auf das Gefühl von Hilflosigkeit und darauf sich selbst als Opfer zu sehen. Im obigen Fall begeht der Mann unbewusst Selbstmord, weil seine Angst vor der globalen Vernichtung ihn vor Schreck erstarren lässt. Ohne es zu wissen, stirbt er lieber, bevor der Planet es tut. Wenn er keinen Ausweg aus seinem zerstörerischen Glaubenssystem findet, bleibt ihm vielleicht kein anderes ‚Mittel' als die Todeserfahrung selbst, um seine negative Programmierung zu ändern. Wenn der körperliche Tod schließlich eintritt, wird er entdecken, dass er – als Teil des Bewusstseins – jenseits von Tod und Zerstörung ist, so wie unsere Erde auch. Dies ist eine der größten Lektionen, die wir lernen und meistern müssen und das idealerweise, solange wir noch in unserem menschlichen Körper wohnen.

Man ist, was man glaubt

Als der bekannte französische Allergologe Jacques Benveniste 1988 seine Forschungsarbeit über die Gedächtniseigenschaften des Wassers veröffentlichte, stieß er in der wissenschaftlichen Forschungswelt auf großen Widerstand. Es dauerte nicht lange und zwei Betrugsermittler wurden in Benvenistes Labor geschickt, um zu beweisen, dass seine Untersuchungen keine Gültigkeit hatten. Um es kurz zu fassen: Das ‚Oppositionsteam' kam genau zum entgegengesetzten Ergebnis und bekräftigte die These, dass Wassermoleküle keine Informationen speichern könnten. Jetzt stellt sich die Frage, wer hatte recht?

Die Antwort ist, dass es keine andere Wahrheit gibt, als das, was man selbst als wahr betrachtet. In jedem Moment unseres Lebens erschaffen wir die eigene Realität immer wieder neu. Gesellschaft ist eine Synthese aus Individuen und ihren Ideen, Glaubenssätzen, Idealen, vorgefassten Vorstellungen, Wünschen, Vorlieben und Abneigungen usw. Wenn etwa ein Prozent der Bevölkerung eine neue Idee oder einen neuen Trend in den Bereichen Mode,

1 Um zu verstehen, was Krebs ist und warum es ihn gibt, lesen Sie bitte das Buch des Autors *‚Krebs ist keine Krankheit'*.

Politik, Wirtschaft oder Informatik zu unterstützen beginnt, dann wird auch die Gesellschaft plötzlich diese Innovationen akzeptieren und übernehmen. So können einige wenige das große Ganze beeinflussen. Im Ergebnis ist dann ein großer Teil der Bevölkerung mit Ideen oder Vorstellungen von Realität einverstanden, die von einigen wenigen geschaffen werden.

Wenn Sie in der Geschichte der Menschheit zurückblicken, werden Sie feststellen, dass alle wichtigen kulturellen, politischen und sozialen Reformen von einer kleinen Anzahl führender Denker angestoßen wurden. Selbst Kriege und Revolutionen wurden oft von Einzelpersonen (Hitler, Mao, Saddam Hussein und andere) angezettelt und breiteten sich in Windeseile in nahezu der gesamten Welt aus. Der persönliche Blick eines jeden Einzelnen auf die Realität kann für die gesamte Gesellschaft entscheidend sein. Als eine Gruppe von Affen, die auf einer japanischen Insel lebten, lernte, ihre Kartoffeln in Meerwasser zu waschen, damit sie sauber werden und besser schmecken, begannen alle anderen Affen auf dieser Insel und allen benachbarten Inseln diese neue Technik anzuwenden, damit ihre Kartoffeln genießbarer wurden. Zwischen den einzelnen Affengruppen gab es keine offensichtliche körperliche Kommunikation, aber auf Bewusstseinsebene waren die Affen sehr wohl in der Lage, diese neue Art der Kartoffelverarbeitung an Artgenossen weiterzureichen, die Hunderte von Meilen entfernt lebten.

Vieles von dem, was wir heute wissen, haben wir in der Vergangenheit gelernt. Wir erhalten unsere Informationen (und Falschinformationen) hauptsächlich über unsere Bildung, unsere Medien und unsere traditionell überlieferten Überzeugungen. Normalerweise richten wir uns nach einem oder mehreren der uns präsentierten Dogmen und verwenden oft Sätze wie: „So ist das Leben!" oder „Ich kann die Welt nicht verändern."

Ganz ähnlich verhalten sich Fruchtfliegen, die in einem geschlossenen Glas aufwachsen. Wenn Sie einmal den Deckel des Glases abnehmen, sind Sie vielleicht überrascht, dass die Fliegen nicht sofort wegfliegen, denn sie haben überhaupt keinen Grund zur Flucht. Die Fruchtfliegen haben sich gewissermaßen verpflichtet, so lange in ihrem Glasgefängnis zu leben, bis sie sterben. Sie sind davon überzeugt, dass ihre Welt ein geschlossenes Glas ist, denn das ist alles, was sie über die Welt wissen. Wenn es unter den Fruchtfliegen jedoch genügend abenteuerlustige ‚Pioniere' gäbe, um durch die fiktive Gefängnistüre zu gehen, würden es immer mehr Fliegen gleichtun, um schließlich direkt vor ihrer Haustür auf eine unendliche Welt zu stoßen, die darauf wartet, erforscht zu werden. Auch wir haben uns auf unsere eigene Weise verpflichtet, in einem ‚Gefängnis' zu leben, aber unsere Gefängnismauern bestehen aus alten und scheinbar unerschütterlichen Glaubenssystemen, die wir seit Jahrhunderten und Jahrzehnten als gültig und wahr akzeptieren.

Ein klassisches Experiment mit höher entwickelten Kreaturen als Fruchtfliegen kann dieses Prinzip noch deutlicher demonstrieren. Ein Forscherteam hielt eine Gruppe von Kätzchen in einem Raum, in dem überall und ausschließlich vertikale Streifen aufgemalt waren. Nachdem die Kätzchen ausgewachsen waren, wurden sie aus ihrem vertikalen Gefängnis befreit, waren aber nicht in der Lage, horizontale Objekte sehen oder erkennen zu können und stießen ständig irgendwo an. Betten und Tische gehörten nicht zu ihrem Glaubenssystem.

Eine andere Gruppe von Kätzchen wurde in einem Raum mit ausschließlich horizontalen Streifen gehalten und wurden als erwachsene Katzen auch in die normale Welt entlassen, wo sie ständig gegen vertikale Objekte wie Säulen oder Stuhlbeine stießen. Alles, was sie als heranwachsende Kätzchen lernen durften, war eine von vielen Tausend grundlegenden Wahrnehmungsrealitäten. Ihr Gehirn hatte lediglich diejenigen Verbindungen hergestellt, die die Wahrnehmung eines einzigen visuellen Reizes unterstützten; die restliche Welt existierte für sie nicht.

Als Teil des Experiments wurde einer dritten Gruppe von Kätzchen von Geburt an die Augen verbunden. Nachdem sie zu weisen alten Katzen herangewachsen waren, wurden ihre Augenbinden abgenommen. Ihre Augen aber – obwohl völlig intakt – konnten überhaupt nichts sehen und blieben für den Rest ihres Lebens blind. Für diese Katzen war die Realität eine Welt ohne Farbe, Beschaffenheit und Form. Da sie nie gelernt hatten, die Welt durch das Sinnesorgan Auge wahrzunehmen, war ihre Vorstellung davon radikal anders als die der anderen Katzengruppen. Auch unsere Erfahrung der Welt ist nur eine Projektion dessen, was wir glauben. In Wahrheit sind wir das, was wir glauben. Genau wie diese Kätzchen werden wir konfrontiert mit einer bestimmten Sicht auf die Realität, die andere Menschen vor uns angenommen und aufrechterhalten haben.

Altern ist eine Frage der Entscheidung

Eines der besten Beispiele dafür, wie wir unsere eigene Realität erschaffen, ist das Altern. Das biologische Altern, das nicht mit dem chronologischen Altern verwechselt werden sollte, ist ein natürliches Phänomen, das jeden Menschen zu einem bestimmten Zeitpunkt im Leben treffen wird – zumindest ist es das, was wir gelernt haben zu glauben. Da uns alle immer wieder die gleiche Geschichte erzählen, beginnen wir diese ‚Realität' (des Alterns) zu akzeptieren und durch unsere persönlichen Erfahrungen zu verstärken. Es muss also wahr sein! Es erklärt aber nicht, warum einige Menschen viel schneller altern als andere und warum einige überhaupt nicht alt zu werden scheinen.

Es wäre faszinierend herauszufinden, was unsere Lebensdauer wirklich bestimmt. Manche von uns können 100 Jahre oder mehr leben, ohne sich alt zu fühlen, während andere Menschen bereits 50 Jahre früher an ‚Altersschwäche' sterben können. Der alte indische Weise Shankara, der bereits im Alter von acht Jahren eine außergewöhnliche Weisheit besaß, sah den Prozess des Alterns als tief verwurzelt im eigenen Glaubenssystem des Menschen. Er beschrieb es so: „Der einzige Grund, warum Menschen altern und sterben, ist, weil sie andere Menschen altern und sterben sehen." Wir allen vertreten mehr oder weniger unterschiedliche Ansichten oder Meinungen über die Welt als solche. Dies kann zu unterschiedlichen Wahrnehmungen der Realität führen. Was für eine Person die ‚Wahrheit' ist, bedeutet einem anderen Menschen womöglich gar nichts. Doch was die Vorstellung von Altern und Krankheit betrifft, scheinen wir uns einig zu sein, denn wir verlassen dieses große und alles beherrschende Paradigma nur selten.

Um nicht nach der wahren Ursache des Alterungsprozesses suchen zu müssen, glauben wir lieber an eine unsichtbare Kraft, die irgendwie und allmählich unser Leben programmiert und die uns nach einem numerischen System altern und zerfallen lässt (Jahre 1–100...). Die Vorstellung, dass wir den Alterungsprozess selbst verursachen könnten, scheint so weit hergeholt zu sein, dass wir diese Idee nur schwer akzeptieren können. Geben wir uns vielleicht die (unbewusste) Erlaubnis zum Altern, weil wir dann die Verantwortung für unser eigenes Leben und das anderer Menschen abgeben können?

Wer wird älter und wer nicht?

Die Verknüpfung von Geist und Körper bleibt erhalten, solange wir leben. Dies gilt auch für den Alterungsprozess. Wenn Sie der Meinung sind, dass Ihr biologisches Alter heute 60 ist, weil Sie 60 Geburtstage hatten und bald bereit für die Rente sind, werden Sie wahrscheinlich gerade dabei sein, Ihr biologisches Alter an Ihr psychologisches anzupassen. Das bedeutet, dass Ihr biologischer Organismus bald so alt sein könnte, wie Sie es glauben wollen. Wenn Sie aber in Betracht ziehen, dass der Körper sich regelmäßig selbst erneuert (jedes Jahr werden 98 Prozent der Atome Ihres Körpers umgesetzt, also erneuert) und Sie auch keine Angst vor dem Altern haben, dann wird es schwer für Sie sein, im negativen Sinn des Wortes zu altern.

Menschen, die in schlechten Beziehungen oder sozial isoliert leben, und Menschen, die in ihrem Leben viel Stress und Kummer kreieren, deren Lebensführung (Überessen, Alkohol, Tabak, Drogen usw.) unnatürlich ist oder die in ihrem Leben keinen Sinn sehen, altern schnell. Auch diejenigen, die immer nur an sich selbst denken, tendieren dazu, vorzeitig zu altern. Auch Menschen, die plötzlich ihren Lebensinhalt verlieren, neigen dazu, schneller zu altern und früher zu sterben.

Im Gegensatz dazu altern Menschen, die gesund leben, feste und liebevolle Beziehungen führen und darüber nachdenken, wie sie anderen und der Welt helfen können, auffallend wenig und bleiben lange jung. Forschungen zur transzendentalen Meditation haben ergeben, dass Menschen, die regelmäßig mindestens zweimal täglich 15–20 Minuten lang meditieren, ihr biologisches Alter innerhalb von fünf Jahren um 12–15 Jahre reduzieren können. Ähnliche Ergebnisse wurden auch bei denjenigen erzielt, die andere Formen der Entspannung praktizieren, zum Beispiel Yoga, Tai-Chi, Chi Kung usw.

Auch Heuschrecken haben einen physischen Körper, können aber ewig leben, solange sie nicht getötet werden. Das Geheimnis ihrer Langlebigkeit ist, dass sie ihren gesamten Körper einmal pro Tag austauschen. Auch wir erneuern unsere Proteine – die Bausteine unserer Zellen – alle 2 bis 10 Tage. Warum also sollten wir altern, wenn unsere ‚Ersatzteile' so gut sind wie die alten? Heuschrecken leiden in ihrem Leben nicht unter Stress, sie rauchen nicht, sehen nicht fern, essen nicht mehr, als sie benötigen, und zählen ihre Lebensjahre nicht. Und was ist mit den Mammutbäumen? Sie können bis zu 10000 Jahre alt werden. Bäume haben keinen Grund zu glauben, dass das Altern ein unabdingbarer Teil ihres Lebens ist.

Wir jedoch glauben, dass es bei uns Menschen anders sein muss. Es stimmt natürlich, dass wir weder Heuschrecken noch Bäume sind. Dennoch gibt es keine rationale, wissenschaftliche Begründung für die Aussage, das Altern sei ein natürlicher Bestandteil der menschlichen Evolution. Selbst die Alterswissenschaften haben noch keine einheitliche Theorie gefunden, die erklären könnte, warum wir altern. Altern sollte nicht mit dem Tod verwechselt werden. Niemand stirbt an Altersschwäche, sondern an anderen Ursachen, wie Unfälle und Krankheiten. Das Altern wird in der Regel mit einem Verlust an Kraft, körperlicher Stärke und geistigen Fähigkeiten gleichgesetzt. Dementsprechend müsste jeder, der alt wird, an diesen oder ähnlichen Gebrechen leiden. Das widerspricht jedoch der Realität von Tausenden alten Menschen auf der ganzen Welt, die ihr ganzes Leben lang gesund sind und bleiben.

Ein Großteil der Menschen, die sehr alt werden, lebt im Himalaya, in Georgien, welches früher zur Sowjetunion gehörte, im Hunza-Gebirge, in Japan, in den Hochanden und anderen Regionen der Welt, in denen unsere Vorstellung vom Altern noch nicht angekommen ist. Eine unserer ‚Regeln' des Alterns besagt, dass es normal sei, mit 40 oder 45 nicht mehr so gut sehen zu können. Doch Bevölkerungsgruppen, die in so abgelegenen Regionen der Welt wie im Abchasischen Gebirge im Süden Russlands leben, haben komplett gegensätzliche Erfahrungen gemacht. Sie sind mit Sicherheit nicht weniger menschlich als wir, können aber in fast jedem Alter perfekt hören und sehen. Dort gibt es Menschen, die im Alter von hundert Jahren noch in eiskalten Bächen baden und auf Pferden reiten. In Nordmexiko gibt es Stämme, in denen die Stammesältesten (70, 80 Jahre alt oder mehr) bis zu 60 Meilen am Tag laufen, ohne Anzeichen von Müdigkeit oder Erschöpfung. Ihr Herz schlägt nach einem solchen Marathon sogar langsamer als vorher.

Diese Menschen sterben nur selten an einer Krankheit. Sie wissen, wann ihre Zeit gekommen ist, und erfahren das Ende ihres Lebens mit einem tiefen Gefühl von Frieden und Erfüllung. Sie wissen, dass sie etwas geleistet haben, und machen nicht viel Aufhebens darum. Weil sie in sozialen Systemen leben, in denen das Alter mehr geehrt wird als jede andere ‚Leistung', ist der Tod für sie keine Strafe. Für diese Menschen ist das fortgeschrittene Alter gleichbedeutend mit Reife, Weisheit, reicher Erfahrung und ein guter Grund, schnell alt zu werden.

Für viele Frauen in westlichen Gesellschaften ist die Menopause eine echte Lebenskrise. Im fernen Osten gibt es Bevölkerungsgruppen, in denen die Menopause ein seltenes Phänomen ist und Frauen auch im Alter von 70 Jahren noch fruchtbar sein können. Auch wenn die Menopause früh eintritt, muss sie nicht gleichgesetzt werden mit körperlichen Beschwerden und frühem Altern. Die Menopause kann eine neue Lebensphase einläuten, in der Reife, Weisheit und Liebe beispiellose Höhen erreichen können. Sobald eine Frau davon überzeugt ist, dass die Menopause schlecht für sie sei oder sie Angst vor den Veränderungen in der Lebensmitte hat, kann sie diese tatsächlich als einen der schwierigsten Lebensabschnitte erleben.

Nur der Verstand hat Grenzen

Es gilt die goldene Regel, dass Glaubenssätze, die uns in irgendeiner Weise einschränken oder negative Merkmale enthalten, von Menschen geschaffene Dogmen oder Wertvorstellungen sind, die keine absolute Wahrheit in sich tragen. Indem wir sie in unser Leben integrieren, verbergen wir unser wahres Wesen, für das es keine Einschränkungen gibt. Um ein freies und unabhängiges Leben zu führen, brauchen wir überhaupt keine Glaubenssysteme. Die vollkommene und unbesiegbare Macht der Naturgesetze, die das gesamte Universum in perfekter Präzision organisieren, hat sich bereits in die Festplatte unseres Gehirns eingeprägt. Die meisten von uns haben durch unsere bloße Zugehörigkeit zu einer gesellschaftlichen Gruppierung von Anfang an viele einengende und destruktive Informationen aufgenommen. Unsere vorprogrammierte, neuronale ‚Ausstattung' für Jugendlichkeit und perfekte

Gesundheit bleibt jedoch ein integraler Bestandteil unserer Physiologie. Wir müssen die Naturgesetze nicht studieren, um ihre Macht nutzen zu können, denn jeder Teil von uns wird von Naturgesetzen gesteuert. Die Fähigkeit, spontan nach den Gesetzen der Natur zu leben, ist uns seit dem Beginn unseres Lebens gegeben.

Um uns von den Gesetzen der Natur leiten zu lassen, müssen wir nur aufhören, unsere erlernten und künstlich hergeleiteten ‚Wahrheiten' zu verstärken, die sowieso lediglich dazu dienen, uns von unserem Lebenserhaltungssystem zu trennen. Ein Garten, der kostbares Wasser benötigt, kann nur dann wachsen und gedeihen, wenn das Wasser in den Leitungen des Bewässerungssystems frei fließen kann. Sind diese aber verstopft, werden die Blumen, die Früchte und das Gemüse welken, alt werden und absterben. Indem wir unsere Kanäle der Wahrnehmung öffnen und unseren Körper vital und gesund erhalten, können wir ein universelles Glaubenssystem in unserem Bewusstsein wiederherstellen, das uns in jeder Hinsicht nährt. Nach diesem universellen Glaubenssystem gibt es für Menschen, die sich ein offenes Herz und einen offenen Verstand bewahren, keine Grenzen, keine Einschränkungen oder Mängel, die verhindern würden, innere und äußere Fülle zu empfangen. Dieses neue Paradigma, nach dem alles möglich wird, ist Teil eines kosmischen Plans, der sich bereits in der Umsetzung befindet.

Das Herz öffnen

Mit dem Ersten Weltkrieg begann eine Ära der Kriege, der Hungersnöte und der Konflikte, er war ein Wendepunkt in der Geschichte der Menschheit. Konrad Adenauer, der erste deutsche Kanzler nach dem Zweiten Weltkrieg, sagte einmal: „Vor 1914 … gab es echten Frieden, Ruhe und Sicherheit auf dieser Erde – eine Zeit, in der wir keine Angst kannten …". Ein Jahr vor Ausbruch des Ersten Weltkriegs stellte der damalige US-Außenminister Bryan fest, dass die Bedingungen für einen Weltfrieden nie günstiger waren. Bald darauf verloren über 100 Millionen Menschen in kleinen und großen Kriegen ihr Leben. Flächendeckende Hungersnöte taten ein Übriges und ließen diese Zahl um mehrere Hundert Millionen Opfer steigen.

Noch heute sterben jedes Jahr 12 Millionen Kinder vor ihrem ersten Geburtstag, weitere 800 Millionen sind unterernährt und 400 Millionen leben dauerhaft am Rande des Hungers. Auf der anderen Seite haben uns die industrielle Revolution und der Fortschritt von Wissenschaft und Technologie reichlich Nahrung, Komfort und materiellen Wohlstand gebracht. Auf unserem Planeten gibt es zwei Welten, die nebeneinander existieren. Die eine Welt hat mehr, als sie benötigt, leidet aber unter Überreizung, Stress und psychologischem Dahinsiechen. Die andere Welt ist krank, weil Armut, schlechte Wohnverhältnisse und körperliche Unterernährung vorherrschen.

Gewaltverbrechen und chronische Krankheiten wie Herzerkrankungen, Krebs und AIDS sind weitere Anzeichen für eine moderne Gesellschaft, die aus dem Gleichgewicht geraten ist. Als Individuen tendieren wir dazu, die Verantwortung für die globalen Trends und Ereignisse abzulehnen . Unsere Antwort ist nach unseren überwiegend analytischen und mechanischen Denkansätzen ausgerichtet, die unsere Chancen, einen positiven Einfluss auf die Weltbevölkerung ausüben zu können, bei 1 zu 6.500.000.000.000 verankern. Berechnungen wie diese basieren auf einem veralteten und überholten Paradigma, das unser Verständnis der menschlichen Natur prägt. Was könnte ein einzelner Mensch tun, um den Zeitgeist zu verändern, angesichts der rasanten Geschwindigkeit, mit der unsere stark verschmutzte und gestörte Welt zerstört wird? Ein Blick auf unsere Geschichte legt die Vermutung nahe, dass alle Versuche, die Welt zu einem besseren Ort für uns und für zukünftige Generationen machen zu wollen, höchstwahrscheinlich kläglich scheitern werden.

Doch die Vergangenheit ist Geschichte und eine neue Ära bricht an. Gleichzeitig ‚erwacht' eine große Anzahl von Menschen, die zunehmend erkennen, wie sie mit ihren eigenen Fähigkeiten und ihrer eigenen Kraft die Welt in einen lebenswerten Ort verwandeln können. Dieser Erweckungsprozess ist der Beginn eines ‚herzbasierten' Lebens, in Anerkennung unserer tiefen Verbundenheit mit jedem und allem, was auf unserem Planeten existiert. Gemeinsam beginnen wir zu begreifen, dass es für niemanden dauerhaftes Glück geben kann, solange Armut, Hunger, Stress, schlechte Lebensbedingungen und die Zerstörung unserer Umwelt nicht überall vollständig ausgerottet sind.

Unsere Generation ist einzigartig in dem Sinne, dass wir die ersten sind, die den Übergang von einer sehr schwierigen und dunklen Zeit zu einer Ära beispielloser Freiheit, Fülle und Freude für alle Menschen erleben und vollziehen. Nur wer die Dunkelheit gesehen hat, weiß das Licht zu schätzen und kann es genießen. Im Kalten Krieg, als die Supermächte um den Bau riesiger nuklearer Arsenale der Massenvernichtung kämpften, stand die Menschheit am Rande der totalen Vernichtung. Heute ist die Angst vor der totalen Zerstörung verschwunden und wir bewegen uns auf das Licht des Friedens und der Möglichkeiten zu. Katastrophen wie der Ruanda-Konflikt und der weltweite Missbrauch von Kindern haben unsere Herzen geöffnet. Große Konferenzen wie der Welternährungsgipfel 1996 in Rom haben den Welthunger auf die internationale Agenda der Hilfsprogramme in der Dritten Welt gesetzt. Wenn unser Gehirn im Einklang mit unserem Herz arbeitet, werden auch Probleme von globaler Tragweite nachlassen. Die menschliche Rasse wird in der Lage sein, ein sehr hohes Maß an technologischer Kompetenz und Experimentierfreudigkeit zu erreichen, was für alle von Vorteil sein und keine schädlichen Nebenwirkungen haben wird. Konflikte, Mangel und Leid werden überflüssig sein. Es liegt an jedem von uns, dies zu einer lebendigen Realität für die gesamte Menschheit zu machen, sowohl in der entwickelten Welt als auch in den Entwicklungsländern . Deshalb ist es heute wichtiger als je zuvor, Konflikte nicht zu befeuern, denn alles, was wir heute tun oder denken, wird um das Tausendfache vergrößert.

Das Verbrechen der negativen Gedanken

In gewissem Maße tragen wir alle zum aktuellen, aus den Fugen geratenen Weltgeschehen bei, indem wir uns passiv an der Entstehung von Negativität, Gewalt und Kriegen beteiligen. Wann immer wir Nachrichten über einen neuen Krieg, die Gefangennahme eines Massenmörders, den Raub an einem Lebensmittelhändler vor Ort oder die Entführung eines unschuldigen Kindes hören, verspüren wir vielleicht den unmittelbaren Drang, dies zu verurteilen. Wir ertappen uns dabei, dass wir unsere Wut gegen den ‚Aggressor', der wieder einen neuen Krieg angezettelt hat, richten und uns aus Mitgefühl oder der Gerechtigkeit halber auf die Seite der unschuldigen Opfer stellen. Wir sind vielleicht empört oder fühlen uns persönlich bedroht, wenn im Haus unseres

Nachbarn eingebrochen wird, weil wir wissen, dass unseres das nächste sein könnte.

Obwohl es das Richtige zu sein scheint, tragen wir gerade in dem Moment, in dem wir auch nur das geringste Urteil fällen oder Partei ergreifen, dazu bei, den Boden für neue Konflikte, Verbrechen und Gewalt zu bereiten. Die Zeit ist gekommen, zu erkennen, dass es sich bei unseren Gedanken – positiven wie negativen – um mächtige Ereignisse auf der nicht-körperlichen Ebene handelt, die einen großen Einfluss auf andere und die Gesellschaft als Ganzes haben können. Unsere Gedanken setzen Energie in Bewegung und deshalb hat die Summe der Gedanken, die Milliarden von Menschen jeden Tag auf dieser Welt erzeugen, einen viel größeren Einfluss auf die Ereignisse dieser Welt als die unmittelbaren Auslöser derselben.

Unsere persönlichen Einstellungen, Überzeugungen, Emotionen und Gedanken werden direkt auf die angesprochene(n) Personen oder Situation(en) übertragen und verbinden uns mit einem universellen Netzwerk gegenseitiger Beeinflussung. Alles, was Sie denken oder fühlen, macht einen Unterschied. Jede Form von Angst, Wut oder Gier, die wir in uns tragen, wird dieses Kommunikationssystem blockieren und zu einem Aufbau von negativen und destruktiven Energien führen, die wir kollektiven Stress nennen können. Sobald die Anhäufung von Stress und Spannungen im kollektiven Bewusstsein einer Stadt, einer Nation oder der gesamten Weltbevölkerung den Sättigungspunkt erreicht hat, explodieren diese in kollektiven Katastrophen, die ganze Gesellschaften betreffen können.

Die Kriminalität ist kein universelles oder natürliches Phänomen. Sie steht in direktem Zusammenhang damit, wie viel Stress und Disharmonie in den Köpfen und Herzen der Menschen in einem bestimmten Teil der Gesellschaft herrscht. Aus diesem Grund sind die Kriminalitätsstatistiken oft von Stadt zu Stadt und von Land zu Land unterschiedlich. Es ist der Grad an Unzufriedenheit und Unglücklichsein in den Menschen, der die Intensität und Häufigkeit des unberechenbaren, aggressiven und kriminellen Verhaltens einiger weniger Personen bestimmt. Diese Personen sind lediglich ein Ventil für den kollektiven Stress einer Gesellschaft. Auf dem G7-Gipfel im Jahr 1996 stellte der damals amtierende Präsident der USA den Kampf gegen den Terrorismus ganz oben auf die Tagesordnung. Doch mit all den Befugnissen, die die Regierung im Kampf gegen den Terrorismus hat, haben Terroranschläge zugenommen und sind zu einer größeren Bedrohung geworden als je zuvor, wie die Ereignisse um den 11. September zeigen.

Im Kampf gegen den Terrorismus setzen Regierungen weiterhin auf Abschreckungsmaßnahmen und Bestrafung, beides Überreste aus dem Mittelalter und nach wie vor nicht sonderlich erfolgreich.

Terroristische Gruppen existieren und überleben, weil sie von der Öffentlichkeit viel Aufmerksamkeit und negative Energie erhalten. Diese enorme Konzentration an negativer Energie in einigen wenigen ‚Gesetzlosen' lässt sie zu rücksichtslosen und völlig irrationalen Mördern werden.

Jeder, der von neuen Bomben hört, die in Israel, Spanien, dem Jemen, Saudi-Arabien, London und New York explodieren, wird wahrscheinlich diejenigen verurteilen, die diese Bomben gelegt haben. Das wiederum erzeugt eine massive Menge an Wut, Angst und Hass im globalen Bewusstsein. Die globale Öffentlichkeit spielt heute eine wichtige Rolle bei der Verbreitung von Kriminalität und Terrorismus. Ein internationales Verbot für die Verbreitung negativer Nachrichten wäre der erste und vernünftigste Weg, um den Terrorismus und viele andere Formen der Kriminalität zu untergraben. Der weltweit existierende Stress und alle Spannungen würden erheblich verringert – eine Voraussetzung für konfluierende Gedanken und das Verlinken der Gefühle aller Mitglieder unserer Gesellschaft, einschließlich der Kriminellen.

Wir alle *können* einen Unterschied machen

Russische Wissenschaftler haben herausgefunden, dass es zwischen Erdbeben und den dissonanten Gehirnströmen der Menschen, die in den Erdbebenzonen leben, einen Zusammenhang gibt. Korrekturmaßnahmen seitens der Natur oder eines Staates sind nur dann notwendig, wenn es in erster Linie etwas gibt, das korrigiert werden muss. Um die Gesellschaft als Ganzes zu verbessern, müssen wir erst vor unserer eigenen Haustüre kehren. Wenn mindestens 1–2 Prozent von uns der Versuchung widerstehen, passiv oder aktiv an der Verbreitung negativer Weltereignisse teilzunehmen, wird sich auch die restliche Gesellschaft allmählich verändern. Das ist der einfachste und zugleich tief greifendste Beitrag, den jeder von uns leisten kann, um eine friedlichere Welt zu schaffen. Wir alle können mithelfen, das Chaos zu beseitigen, das wir in unserer Welt angerichtet haben. Dafür müssen wir noch nicht einmal etwas tun, sondern uns einfach nur weigern, am ‚Weltklatsch' teilzunehmen. Je mehr wir uns dazu verpflichten, auf das Recyceln negativer Gedanken und Ereignisse zu verzichten, desto schneller werden die Weltmedien ihre Berichterstattung über negative Nachrichten reduzieren, da es weniger zu berichten gibt.

Wenn Sie zufällig schon mit den spirituellen Webseiten des Internets verlinkt sind, dann wissen Sie, dass die Welttrends viel besser und ermutigender sind als in den Massenmedien dargestellt. Da fast alle Medien ihre Aufmerksamkeit auf Negativität und Unglücksfälle lenken, bleibt den Menschen auf der Straße nichts anderes übrig, als zu glauben, dass es nichts anderes gäbe. Doch für jede Katastrophe, über die berichtet wird, gibt es etwas Wunderbares, über das nicht geschrieben wird. Für jeden Akt der Gier, des Verbrechens oder der Gewalt, der in der Presse auftaucht, gibt es unzählige Wohltaten, die Großzügigkeit und Mitgefühl verbreiten. Man könnte die Massenmedien um ein Vielfaches mit positiven und optimistischen Ereignissen füllen, die mindestens genauso wichtig sind wie die negativen. Der Grund, warum sie so selten veröffentlicht werden, liegt darin, dass wir Medienkonsumenten es vorziehen, negative Nachrichten zu ‚konsumieren'.

Wir machen die Welt zu einem besseren Ort, wenn wir uns weigern, negative Nachrichten aufzunehmen. Das soll nicht heißen, dass wir passiv werden und den Kopf in den Sand stecken sollen. Eine solches Verleugnen würde auch der Welt nicht weiterhelfen. Zu wissen, dass die Welt Hilfe braucht, ist ausreichend, um uns zu motivieren, die notwendigen Veränderungen in diese Richtung in Gang zu setzen.

Oft fühlen wir uns jedoch hilflos, wenn wir sehen, dass Regierungen gravierende Fehler machen und dem Interesse der Bevölkerung damit schaden. Die Misswirtschaft mit öffentlichen Geldern, Betrug und Fehleinschätzungen einer Regierung sind nichts weiter als der Ausdruck eines negativen kollektiven Bewusstseins. Die Effizienz einer Regierung wird durch die kollektive energetische Wirkung aller Gedanken, Gefühle und Wünsche bestimmt, die die Bevölkerung als Ganzes jeden Tag formuliert. Eine Regierung spiegelt den Menschen nur wider, was sie über sich selbst, ihr Land und ihre Landsleute denken. So wie sich atmosphärische Spannungen aufbauen und durch ein Gewitter freigesetzt werden, entfalten sich die Kräfte in den Krisenzeiten eines Staates, wenn der kollektive Stress seinen Höhepunkt erreicht hat. Die Heftigkeit, mit der sich alles entlädt, ist proportional zum Grad der Spannung, Angst und Frustration, der sich in jedem Einzelnen tagtäglich anhäuft. Sobald der Sättigungspunkt erreicht ist, reicht ein winziger Funke aus, um eine massive Explosion auszulösen. Ein typisches Beispiel könnte Albanien sein, wo ein scheinbar unbedeutender Fehler der Regierung ausreichte, um die kollektive Wut zu entfachen und die Regierung zu stürzen. Wenn sich dieser kollektive Stress jedoch erneut aufstaut, wird sich auch die neue Regierung mit den gleichen Problemen konfrontiert sehen wie die alte. Alle anfänglichen Hoffnungen, die auf dem neuen Präsidenten oder Premierminister ruhen, werden verblassen, sobald er einem zerrütteten und gespaltenen kollektiven Bewusstsein gegenübersteht. Wenn es der Bevölkerung aber gelingt, positiver zu werden und einen Zusammenhalt zu finden, wird auch die Regierung diese Wandlung widerspiegeln und die wirtschaftlichen, sozialen und politischen Probleme überwinden können. Dann wird man der Regierung applaudieren und ihren Erfolg loben. In beiden Fällen wird die Regierung vom kollektiven Bewusstsein der Nation getragen.

In der Medizin gelten die gleichen Gesetze. Um einem Kranken wirklich helfen zu können, müssen wir die Ursache der Krankheitssymptome erkennen. Medizinische Eingriffe, die darauf abzielen, das Symptom einer Krankheit zu beseitigen oder lediglich zu maskieren, sind wenig geeignet, um die Gesundheit eines kranken Menschen wiederherzustellen. Die Beschwerden werden dann wahrscheinlich in einem anderen Teil des Körpers wieder ans Tageslicht kommen und diesmal werden sie hartnäckiger sein als zuvor. Kriminalität, Terrorismus und Kriege sind nur die Symptome einer tief greifenden Krankheit, die die Gesellschaft als Ganzes erfasst hat. Damit die Heilung der Gesellschaft wirksam und vollständig geschehen kann, muss sie auf der gleichen Ebene stattfinden, auf der auch die Konflikte entstehen, nämlich in den Köpfen und Herzen der Menschen. Es ist hinreichend bekannt, dass ‚kranke' Gedanken Leid bringen und Krankheiten entstehen lassen. Liebevolle Gedanken und Gefühle bringen Gesundheit und schenken Vitalität und Glück. Vielleicht sind es ja gerade Ihre Gedanken, die einen Unterschied machen werden, wenn es darum geht, einen Konflikt in Ihrem Haus, Ihrer Nachbarschaft oder irgendwo anders auf der Welt zu lösen.

Gedanken sind nie geheim

Wann immer Sie sich am negativen Denkmuster anderer Menschen beteiligen, werden Sie selbst negativ. Wenn Sie es aber schaffen, hinter die Maske der Negativität zu schauen, werden Sie erkennen, dass es hinter allem, was passiert, einen tieferen Sinn gibt. In beiden Fällen verlinken Sie sich mit einem universellen Informationsnetz, das parallel zu den herkömmlichen Kanälen verläuft. Stellen Sie sich vor, alle Menschen auf der Welt seien durch (unsichtbare) Fäden miteinander verbunden. Jedes Mal, wenn ein Mensch an einen anderen Menschen oder eine Gruppe von Menschen denkt, werden elektromagnetische Nachrichten über diese Fäden verschickt. Das ist genau das, was mit unseren Gedanken tatsächlich passiert, nur dass die Art und Weise, wie es geschieht, sehr viel filigraner und komplexer ist. Die bloße Beobachtung von oder Teilnahme an den negativen Gedanken anderer Menschen energetisiert oder magnetisiert die bestehende Negativität noch weiter. So kann ein Mensch unbeabsichtigt zu einer weiteren Eskalation destruktiver Tendenzen in seiner Familie, seiner Nachbarschaft oder der Welt beitragen.

Unsere Fähigkeit, uns gegenseitig positiv oder negativ zu beeinflussen, wird durch elektronische oder elektromagnetische Kommunikationsmittel in besonderem Maße verstärkt. Fernsehen und Computer sind hier die wichtigsten, weil sie Nachrichten innerhalb von Sekunden rund um den Globus übertragen. Wenn zum Beispiel die Guerilla-Organisation eines Landes unschuldige Menschen als Geiseln nimmt, gibt es meist eine Gruppe von Menschen, die die Tat billigt und eine andere Gruppe, die sie verurteilt. Sobald die Nachricht von der Geiselnahme über den Bildschirm läuft, ist die Weltöffentlichkeit gespalten.

In den Köpfen der Menschen entstehen dann ganz unterschiedliche Gedanken. Auf der ganzen Welt werden Millionen von Menschen die Angreifer mit ihrer ‚Munition' aus Wut und Empörung ‚erschießen'. Die verschiedenen

Zeitzonen sorgen dafür, dass diese Form der Gewalt in den Medien zu einem 24-Stunden-Phänomen wird. Kriege werden nicht nur auf dem Schlachtfeld geführt, sondern auch in den Köpfen der Menschen, die sie vom Sofa aus im Fernsehen verfolgen. Jedes Mal, wenn wir Partei ergreifen oder beim Anblick großen Unglücks verzweifeln, werden wir zu aktiven Teilnehmern des Konflikts. Wenn Sie Ihre Gedanken oder Gefühle gegen eine bestimmte Partei richten, macht es diese noch reaktiver und aggressiver als zuvor. Es bedeutet, dass Sie sich direkt in das globale Netzwerk der Gedankenkommunikation einbinden und gemeinsam mit den beteiligten Parteien und anderen Zuschauern den Konflikt unwissentlich anheizen.

Das Ende der mentalen Kriegsführung

Wenn Sie dagegen echte Gefühle und aufrichtige Gedanken der Liebe sowohl für die Opfer als auch für die Angreifer haben, ohne den einen oder anderen zu verurteilen, werden Sie über dieses Kommunikationsnetzwerk wesentlich dazu beitragen, den Konflikt zu schlichten oder ganz zu lösen. Wir sind unmittelbare Teilnehmer an allem, was wir beobachten oder bezeugen. Wenn sich Millionen von Zuschauern mit der mentalen Energie verlinken, wie sie zum Beispiel während einer Weltmeisterschaft entsteht, beginnen gewalttätige Gefühle wie Wut und Aggression das kollektive Bewusstsein zu infiltrieren. Dies kann zu mehr Unruhe auf der Straße und somit zu mehr Kriminalität und Terrorismus führen. Alles Schlechte wird noch ein wenig schlechter werden und alles Gute wird sich verschlechtern, einschließlich unseres persönlichen Wohlbefindens.

Wenn Sie sich das nächste Mal ein gewalttätiges Ereignis im Fernsehen sehen oder einen Kriegs- und Actionfilm anschauen, bitten Sie Ihren Partner oder eine(n) Freund(in), Ihre Muskelspannung kinesiologisch auszutesten. Ihre Muskelkraft wird abnehmen, sobald Sie das, was Sie sehen, als beängstigend oder unangenehm interpretieren. Rufen Sie sich ins Bewusstsein, wie schnell Ihre Energie verbraucht ist. Negative Gedanken erzeugen körperliche Stauungen und setzen Toxine frei, die den vitalen Energiefluss im Körper hemmen. Ein Teil des Körpers erfährt einen übersteigerten Energieaufbau, der zerstörerisch wirkt und krank machen kann, während der Körper an anderer Stelle unter Energiemangel leidet, der Schwäche und Müdigkeit hervorrufen kann.

Die universelle Gedankenkommunikation ist offen für alle Arten von Information. Die Massenmedien bedienen nur einen Aspekt dieses Systems. Sie speisen Nachrichten direkt in unser Gehirn und in unsere Gefühlszentrale – das Herz – ein. Die Kraft unserer Gedanken ist untrennbar mit unserer Fähigkeit verbunden, diese in echte biologische Substanzen umzuwandeln, entweder in Form von Glücks- oder Stresshormonen. Die Kraft unserer eigenen Gedanken ist dabei nicht weniger stark als die der Gedanken, die in unser Haus getragen werden.

Unsere Neugierde auf alles, was in der Welt vor sich geht, ist oft stärker als unser Wille, uns solchen Informationen zu widersetzen, aber sie hat ihren Preis. Indem wir uns mit dem Netzwerk der zerstörerischen Energien verlinken, werden wir anfällig für alle möglichen schädlichen Einflüsse von innen und außen. Diese Einflüsse haben die Macht, unsere physischen, psychischen und spirituellen Schwingungen zu verlangsamen. Aber wenn wir uns bewusst dafür entscheiden, uns stattdessen auf Kreativität, Fortschritt und positive Informationen zu konzentrieren, haben wir eine viel größere Chance, mit uns selbst in Frieden zu leben. Dies wird uns dabei helfen, unsere Schwingungen so weit zu erhöhen, dass wir zur nachhaltigen Quelle des Glücks und der Liebe für unsere Familie und unsere Gesellschaft werden.

Derzeit wird dieses Kommunikationsnetzwerk hauptsächlich zur Verbreitung destruktiver Informationen und Energien genutzt, aber es stehen positive Veränderungen bevor. Viele Menschen auf der Welt haben bereits begonnen, Ihre Denkweise zu ändern. Unsere Welt mit all ihren guten und weniger guten Seiten ist nur das Produkt menschlichen Denkens. Deshalb ist der Trend, unter den Menschen Frieden und Harmonie zu stiften, eine gute Grundlage für die Schaffung einer idealen Welt. Gedanken sind nichts als Wellen von unterschiedlicher Wellenlänge, die spezifische Nachrichten oder Informationen enthalten. Ihre makellose Verbindung zur Quelle – unser Höheres Selbst – gibt ihnen die Kraft, ihre Ziele zu verwirklichen. Die Menschheit Rasse steht kurz davor, ihr wahres Potenzial zu erkennen. Wir sind gerade dabei, uns selbst zu stärken, um unsere Erde zu einem lebenswerten und gastfreundlichen Ort zu machen und den Schicksalskurs für die gesamte Menschheit zu ändern. Dafür ist es aber wichtig, dass wir aufhören, an unseren Fähigkeiten zu zweifeln.

Zweifel – die Ursache des Scheiterns

Unsere Gedanken scheinen immer dann schwach zu sein, wenn sie von ihrer mächtigen Kraftquelle getrennt sind. Das passiert meist dann, wenn Sie Ihren Gedanken eine große Portion Zweifel ‚anheften', zum Beispiel die Aussage: „Ich kann den anderen nicht ändern, also warum sollte ich es dann überhaupt versuchen?" Vielleicht fühlen Sie sich anfangs hochmotiviert, Ihr Leben zu verändern und Ihren Beitrag zu einer besseren Gesellschaft zu leisten, so lange, bis der Intellekt sich einmischt, Zweifel sät und Inspiration und Begeisterung zunichtemacht. Wenn Sie davon ausgehen, dass Sie zu ‚klein' sind, um das ‚Große' beeinflussen zu können, oder zu unbedeutend, um einen wesentlichen Beitrag zu leisten, dann räumen Sie bereits eine Niederlage ein. In Wahrheit ist das einzig Unbedeutende in unserem Leben unser begrenztes Denken. Doch es gibt nichts Größeres als unser unendliches Potenzial. Nur der Zweifel an unserer eigenen Macht kann uns davon abhalten, dieses Potenzial auszuschöpfen.

Dieses Zögern und Zweifeln können wir nicht beseitigen, indem wir die Sache intellektuell angehen. Wenn Sie den einfachen und leicht verständlichen Anweisungen in diesem Buch folgen (insbesondere ‚Die zwölf Tore zum Himmel auf Erden' in Kapitel 14), werden Sie lernen, wie Sie in das Bewusstsein des Einsseins und der Verbundenheit hineinwachsen können. Dann können Ihre von allen Zweifeln befreiten Wünsche Ihr persönliches Wohlbefinden und das der Menschen in Ihrem Umfeld dramatisch verbessern.

Wir sind tatsächlich nur einen Hauch davon entfernt, unsere Wünsche spontan und ganz ohne Anstrengungen erfüllen zu können. Aber weil wir es gewohnt sind, unsere aktuellen Fähigkeiten auf der Grundlage unserer bisherigen Erfahrungen zu beurteilen, kann es noch eine Weile dauern, bis wir verstanden haben, dass wir unsere Wünsche nur klar und deutlich formulieren müssen, damit sie sich manifestieren können. Das gilt für alle lebenserhaltenden Wünsche, unabhängig davon, ob sie sich auf Gesundheit, Fülle oder spirituellen Erfolg beziehen.

Materieller und spiritueller Wohlstand

Wenn wir gute und liebevolle Gedanken für jemanden haben, senden wir nicht nur positive und harmonisierende Botschaften an die betreffende Person, sondern auch an uns selbst. Das hilft, eventuelle Kurzschlüsse im universellen Kommunikationsnetzwerk zu beheben. Ist die Hauptwasserleitung einer Stadt verstopft, wird keines der Häuser mit dem lebenswichtigen Grundnahrungsmittel versorgt. Auf ähnliche Weise verhindert ein verstopftes Kommunikationssystem den konstruktiven Energiefluss im kollektiven Bewusstsein einer Gesellschaft und bringt den Fluss der universellen Energie zwischen uns und unserer Umgebung ins Stocken. Es liegt an jedem Einzelnen von uns, unsere Beziehung zur Natur und zu unseren Mitmenschen zu erhalten und zu stärken. Wir lassen automatisch materiellen und spirituellen Reichtum in unser Leben, wenn wir anderen Menschen aufrichtig dasselbe wünschen. Wenn wir die Absicht haben, etwas aus unserem Herzen zu geben, verbinden wir uns ganz von selbst mit dem Kreislauf der Liebe, des Reichtums und des Glücks. Dies erlaubt es uns, aus der gleichen Quelle zu schöpfen und selbst liebevoller, großzügiger und glücklicher zu werden. Mit anderen Worten: Was wir uns selbst wünschen, sollten wir zuallererst unseren Mitmenschen wünschen.

Wenn wir uns in diesen universellen Kreislauf einbinden, werden wir mehr Kraft und weniger körperliche oder emotionale Schwierigkeiten im Leben haben. Überall dort, wo es zur Kongestion kommt, beginnt die Energie zu stagnieren. Wie bei einem Staudamm kann stagnierende Energie immensen Druck aufbauen und zerstörerisch werden. Die ursprünglich lebenserhaltende Energie des Flusses kann – im negativen Sinn des Wortes ausgedrückt – so stark werden, dass sie mit ihrer Macht die Mauer des Staudammes sprengt und alles zerstört, was vor ihr liegt. Die massive Verletzung der Naturgesetze durch Millionen von Menschen hat das ökologische Gleichgewicht gestört und uns gezwungen, zur Deckung unseres Energiebedarfs Dämme zu bauen, um Strom zu gewinnen und die Wasserversorgung zu verbessern. Zusammen mit dem Meer bilden die Flüsse aber den Energiekreislauf unseres Planeten. Werden diese Energieströme unterbrochen, stauen sie sich und verwandeln sich in eine mächtige und zerstörerische Kraft.

Auch die Anhäufung materiellen Reichtums macht einen Menschen unglücklich und destruktiv, wenn dieser ihn nicht zum Wohle der Menschheit einsetzt. Egoistisches Verhalten ist ein Zeichen innerer Armut und Einsamkeit. Um dieses sehr schmerzhafte Vakuum zu füllen, werden wir vielleicht alles sammeln, was greifbar ist, einschließlich von Macht, Lebensmitteln, Beziehungen, Geld und Besitztümern. Die Angst, nie genug zu haben, ist echte Armut, und sie wird es immer bleiben, auch wenn wir noch so viele materielle Reichtümer anhäufen. Materielle Reichtümer tragen nur sehr wenig zur inneren Fülle an Liebe, Freiheit und Furchtlosigkeit bei, die immer dann spontan entsteht, wenn wir uns im Fluss befinden.

Äußerer, materieller Mangel kann einen glücklichen Menschen, der im Einklang mit seiner inneren Fülle lebt, nicht erschüttern. Ein Fluss findet Trost und Frieden in dem Wissen, dass immer wieder neues Wasser nachfließt. Man muss das Wasser nicht festhalten, weil man keine Angst haben muss, es zu verlieren. Materieller Reichtum kann uns viel Freude bereiten, solange wir keine Angst haben, ihn zu verlieren. Die Angst, den eigenen Reichtum zu verlieren, ist ein Zeichen dafür, dass man zu eng an die Materie gebunden ist. Vielleicht müssen wir dann wirklich etwas verlieren, an dem wir sehr hängen, damit wir lernen, diese Angst loszulassen. Sie würden sicherlich nicht für immer an Ihrem alten, zerbeulten Auto oder Ihren alten Kleidern festhalten wollen, es sei denn, Sie hätten Angst, sich keine neuen leisten zu können.

Das Leben kann nur voranschreiten und sich ausdehnen, wenn das Alte Platz für das Neue macht. Nur die Angst behindert den Fluss des Lebens und der Fülle. Die Angst ist wie ein Staudamm, der eines Tages brechen und enorme Schäden verursachen kann. Wirklich reiche Menschen haben es nicht nötig, dem Geld hinterherzulaufen, denn das Geld ‚läuft' ihnen buchstäblich nach. Es ist immer da, wenn sie es brauchen. Das Wort ‚Sorgen' gehört nicht zu ihrem Vokabular, weil sie immer und jederzeit mit dem universellen Versorgungssystem verbunden sind. Sie fühlen sich kreativ und sind voller Freude in dem Bewusstsein, nicht nur materiell, sondern spirituell reich zu sein. Wenn das eine oder andere fehlt, bleibt das Leben unvollständig, denn beide sind wesentliche Bestandteile des Lebens.

Innere und äußere Fülle – 200 % Leben

Auf materielle Besitztümer zu verzichten und sein Leben ausschließlich geistigen Dingen zu widmen, ist weder ein Zeichen von Weisheit noch ein Zeichen von Mut. Obwohl der vorübergehende Rückzug aus den alltäglichen Angelegenheiten des modernen Lebens heute schon fast eine Notwendigkeit geworden ist, erfüllen wir nur die Hälfte unserer Bestimmung hier auf Erden, wenn wir auf unserer Suche nach Erleuchtung alle anderen Verantwortlichkeiten im Leben ausblenden. Unser eigentliches Ziel ist es, hier **inmitten** einer materiellen Welt höhere Bewusstseinszustände zu erreichen. Für ein vollständiges Leben müssen beide Aspekte des Selbst voll anerkannt werden, d. h. 100 % spirituell und 100 % materiell. Das Leben kann nur dann erfüllend werden, wenn wir die materielle Welt in einem spirituellen Licht sehen. Wenn wir beginnen, die zutiefst spirituellen Aspekte unseres Selbst zu ergründen, werden wir sie auch in der materiellen Welt, die uns umgibt, erkennen.

Unsere dreidimensionale Existenz (unser Körper und seine Umgebung) wird für uns nur dann einen Sinn ergeben, wenn wir wissen, wer wir sind – ein höherdimensionales Wesen in einer dreidimensionalen Welt. Ganze Generationen haben ihr Leben ausschließlich und in einem solchen Maße der Spiritualität gewidmet, dass die körperlichen Bedürfnisse nicht ausreichend berücksichtigt und erfüllt wurden. Hunger, extreme Armut, Krankheit und Mangel an Nachhaltigkeit waren die traurigen Folgen dieser Vernachlässigung der materiellen Realität des Lebens.

Im Gegensatz hierzu liegt die Betonung unserer fortgeschrittenen, sogenannten zivilisierten Welt fast ausschließlich auf körperlichem Komfort und materiellem Wohlstand. Nur dann – so wird uns suggeriert – können wir wahres Glück im Leben finden. Alles, was wir tun, scheint sich darum zu drehen, welchen Job wir haben und wie viel Geld wir verdienen. Wenn wir doch nur beides hätten (Job und Geld), könnten wir uns ein Auto, ein Haus, einen neuen Fernseher und die neueste Mode usw. kaufen. Es ist paradox, dass wir mit all unserem äußeren Wohlstand an die Grenzen innerer Armut und inneren Hungers gestoßen sind. Stress, Drogenmissbrauch, Kriminalität und allgemeine Desillusionierung sowie die für so viele Menschen heute übliche, von Angst bestimmte, isolierte und einsame Existenz deuten auf eine kranke und ärmliche Zivilisation hin.

Der Mensch ist eine soziale Kreatur und kann nicht lange in Isolation leben. Doch Einsamkeit lässt sich nicht einfach beseitigen, indem man die Gesellschaft anderer Menschen sucht. Unsere gesellschaftlichen Normen vermitteln uns die Vorstellung, dass die Suche nach dem richtigen Partner, mit dem man sein Leben verbringen kann, eine Garantie für wahres Glück sei. Wir können aber schon nach vielen Partnern gesucht und trotzdem kein Glück im Leben gefunden haben. Echtes Miteinander basiert nicht nur auf körperlicher Nähe und Kontakt. Damit sich unsere persönliche innere und äußere Fülle entfalten kann, muss das allgegenwärtige und universelle Energie- und Kommunikationsnetz, das alle Lebensformen miteinander verbindet, frei fließen können. Die Gedankenimpulse jedes einzelnen Menschen zählen, weil sie es sind, die das ganze System beeinflussen.

Unmittelbare Ergebnisse

Da alle Menschen auf der Ebene des Bewusstseins miteinander verbunden sind, besitzt ein starker, vitaler und gesunder Mensch die Macht, ein gesundes kollektives Bewusstsein zu schaffen und Reibungen in den globalen Energiekreisläufen zu beseitigen. Gleichzeitig kann dieser Mensch positive und harmonisierende Energien wie ein Magnet anziehen. Zurzeit nimmt die Sonnenenergie deutlich zu und wird die positiven Trends in der Gesellschaft weiter verstärken. Es liegt in unserem eigenen Interesse, Entscheidungen zu treffen, die das Leben verbessern. Wenn wir uns hauptsächlich mit lebensbejahenden Nachrichten, Ereignissen und Situationen beschäftigen, werden wir umgehend glücklicher und vitaler sein.

Und wenn immer mehr Menschen solche Entscheidungen treffen, werden weniger Menschen unter den Folgen einer unbewussten Verstärkung von Konfliktsituationen in der Welt und in ihrem eigenen Leben leiden. Sobald Sie eine solche Verpflichtung mit sich selbst eingehen, werden Sie eine große Erleichterung spüren. Die Chancen für eine bessere Welt werden steigen, wenn wir uns gemeinsam in das globale Netzwerk positiver Informationen einbinden. Diese Teilhabe **wird** einen großen Unterschied für uns und den Planteten machen. Vernetzen Sie sich noch heute und Sie werden morgen schon den Unterschied merken.

Müdigkeit – der Teufelskreis beginnt

Eine Störung im Energiekreislauf unseres Lebens kann durch viele Faktoren verursacht werden, die aber alle auf die Missachtung der Naturgesetze zurückzuführen sind. Die Folge ist Müdigkeit, die nichts anderes als eine Form des Energieverlustes ist. Schlaf und Ruhe hingegen spenden Energie und dienen der Verjüngung von Körper und Geist.

Nehmen wir einmal an, Sie kommen wegen einer privaten Verabredung oder einer Verspätung Ihres Flugzeugs gegen 3 Uhr morgens nach Hause. Sie fühlen sich erschöpft, müssen aber aus beruflichen Gründen schon früh im Büro sein und können nur drei Stunden schlafen. Erst nachdem der Wecker zweimal geklingelt hat, schleppen Sie sich aus dem Bett, immer noch müde und körperlich erschöpft. In diesem Zustand wartet Ihr Verstand förmlich auf Ärger im Büro, weil Sie sich den Anforderungen eines Arbeitstages nicht gewachsen fühlen. Vielleicht sagen Sie sogar von sich aus, dass Sie heute nicht Sie selbst sind.

Bei der Arbeit scheinen Sie so neben sich zu stehen, dass Ihnen jegliche Kreativität, Motivation und Enthusiasmus fehlen. Sie haben den Kontakt zu sich selbst verloren und können die Ziele, die Sie sich gesteckt haben, nicht erreichen. Geht es nicht schnell genug voran oder treten Probleme auf, werden Sie ungeduldig und unruhig. Aus heiterem Himmel werden Sie vielleicht einen Kollegen kritisieren und sogar anschreien. Er ärgert sich über Sie und die Stimmung im Büro ist angespannt. Der Kollege spricht mit anderen Leuten im Büro, um Unterstützung und Sympathie zu sammeln. Jetzt ist die Bürogemeinschaft gespalten oder steht sich gar feindlich gegenüber. Niemand merkt, dass Sie eigentlich nur müde sind. Am Ende des Tages fühlen Sie sich noch erschöpfter und gereizter als am Morgen. Zu Hause angekommen, können Sie sich nicht entspannen oder ausruhen, weil die Kinder miteinander streiten. Sie können aber keinen Lärm mehr ertragen, werden wütend und herrschen Ihre Kinder an, dass sie ruhig sein sollen. Ihr Partner besteht darauf, ein finanzielles Projekt mit Ihnen zu besprechen, aber Sie wollen einfach nur Ihre Ruhe haben und sagen ihm das auch. Ihr Partner ärgert sich und nun ist die Stimmung endgültig im Keller.

Stress wird durch Müdigkeit verursacht

Und so könnte die Geschichte immer weitergehen. Die ungelösten Probleme im Büro und zu Hause lassen Sie auch in der zweiten Nacht nicht schlafen und am Tag darauf ist die Müdigkeit schon bleiern. Die Probleme werden immer größer und Sie beginnen, allen anderen die Schuld an Ihrer Misere zu geben. Die andern haben Fehler gemacht und nicht genug Rücksicht genommen. Langsam wird aus dem freundlichen, toleranten und effizienten Menschen, der Sie einmal waren, eine ungeduldige, zynische und unzuverlässige Persönlichkeit. Was ist passiert? Ihr Leben hat sich quasi über Nacht geändert, weil Körper, Geist und Seele aus dem Gleichgewicht geraten sind. Der Schlafmangel mit dem anschließenden Verlust der regenerierenden und energetisierenden Kräfte hat Ihre Energieversorgung unterbrochen. Die Naturgesetze können Ihre Gedanken, Gefühle und Handlungen nicht mehr ausreichend unterstützen. Die Müdigkeit hat in Ihrem energetischen Netzwerk einen Kurzschluss verursacht und macht Sie anfällig für das, was gemeinhin als ‚Stress' bezeichnet wird.

Heutzutage klagen schätzungsweise 92 % der Patienten, die zu uns kommen, über Müdigkeit. Die meisten Menschen verwenden Begriffe wie ‚leer', ‚ausgelaugt' oder ‚erschöpft', um ihren Zustand zu beschreiben. In der Tat gibt es kaum ein körperliches oder seelisches Problem, das nicht von Müdigkeit begleitet oder verursacht wird. Jede Fehlfunktion eines Organs im Körper ist ein Zeichen von Müdigkeit. Unruhe, Ungeduld, Nervosität und angespannte Gedanken sind ebenfalls auf Müdigkeit zurückzuführen. Sprüche wie „Ich bin es leid zu warten", „Ich kann den und den nicht mehr ertragen" oder „Ich habe keine Lust mehr zu streiten" sind unbewusste, aber genaue Beschreibungen der zugrunde liegenden Müdigkeit. Wenn die Leute sagen, sie seien zu müde, um zu leben, meinen sie es wirklich so. Sie sind von ihrer

Lebenskraft abgeschnitten und sie haben keinen Funken Energie mehr in sich, um weiterzuleben. Chronische Müdigkeit ist ein starker Hinweis darauf, dass etwas geheilt werden muss.

Wahre Heilung beginnt immer mit der Reparatur des beschädigten oder unterbrochenen Energiekreislaufs, und es gibt viele Möglichkeiten, dies zu erreichen. Die folgenden Kapitel beschreiben, was den Fluss der Lebenskraft stört, Müdigkeit verursacht und was **Sie** tun können, um das Gleichgewicht und die Vitalität auf allen Ebenen des Lebens wiederherzustellen, d. h. Körper, Gemüt, Geist und Verhalten.

5 Die Ursache heilen

Gefühle – unser persönlicher Wetterbericht für jeden Tag

Unsere Gefühle sind Signale des Trostes oder des Unbehagens, die unser Körper uns in jedem Moment unserer bewussten Existenz sendet. Sie enthalten spezifische Schwingungen, die als eine Art Wetterbericht dienen und uns sagen, wie wir uns selbst und wie sich andere fühlen und was in unserem Leben in Ordnung ist oder nicht. Gefühle sind wie die Reflektionen aus einem Spiegel, die uns alles offenbaren, was wir wissen müssen, um im Leben weiterzumachen. Unser Körper ist dieser Spiegel. Ein verschmutzter Spiegel reflektiert nur einen Teil von uns und oder lässt uns verzerrt aussehen. Wenn wir emotional feststecken und nicht verstehen können, was mit uns geschieht, dann deshalb, weil wir nicht offen genug sind, um die Botschaften, die unser Körper uns mitteilen will, zu hören, zu verstehen und ihnen zu folgen.

Alle emotionalen Probleme deuten auf mangelndes Bewusstsein hin. Wenn wir nicht vollkommen ‚bewusst' sind, verlieren wir den Kontakt zu uns selbst und sind nicht mehr in der Lage, unser Leben positiv zu verändern. Viele Menschen sind so sehr von ihren Gefühlen abgeschnitten, dass sie nicht einmal wissen, **was** sie fühlen. Wenn wir uns in Achtsamkeit üben, bringen wir unsere Aufmerksamkeit auf das zurück, was wir sind und wer wir sind. Indem wir **bei** unseren Gefühlen bleiben, solange wir sie empfinden, können wir die enormen kreativen Kräfte entfesseln, die in uns schlummern. Gefühle sind nicht dazu da, gewertet oder unterdrückt zu werden; sie sind dazu da, verstanden zu werden. Wenn wir lernen, uns ihrer bewusst zu sein, werden wir beginnen, ihre wahre Bedeutung zu verstehen. Anstatt unbewusst auf eine schwierige Situation oder eine Person zu **reagieren**, werden wir bewusst und aus eigenem Willen **handeln** können.

Gefühle wollen anerkannt sein, weil sie der einzige Weg sind, auf dem unser Körper sagen kann, wie wir wirklich über andere und uns selbst denken. Sie können uns auf Fehler aufmerksam machen, die wir vielleicht gemacht haben, und sie können uns sogar dazu ermutigen, diese Fehler zu korrigieren. Wenn wir beginnen, unsere Gefühle bewusster auszudrücken, werden sie die Macht über uns verlieren und uns nicht mehr im Griff haben. Wir können damit beginnen, indem wir uns folgende Fragen stellen: *„Wie fühle ich mich gerade? Was möchte mein Körper mir sagen? Wo in meinem Körper fühle ich mich wütend, frustriert oder traurig? Was gibt es mir, wenn ich mit dieser Person zusammen bin oder diesem Gespräch zuhöre?"*

Selbstgespräche dieser Art sind kein Zeichen von Wahnsinn, in Wahrheit tun wir das die ganze Zeit. Je bewusster wir unseren natürlichen und spontanen inneren Dialog wahrnehmen, desto mehr können wir von unserem Körper lernen. Der Körper spricht zu uns durch die Sprache der Emotionen, die uns weitaus besser führen können als alles Wissen oder all die Informationen, die wir aus externen Quellen aufnehmen können. Wenn wir lernen, diese Sprache zu entschlüsseln, werden wir die Tür zu vollkommener Gesundheit, Fülle und spiritueller Weisheit im Leben öffnen können. Ignorieren wir unsere internen Botschaften, bleiben wir im Teufelskreis von Handlung und Reaktion stecken, mit wenig Hoffnung auf Veränderung oder Verbesserung unseres Lebens. Die Unterdrückung von Gefühlen ist der Nährboden für eine solche Situation.

Unterdrückte Gefühle

Auf die eine oder andere Weise unterdrücken wir alle unsere Gefühle. Als Kinder haben viele von uns gelernt, dass es nicht in Ordnung ist, negative Gefühle zum Ausdruck zu bringen. Haben wir sie trotzdem gezeigt, fühlten wir uns wahrscheinlich von anderen verurteilt oder wurden dafür getadelt. Also versuchen wir, unbequeme Gefühle zu vermeiden, weil wir immer freundlich, liebevoll, großzügig, ehrlich und glücklich sein wollen. Wenn wir aus irgendeinem Grund wütend, frustriert, eifersüchtig oder depressiv werden, mögen wir diese Gefühle verständlicherweise nicht und ziehen es vor, diese Gefühle zu unterdrücken oder beiseitezuschieben.

Doch das scheint nicht zu funktionieren. Sobald wir versuchen, bestimmte Probleme zu vermeiden, weil sie für uns unangenehm sind, steigt die Wahrscheinlichkeit, dass sie umso mehr an uns ‚haften' werden. Mit der Zeit formen diese ‚mentalen Ablagerungen' eine Persönlichkeit, die uns vielleicht nicht besonders gut gefällt. Wir haben ein schlechtes Gewissen und verweigern uns selbst immer mehr die Liebe und Fürsorge, die wir verdienen. In der Folge lernen wir **so zu tun**, als wären wir all das, was wir schon immer sein wollten. Tief im Inneren fühlen wir uns jedoch zunehmend unzufrieden und unglücklich. Manchmal schaffen wir es nicht mehr, uns zurückzuhalten, und müssen die aufgestauten Gefühle rauslassen. Dann verlieren wir die Kontrolle über uns selbst und reagieren in Situationen, in denen es nicht angebracht ist, mit heftigen Wutausbrüchen.

Wenn wir uns dann wieder beruhigt haben, können wir klarer sehen, aber anstatt erleichtert zu sein, können wir uns körperlich und emotional erschöpft fühlen. Die Situation wird verschlimmert durch die Schuldgefühle, die wir dann haben, weil wir die Gefühle anderer verletzt und vielleicht sogar geliebten Menschen Schaden zugefügt haben. Wenn wir mutig und demütig genug sind, um Vergebung zu bitten, können wir diese Last der Schuld loslassen. Schämen wir uns aber so sehr, dass wir anderen unsere wahren Gefühle nicht zeigen können, werden wir auch unsere Schuldgefühle unterdrücken müssen.

Die körperliche Seite der Gefühle

Als ich 1981 zum ersten Mal den alten Weisheiten der ayurvedischen Medizin begegnete, hatte ich keine Ahnung, wie tiefgründig sie mein Leben verändern würde. Sie gab mir eine neue Perspektive, die alles in meinem Leben sinnvoller und wichtiger machte. Die ayurvedischen Weisen sahen aus ihrer Position der unvoreingenommen, einheitsbewussten Beobachtung heraus, dass alle Probleme mit einem ‚Fehler des Intellekts' beginnen. Sie sagten, dass wir – wenn wir nicht wüssten, wer wir sind – nicht sehen könnten, wohin wir gehen und was wir tun. Sie wussten, dass wir den Fehler machen, nicht Bezug auf unser grenzenloses Selbst und unser glückseliges Bewusstsein zu nehmen, um unser Wissen über die Welt und uns selbst zu erweitern, sondern dass wir es vorziehen, eine Identität für unser kleines Selbst oder Ego zu schaffen, indem wir im Leben verschiedene Rollen spielen. In meiner Praxis bin ich Arzt, zu Hause der Ehemann. Zu anderen Zeiten kann ich die Rolle eines Vaters, eines Freundes, eines Kochs, eines Reisenden, eines Lehrers oder eines Studenten usw. spielen. Der größte Teil unseres Lebens dreht sich um die verschiedenen Rollen, die wir ausfüllen, aber die Person, die sie spielt, erkennen wir nicht wieder. Das erzeugt Angst, weil wir den Kontakt zu unserer eigenen Quelle der Liebe, Kraft und Stabilität verlieren. Im Folgenden sind körperliche Reaktionen beschrieben, die typischerweise durch Angst und andere negative Emotionen ausgelöst werden.

Angst: Angst ist eine Form des negativen Bewusstseins, die als negative Emotionen zum Ausdruck kommen kann. Alle negativen Emotionen sind in der Angst verwurzelt. Obwohl es sich hier um Gemütsstörungen handelt, haben sie tiefe Auswirkungen auf den Körper. Angst betrifft jede Zelle im Körper und insbesondere die Nieren und Nebennieren. Die Nebennieren reagieren mit der Ausschüttung von *Adrenalin* und anderen Stresshormonen in den Blutkreislauf, was die Funktion aller Zellen, Muskeln und Organe im Körper drastisch verändert. Ist die Angst stark genug, kann sie einen Menschen praktisch lähmen. Angst führt normalerweise zu Frustration – und Frustration verursacht Wut.

Wut: Wir werden nur dann wütend, wenn wir bereits genug Angst und Frust ‚gesammelt' haben. Durch eine ‚provozierende' Situation kann die angestaute Wut freigesetzt werden. Schon ein kleiner Ärger kann der Auslöser für eine heftige emotionale Explosion sein. Wir können förmlich spüren, wie die Wut in unserem Körper aufsteigt, bis sie sich in mentaler oder in einigen Fällen auch in körperlicher Gewalt entlädt. In solchen Momenten des Zorns berichten sensible Menschen, dass sie Schmerzen in der Leber verspüren, was durch ein Anhäufen von Toxinen verursacht wird. Als Schutzmaßnahme setzt die Leber große Mengen an Fetten frei, die wiederum die Blutgefäße verstopfen und koronare Herzkrankheiten verursachen. Aufgestaute Aggression oder Wut können das Herz buchstäblich zur Weißglut bringen; die Läsionen, die sich um die Koronararterien herum bilden, sehen Verbrennungen sehr ähnlich.

Wut verändert auch die bakterielle Besiedelung der Gallenblase, der Gallenwege und des Dünndarms. Jeder aufbrausende Mensch hat sehr viele Gallensteine in Leber und Gallenblase, was Reizungen und Entzündungen der Schleimhäute in Magen und Darm entstehen lässt.[2] Gastritis und Magengeschwüre gehören zu den typischen psychosomatischen Erkrankungen, die direkt mit Stress und Wut verbunden sind. Ständiger Zorn erhöht den Blutdruck, schwächt das Immunsystem und macht den Menschen anfällig für alle Arten von Infektionen. Wut setzt auch *Noradrenalin* frei, ein normalerweise sehr nützliches Hormon, das aber unter dem Einfluss von großem Stress enorm schädlich wird. Findet der Körper kein Ventil, um die Spannung zu lösen, wird jedes kleine Stück unterdrückte Wut der Grund für einen neuen Ausbruch sein, heftiger noch als der vorherige.

Unsicherheit: Wenn Sie sich im Leben unsicher fühlen, kann sich Ihre Blase zusammenziehen und das Wasserlassen wird schwierig oder gar schmerzhaft. Eine Blasenverengung kann vor allem in der Nacht zu häufigem Wasserlassen führen, was oft von brennenden Schmerzen begleitet wird. Frauen, die sich in ihrem Leben unsicher und ungeschützt fühlen, werden besonders häufig von Blasenentzündungen geplagt. Defensives Verhalten ist ein typisches Zeichen dafür, dass man sich unsicher fühlt.

Nervosität: Nervosität erzeugt Toxine, die den Darm belasten können und so zu einem Reizdarmsyndrom beitragen. Nervöse Menschen leiden oft an Durchfall, Verstopfung oder Entzündungen der Darmschleimhaut.

Verletzt: Wenn Sie sich ungeliebt fühlen oder Gefühle tiefster Verletzung in sich tragen, fühlt sich Ihr Herz schwer an. Ein tiefer, ungelöster Schmerz kommt meist als Herzerkrankung zutage. Dieses Gefühl der Verletzung wird häufig von Traurigkeit und Trauer begleitet, was zu Atembeschwerden führen kann. Selbst die Lungen fühlen sich zu müde, um leicht und normal atmen zu können.

2 Gallensteine in Leber und Gallenblase können mithilfe einer einfachen und schmerzlosen Reinigungskur entfernt werden, die in dem Buch ‚*Die wundersame Leber- und Gallenblasenreinigung*' erläutert wird.

Hass: Hass ist eine Form des ganz starken Festhaltens. Geringes Selbstwertgefühl und die Unfähigkeit zu vergeben, können sich als intensiver Zorn manifestieren, der Leber und Gallenblase und damit den gesamten Verdauungsprozess stark beeinträchtigt. Hass produziert in den meisten Körperzellen hochgiftige Substanzen. Werden diese erst einmal in den Blutkreislauf ausgeschüttet, vergiften die Toxine den ganzen Körper und verursachen irrationales und sogar gewalttätiges Verhalten.

Gefühle des Versagens: Menschen, die unter Versagensängsten leiden oder denken, sie seien nicht ‚gut genug', entwickeln oft Darmbeschwerden und können Nährstoffe nicht gut aufnehmen. Der Dünndarm ist nicht mehr ‚gut genug', um den Körper zu versorgen. Dann können toxische Gase entstehen, die Blähungen verursachen, und der Körper wird physiologisch unterernährt.

Gier und andere negative Emotionen: Habgier, Neid und besitzergreifendes Verhalten sind die Ursache für Herzerkrankungen und Probleme mit der Milz. Dies wiederum wirkt sich negativ auf das Immunsystem aus und verringert die Energieverteilung im Körper. Mangelnde innere Zufriedenheit oder Erfüllung führt zu Magenproblemen. Die Angst vor zukünftigen Ereignissen kann Schauer durch die Zellen Ihrer Nieren schicken, und wenn Sie das Gefühl haben, keine Unterstützung zu bekommen, wird sich Ihre ängstliche Grundstimmung auch auf Ihre Nebennieren übertragen. Sowohl Angst als auch Nervosität verändern die Flora des Dickdarms. Dies führt zu einer Ansammlung von schädlichen Bakterien und toxischen Gasen, in einigen Fällen auch abwechselnd zu Verstopfung und Durchfall.

Emotionen und Körpertypen

Im Ayurveda werden alle Emotionen in drei humorale Körpertypen oder *Doshas* kategorisiert – *Vata, Pitta* und *Kapha.* Diese drei Energien erhalten und steuern alle geistigen und körperlichen Vorgänge. Geraten sie aber aus dem Gleichgewicht, kommt es zu körperlichen oder emotionalen Störungen. Nicht nur unser konstitutioneller Körpertypus wird von diesen drei Variablen bestimmt, sondern auch unsere Anfälligkeit für bestimmte Krankheiten, der allgemeine Zustand unseres Immunsystems, unsere Reaktion auf Therapien und Behandlungen und unsere Persönlichkeitsmerkmale.[3] Die Merkmale der drei *Doshas Vata, Pitta* und *Kapha* können wie folgt zusammengefasst werden:

Der Vata-Typ

- Leicht und dünn, schmaler Körperbau; gebogene oder unregelmäßig geformte Nase
- Bewegt sich und handelt schnell
- Neigt zu trockener, rauer, kalter und dunkler Haut
- Abneigung gegen Kälte
- Hunger und Verdauung unregelmäßig
- Leichter, unterbrochener Schlaf, Schlafstörungen
- Begeisterungsfähig, lebendig, fantasievoll, gutes Wahrnehmungsvermögen, spirituell interessiert
- Erregbarkeit, Stimmungsschwankungen, unberechenbar
- Erfasst Informationen sehr schnell, vergisst sie aber auch schnell wieder
- Neigt zu Sorge, Angst, Nervosität und Unruhe
- Tendenz zu Blähungen und Verstopfung
- Ermüdet leicht, neigt zu Überanstrengung und Hyperaktivität
- Mentale und physische Energie kommt in Schüben und explosionsartig
- Geringe Toleranz gegenüber Schmerzen, Lärm und hellem Licht

Der Pitta-Typ

- Mittlerer Körperbau, gut geformt, athletische Spannkraft
- Mittlere Kraft und Ausdauer

3 Ihren persönlichen Körpertypus und eine Anleitung zur ausgleichenden Lebensführung können Sie in *‚Zeitlose Geheimnisse der Gesundheit & Verjüngung‘* nachlesen.

- Heißhunger und Durst, starke Verdauung
- Neigt zu Wut und Reizbarkeit, wenn unter Stress
- Kann arrogant und exzentrisch sein
- Anpassungsfähig, intelligent, clever
- Hat tendenziell rötliche Haut und rote Haare; neigt zu Muttermalen, Sommersprossen und Hautproblemen
- Neigt zu vorzeitigem Haarausfall (Glatze) und grauen Haaren, wenn nicht im Gleichgewicht
- Spitze, rötliche Nase
- Durchdringende, manchmal blutunterlaufene Augen
- Abneigung gegen die Sonne und heißes Wetter
- Bevorzugt kühle Lebensmittel und Getränke
- Unternehmerischer Charakter, liebt Herausforderungen, kann gut organisieren
- Scharfsinniger Intellekt
- Guter, präziser, eloquenter Redner
- Kann keine Mahlzeiten auslassen
- Mittelgutes Gedächtnis
- Gute Führungspersönlichkeit

Der Kapha-Typ

- Kompakt, kräftig und schwer gebaut
- Gut entwickelte Gelenke mit guter Gelenkschmiere
- Körperlich sehr stark mit viel Ausdauer
- Das Haar ist meist schwarz, dunkelbraun oder blond; volles, gewelltes, öliges Haar
- Stabile und zuverlässige Persönlichkeit
- Konstante Energie; langsam und anmutig, wenn in Aktion
- Ruhige, entspannte Persönlichkeit; nicht aufbrausend
- Kühle, glatte, blasse, oft fettige Haut
- Venen und Sehnen sind nicht sichtbar

- Langsames Aufnahmevermögen, verarbeitet Informationen langsam, hat dafür ein gutes Gedächtnis
- Schwerer Schlaf, schläft lange
- Neigt zu Übergewicht und Adipositas
- Gesteigertes Schlafbedürfnis
- Langsame Verdauung, nur leicht hungrig
- Ruhig, zärtlich, friedfertig, tolerant, nachsichtig, fürsorglich, mütterlich
- Tendenziell besitzergreifend, hartnäckig, anhänglich, engstirnig und eigenwillig

Wenn Sie sich mit mehreren charakteristischen Merkmalen eines der drei Körpertypen identifizieren können, entspricht dieser sehr wahrscheinlich Ihrer Konstitution. In den folgenden drei Abschnitten möchte ich Sie mit auf eine Entdeckungsreise nehmen zu den emotionalen Aspekten, die den verschiedenen Körpertypen entsprechen. Wenn Sie Ihren persönlichen Körpertyp kennen, hat das den großen Vorteil, dass Sie geeignete Maßnahmen ergreifen können, um Ihr körperliches und seelisches Gleichgewicht wiederherzustellen. Ein Vata-Typ zum Beispiel sieht die Welt mit ‚Vata-Augen'. Wenn er weiß, wie er Vata im Gleichgewicht halten kann, wird es ihm helfen, Vata-balancierende Lebensmittel, Übungen, Routinen oder Situationen in seinen Alltag zu integrieren. So kann er sein Gefühlsleben auf sehr konstruktive und positive Weise beeinflussen.

Vata-Emotionen

Ausgewogene *Vata*-Typen zeigen Eigenschaften, die andere inspirieren und beflügeln. Sie sind von Natur aus enthusiastisch, lebhaft, fantasievoll, dynamisch und lebendig. Neue Dinge begeistern sie und diese Begeisterung drücken sie in vielen Gesprächen aus. Es macht Spaß, in ihrer Nähe zu sein, und Langeweile gehört nicht zu ihrem Wortschatz. Geraten sie jedoch aus dem Gleichgewicht, neigen *Vata*-Typen zu Stimmungsschwankungen und unregelmäßiger Lebensführung, was ihre Aktivitäten, Mahlzeiten und Gewohnheiten betrifft. In einem Moment haben sie das Gefühl, ganz oben zu sein, nur um in der nächsten Sekunde launisch und unzufrieden zu werden. Stehen sie unter Druck, reagieren sie meist impulsiv, nervös und ängstlich. Angst ist der dominierende Faktor, der sie fast zwanghaft veranlasst, hyperaktiv und übererregt zu werden. Dies führt schließlich zu Erschöpfung, ständiger Müdigkeit und einer Depression, die sich durch ein Gefühl der ‚inneren Leere' auszeichnet. Sie finden immer einen Grund, sich um etwas oder jemanden Sorgen zu machen.

Vata setzt sich aus den Elementen Raum und Luft zusammen und ist das wichtigste der drei Doshas. Es steuert alle internen Bewegungsabläufe wie Kreislauf, Ausscheidungsprozesse und Kommunikation und gerät meist als Erstes aus dem Gleichgewicht. Werden Nährstoffe, Sauerstoff oder Hormone in ihrem Fluss durch das komplexe Netzwerk von Kanälen im Körper behindert, kann das zu Erschöpfung und Schwäche führen. Der Körper kann sich nicht mehr richtig ernähren und reagiert mit Angst, was Stressreaktionen (Kampf oder Flucht) auslöst. Aus diesem Grund reagiert *Vata* auf der körperlichen Ebene mit Nervosität.

Pitta-Emotionen

Ausgeglichene *Pitta*-Typen sind gute Führungskräfte und eloquente Redner. Viele Menschen, die in der Gesellschaft leitende Funktionen haben, sind *Pitta*. Sie sind zuverlässig und vertrauenswürdig. Mutig im Geiste, lieben sie Abenteuer und streben nach neuen Herausforderungen. *Pitta*-Menschen werden oft wegen ihres starken Selbstvertrauens bewundert und sie sind von Natur aus freundlich, liebevoll und dynamisch. Einem glücklichen und zufriedenen *Pitta*-Menschen kann man das Strahlen im Gesicht förmlich ansehen.

Geraten *Pitta*-Typen aber aus dem Gleichgewicht, werden sie anderen und sich selbst gegenüber sehr kritisch. Dann rückt ihr Konkurrenzdenken in den Vordergrund und gibt ihnen das Gefühl, unter allen Umständen erfolgreich sein zu müssen. *Pittas* können sich in Workaholics verwandeln, werden anspruchsvoll und sarkastisch und sind nicht in der Lage, Misserfolge oder Kritik anzunehmen. Auf Stress reagieren sie mit Wut, Reizbarkeit und Ungeduld.

Kapha-Emotionen

Im ausgeglichenen Zustand sind *Kapha*-Menschen ruhig, freundlich und friedfertig. Ihre verzeihende und liebevolle Art macht sie bei allen beliebt. Man wird kaum einen in sich ruhenden *Kapha*-Menschen finden, der verärgert, nervös oder wütend reagiert. Ist er aber aus dem Gleichgewicht geraten, wird der *Kapha*-Typ unsicher und verzweifelt, was besonders dann der Fall ist, wenn er zu viel an Gewicht zulegt. Unter Stress zieht er sich lieber zurück, anstatt zu kämpfen. Fühlt er sich unerwünscht, nimmt er eine Opferhaltung ein. Seine innere Verunsicherung drückt er aus, indem er Besitztümer anhäuft, Dinge und Geld hortet und festhält. Laufen die Dinge für einen Kapha-Menschen nicht so gut, wird er passiv und depressiv und verliert alle Hoffnung.

Starre Verhaltensmuster sind ein Ausdruck ihrer versteckten Ängste. Oft halten sie sich zu sehr an Besitztümern und Beziehungen fest. Einen unausgeglichenen *Kapha*-Menschen erkennt man auch an seiner Habgier und an seiner Tendenz, Termine und andere Dinge vor sich her zu schieben. Ein ***Kapha*** kann einen großen, kräftigen Körperbau haben, um von seinem mangelnden Selbstvertrauen abzulenken. Tendenziell hegen diese Menschen eine Abneigung gegen Veränderungen und möchten am liebsten, dass alles so bleibt, wie es ist. Das kann sie zu rigiden und eigensinnigen Persönlichkeiten werden lassen.

Alle unterdrückten Emotionen führen immer zu einem unausgeglichenen Vata, was wiederum Pitta und Kapha stört. Mit den unterdrückten Gefühlen wird als Erstes auch das AGNI, also das Verdauungsfeuer des Körpers und die Autoimmunreaktion des Körpers, unterdrückt. Ein starkes AGNI ist der Schlüssel zur perfekten Gesundheit von Körper, Geist und Seele, was das emotionale Gleichgewicht zu einer Voraussetzung für Gesundheit und Glück im Leben macht.

Körpersprache

Der Körper spricht zu uns in der **Sprache der Emotionen**. Er nutzt diese Sprache, um unsere Aufmerksamkeit zu bekommen, mit uns zu kommunizieren und uns über sein Wohlbefinden oder Unbehagen zu informieren. Das Wort

‚Emotion' stammt von ‚Bewegung' ab. Wenn uns etwas auf der geistigen Ebene bewegt, drücken wir es auch auf der körperlichen Ebene durch ‚Emotion' oder Bewegung aus. Kennen nicht auch Sie jemanden, der eine schwere Last von Problemen und Verantwortlichkeiten auf den Schultern trägt? Wenn das der Fall ist, dann ist Ihnen sicher auch schon aufgefallen, dass sich seine depressiven Gefühle in den Bewegungen seines Körpers widerspiegeln. Sein Kopf ist gesenkt, die Augen niedergeschlagen, der Rücken ist gekrümmt und seine Schultern sind nach vorne gebeugt. Er scheint kaum Luft holen zu können. *Vata*-Menschen tendieren am ehesten dazu, mit dieser Haltung auf überwältigende Schwierigkeiten zu reagieren.

Auf ähnliche Weise sieht man traurigen Menschen die Traurigkeit an ihren Augen und ihrer Haut an, die jeglichen Glanz und Strahlkraft verloren haben. Man kann ihre Schwere förmlich sehen. *Kapha*-Menschen neigen mehr als die anderen beiden Körpertypen zu diesem Reaktionsmuster. Dagegen brodelt es bei einem wütenden *Pitta*-Menschen nur so und bringt das Blut zum Kochen. Meist steigt seine Körpertemperatur auch tatsächlich an und ihm schießt das Blut nur so ins Gesicht. Rot vor Wut, wird das Gesicht zur grotesken Maske.

Einen glücklichen Menschen erkennt man dagegen an seinen entspannten Gesichtszügen und einem sanften, aber nicht übertriebenen Lächeln. Es ist hinreichend bekannt, dass jeder unserer Gesichtsmuskeln einem bestimmten Organ oder Körpersystem entspricht. Wenn sich ein Muskel im Gesicht vor Stress oder Anspannung strafft, tut das entsprechende Organ im Körper das Gleiche, was weitere Spannungen in Körper und Geist auslöst.

Wenn Sie aber Ihre Gesichtsmuskulatur zu einem Lächeln aktivieren, verbessern Sie nicht nur die Funktionen der dazugehörigen Organe, sondern lösen auch Glücksgefühle aus. Dieser Zusammenhang wurde in den Achtzigerjahren in einem Experiment erkannt, in dem die Probanden bestimmte Gesichtsausdrücke (traurig, wütend, glücklich usw.) imitieren sollten. Mit wütender Mimik fühlten sich auch die Probanden reizbar und zornig. Ein trauriger Gesichtsausdruck brachte Gefühle des Verlassenseins und der Einsamkeit hervor, während ein glückliches Gesicht fröhlich machte. Jede noch so kleine Aktivität des Körpers wird vom Gehirn registriert und stimuliert die Freisetzung von Neurotransmittern. Ein ‚glückliches Gesicht' setzt glückliche

Neurotransmitter frei, mit einer positiven Wirkung auf den Körper. Versuchen Sie einmal zu lachen oder sich selbst im Spiegel anzulächeln, wenn Sie morgens in den Spiegel schauen, und Sie werden feststellen, dass es auch für den Rest des Tages einen großen Unterschied macht.

Anfangs war die medizinische Fachwelt überrascht, als sie beobachten konnte, wie ein todkranker Krebspatient sich durch die heilsame Wirkung des Lachens selbst heilte, indem er drei Monate lang lustige Videos ansah. Der lungenkranke Patient hatte im Krankenhaus einen Arzt überhört, der anmerkte, dass er nur noch wenige Tage zu leben habe. Daraufhin entließ sich der Mann selbst aus dem Krankenhaus und beschloss, den ‚Rest seines Lebens' mit Spaß zu verbringen, ohne zu wissen, dass ihm dieser ‚Spaß' das Leben retten würde.

Nach ein paar Wochen ständigen Lachens ließ sich der Patient wieder ärztlich untersuchen und war komplett beschwerdefrei, der Lungenkrebs war verschwunden. Von diesem Ergebnis inspiriert, formulierte er eine praxisorientierte Theorie, die die plötzliche und vollständige Remission seines Lungenkrebses erklären könnte. Letztendlich wurde dieser Patient Dekan der medizinischen Hochschule UCLA in Kalifornien, USA. Dieser Erfahrung folgten weitere ernsthafte Untersuchungen über die therapeutische Wirkung des Lachens. Heute ist es eine anerkannte, verifizierbare Methode, die unterstützend bei schweren Krankheiten eingesetzt wird. In amerikanischen Krankenhäusern werden Patienten inzwischen aktiv dazu ermutigt, sich lustige Filme anzusehen.

Unser Körper formt sich um den emotionalen ‚Datensatz' herum, aber auch die Bewegungen unseres Körpers erzeugen Gefühle. Ein Mensch kann allein durch eine Veränderung der Körperhaltung – von unten nach oben, durch Anheben des Kopfes und das Zurückziehen der Schultern – seine Emotionen von depressiv nach heiter und optimistisch lenken.

Von der Natur können wir viel über den Umgang mit negativen Gefühlen lernen. Wenn sich zum Beispiel eine Wildkatze frustriert fühlt, weil ihre Beute entwischt ist, löst sie sich aus diesem emotionalen Zustand, indem sie schreit, in die Luft springt und so lange leckt, bis sie einschläft. Sobald sie wieder aufwacht, ist jeder Misserfolg verflogen und die Katze ist bereit für ein neues Jagdabenteuer. Hätte die Katze ihren Frust nicht durch eine Reihe von körperlichen Bewegungen abgearbeitet, hätte sich ihr früheres Versagen negativ auf ihre zukünftigen Jagdkompetenzen ausgeübt.

Auch wir können den Stress, der sich in Momenten des Frusts, der Wut oder der Enttäuschung in uns ansammelt, aufheben, indem wir unseren Körper bewusst in eine andere Körperhaltung oder Bewegung bringen. Auch deshalb wirkt sich die regelmäßige Praxis von Übungen, die das Chi (Lebensenergie) erhöhen, sehr heilend auf Körper und Geist aus. Zu diesen Übungen gehören Chi-Lel, Chi Kung[4], Tai Chi und Yoga.

Die ayurvedische Lehre empfiehlt, Verspannungen zu lösen, indem Sie sich jeden Tag selbst eine Massage geben, genau wie die Katzen. Es entspannt alle Muskeln und beseitigt unterdrückte Emotionen.

Negative Gefühle deuten im Allgemeinen darauf hin, dass wir uns auf einem Weg befinden, der ausgedient hat, und wir große Veränderungen in unserem Leben vornehmen sollten. Diese Gefühle dienen uns als Leitfaden und zeigen uns den Weg zu mehr Wohlbefinden und Weisheit. Von diesen inneren ‚Lehrern' können wir alles über uns selbst lernen, vorausgesetzt, wir hören ihnen zu. Ich möchte hier ein paar einfache Methoden zu mehr Achtsamkeit und Sensibilität empfehlen, die helfen können, negative Emotionen in nützliche und positive Erfahrungen zu verwandeln.

Methoden zur emotionalen Transformation

Das Ayurveda empfiehlt, Gefühle weder zu **unterdrücken** noch **auszudrücken**. Beides verursacht unerwünschte Nebenwirkungen, weil es in jedem Fall jemandem schaden wird. Es wäre für alle Beteiligten viel besser, wenn sie aus ihren Gefühlen lernen und deren wahren Ursprung und Sinn verstehen könnten. Befindet man sich jedoch mitten in einer emotionalen Störung, kann dies unter Umständen schwierig sein. Der erste Schritt, um von Gefühlen zu lernen und mit ihnen umzugehen, besteht darin, sich von ihnen zu distanzieren und zu beobachten, wie sie kommen und gehen. Das passiert automatisch, sobald Sie diese Gefühle bewusst loslassen. Sollten dabei Ängste in

4 Siehe auch Kapitel 7 unter ‚Körperarbeit' und ‚Touch for Health – gesund durch Berühren'.

Ihnen hochkommen, lassen Sie dies zu, damit sich die Ursache dieser Gefühlsregung auflösen kann. Lenken Sie Ihre Aufmerksamkeit einfach auf alles, was passiert, wenn Sie, sagen wir mal, wütend sind. Beobachten Sie, wie Sie sich aufregen, und machen Sie sich bewusst, wie Sie auf die Bemerkungen und Handlungen anderer Menschen reagieren. Aus dieser Beobachtung heraus können Sie etwas über das Wesen des Zorns und der Wut lernen. Dann werden Sie in der Lage sein, diese Wut loszulassen. Artikulieren Sie Ihre Erfahrungen, schreiben Sie sie auf oder sprechen Sie während dieser Übung mit sich selbst.

Um sich von negativen Gefühlen befreien zu können, müssen Sie sich diese erst in Ihr Bewusstsein rufen, sie beobachten und dann von Anfang bis zum Ende erleben. Diese Übung an sich ist bereits ein sehr kraftvolles Instrumentarium, um den schmerzhaften ‚Stachel' zu entfernen, der jedes negative Gefühl begleitet. Der einzige Fehler, den wir hier machen können, ist, diese Gefühle zu ignorieren oder zu unterdrücken. Sollten Sie das in der Vergangenheit getan haben, können Sie alle verdrängten Gefühle mit der folgenden Methode aus Ihrem Körper befreien:

1. Schließen Sie die Augen und lenken Sie Ihre Aufmerksamkeit sanft auf Ihren Atem. Es ist in Ordnung, wenn Ihre Gedanken im Kopf kreisen, achten Sie einfach auf Ihre Atmung. Tun Sie dies mindestens ein bis zwei Minuten lang.
2. Lassen Sie Ihren Geist zu der Stelle im Körper wandern, die sich besonders angespannt anfühlt, und achten Sie dabei auf Ihre Atmung. Spüren Sie bewusst, wie die angespannte Region verhindert, dass Ihr Atem leicht und mühelos fließen kann. Bleiben Sie dort, bis die Anspannung nachlässt.
3. Lenken Sie Ihre Aufmerksamkeit nun der Reihe nach zu den folgenden Körperregionen, während Sie sich weiterhin Ihrer Atmung bewusst sind. Beginnen Sie diese Übung, indem Sie Ihre Aufmerksamkeit auf Ihre Lippen lenken … atmen; dann auf die Nase … atmen usw. Fahren Sie fort, bis Sie alle unten genannten Körperteile abgedeckt haben, bleiben Sie bis zum Ende dabei. Warten Sie anschließend ein bis zwei Minuten, bevor Sie Ihre Augen wieder öffnen.

1. Lippen
2. Nase
3. Augen
4. Ohren
5. Stirn
6. Kopf
7. Hals
8. Brust
9. Bauch
10. Hüften
11. Unterer Rücken
12. Oberer Rücken
13. Schultern
14. Oberarme
15. Unterarme
16. Hände
17. Finger
18. Oberschenkel
19. Beide Knie
20. Unterschenkel
21. Knöchel
22. Zehen
23. Ganzer Körper

Möglicherweise müssen Sie die Reihenfolge ein paar Mal üben, bevor sie Ihnen mühelos gelingt. Es ist nicht schlimm, wenn Sie ein oder zwei Bereiche auslassen. Ihre Energie wird Ihrer Aufmerksamkeit folgen. Wenn Sie diese Methode regelmäßig üben, werden Sie lernen, alle größeren und kleineren Muskelgruppen zu entspannen und zu beleben (der Großteil unserer emotionalen Erfahrungen haben sich im Gedächtnis unseres Muskelgewebes eingeprägt).

Diese Methode des Bewusstwerdens kann in Verbindung mit der Atemtechnik feststeckende und verdrängte Emotionen lösen und Ihnen helfen, vergangene und aktuelle Spannungen und emotionalen Stress zu überwinden. Ich empfehle Ihnen, diese Methode möglichst zweimal täglich zu üben, idealerweise im Anschluss an das bewusste Atmen (siehe nächster Abschnitt) und/oder während oder nach einer Krise.

Eine weitere sehr effektive Methode, um mit akuten und negativen Emotionen umzugehen, ist die kalte Dusche. So einfach es auch klingen mag, der Schockeffekt von kaltem Wasser erlaubt es unserem Bewusstsein, den Körper für einen Bruchteil einer Sekunde zu verlassen. Das reicht aus, um eine Distanz zu einem bestehenden Problem zu schaffen. Kalte Duschen entziehen auch unserem Gefühlskörper Wut, Ressentiments und Angst. Nehmen Sie eine kalte Dusche, sobald Sie sich gestresst oder angespannt fühlen, und Sie werden sich danach viel besser fühlen.

Die *Emotional Freedom Technique* (EFT) – siehe www.emofree.com – ist eine weitere, ausgezeichnete Methode, mit der emotionale und körperliche Blockaden aufgelöst werden können.

Emotionale Fürsorge

Emotionale Schwierigkeiten können Sie effektiv von zwei Seiten bewältigen: über die körperliche und über die geistige Schiene. Wenn Sie es schaffen, sich von einer Emotion zu distanzieren oder diese mithilfe der oben beschriebenen Methode zu beobachten, wird es Ihnen leichter fallen zu verstehen, warum die Emotion überhaupt erst entstanden ist. Gefühle sind nützliche Botschafter, die uns helfen, andere und uns selbst besser zu verstehen.

Ungeduld kann Sie geduldiger machen

Wenn Sie sich unruhig fühlen, weil Sie einen wichtigen Brief erwarten und dieser noch nicht angekommen ist oder weil Sie die Warteschlange am Bahnschalter nervös macht, dann kann Ihre Ungeduld das ideale Mittel sein, um Ihren Fokus auf den gegenwärtigen Moment zu richten und Ihre Emotionen zu beruhigen. Wenn Sie einen Schritt zurück machen und diese Erregung bewusster erleben, werden Sie vielleicht entdecken, dass Sie eine gewisse

Erwartungsspannung bezüglich zukünftiger Ereignisse empfinden, die Sie daran hindert, das Leben im jetzigen Moment zu genießen. Indem Sie diese Ungeduld bewusst annehmen und erleben, anstatt ihr nachzugeben, werden Sie die Ursache dafür erkennen und loslassen können. Sehr bald werden Sie keine Situationen mehr erschaffen oder anziehen, die Sie ungeduldig werden lassen.

Die obige Methode wird Ihnen helfen, aus Ihren Gefühlen zu lernen. Alles, was wir jetzt in unserem Leben wissen müssen, um uns körperlich, materiell, geistig und spirituell weiterzuentwickeln, ist in unseren Gefühlen enthalten. Anstatt woanders nach Antworten auf unsere Probleme oder Fragen zu suchen, werden wir bessere Ergebnisse erzielen, wenn wir an uns selbst arbeiten. Fragen Sie sich selbst, warum Sie ungeduldig, gereizt oder unglücklich sind, denn es ist selten die aktuelle Situation, die für Ihre emotionale Reaktion verantwortlich ist. Es sind die Situationen, die Sie ungeduldig oder unglücklich machen, die Ihnen zu mehr Geduld und größerem Glück verhelfen werden. Dieses Prinzip gilt für alle Emotionen. Verweilen Sie einfach bei der Emotion, die Sie irritiert, bis diese wieder vorbei ist, und beobachten Sie Ihre Reaktionen darauf. Sie können Ihren emotionalen Zustand auch verbalisieren. Sagen Sie sich selbst, wie Sie sich in diesem Moment fühlen. Dadurch wird die Emotion an die Oberfläche gebracht und kann leicht, dauerhaft und schmerzfrei gelöst werden.

Versuchen Sie nicht, andere Menschen zu ändern

Eine der größten Ursachen für emotionalen Stress ist das Bestreben, andere ändern zu wollen. Unser Wunsch, andere Menschen verändern zu wollen, besteht nur, weil wir uns selbst ändern müssen. Unsere Erwartungen an andere existieren nur, weil wir unerfüllte Erwartungen an uns selbst haben. Was wir an anderen Menschen nicht mögen, ist genau das, was wir in unserem eigenen Leben korrigieren müssen. Anstatt Zeit und Energie darauf zu verschwenden, andere Menschen ändern zu wollen, können wir unsere persönliche Kraft nutzen, um uns selbst zu verbessern. Wenn wir uns von dem Drang befreien, andere ändern zu wollen, wird uns eine große Last von den Schultern genommen und unsere Freiheit im Leben wiederhergestellt.

Oft argumentieren wir, dass uns eine bestimmte Gewohnheit oder das bestimmte Verhalten eines Freundes, Partners oder Vorgesetzten Probleme bereitet und dass, wenn diese sich nur ändern würden, unser Leben wunderbar und erfolgreich wäre. Das ist eine Illusion. Wenn wir unsere Energien immer auf die Fehler und Defizite anderer Menschen richten, werden wir auch mit uns selbst nicht im Reinen sein. Gefangen in der ständigen Wahrnehmung der Mängel anderer Menschen, machen wir unser Leben nur von ihnen abhängig. Doch wenn wir lernen, diese ‚Fehler' in anderen Menschen als bloße Reflektionen unserer eigenen Unfähigkeit zu erkennen, das zu sein, was wir wirklich sein wollen, ist der erste Schritt auf dem Weg zum besseren Ich getan. Wir werden feststellen, dass sich auch die Einstellung anderer Menschen uns gegenüber ändern wird, sobald wir sie anders wahrnehmen. Dies erfordert jedoch Selbstvertrauen. Wenn wir uns selbst besser fühlen, werden uns auch andere Menschen mehr wertschätzen. Die meisten Menschen verbringen ihre Zeit am liebsten mit jemandem, der glücklich, freundlich, mitfühlend, hilfsbereit und stark ist. Deshalb können wir die Reaktionen und das Verhalten anderer uns gegenüber **nur** ändern, wenn wir an uns selbst arbeiten. Wenn Sie sich also das nächste Mal dabei erwischen, wie Sie jemanden kritisieren oder verurteilen, halten Sie einen Moment inne und überlegen Sie, was Sie an Ihrem eigenen Leben ändern könnten, zum Beispiel, indem Sie sich selbst mehr akzeptieren …

Im Jahr 2006 erzählte mir meine inzwischen erkrankte Mutter von ihrem Postboten, der sie nie grüßte, geschweige denn ansah. Sein mürrisches, verhärtetes Gesicht drückte nichts als Unzufriedenheit aus. Meine Mutter empfand Mitgefühl für ihn und hegte die Hoffnung, dass er eines Tages freundlicher und höflicher werden könnte. Also war sie besonders freundlich zu ihm. Einige Wochen später war dieser Mann wie verwandelt. Heute ist er sehr mitteilungsfreudig und strahlt vor Glück, wenn er vorbeikommt. Er legte sogar viel Wert darauf, dass die erste Weihnachtskarte für meine Mutter in diesem Jahr von ihm stammte. Diese Erfahrung zeigt, dass wir unsere Beziehungen definitiv **aktiv** gestalten können.

Konflikte sind Chancen für Wachstum

Die meisten Menschen versuchen Konflikten um jeden Preis aus dem Weg zu gehen. Wenn es aber einen Anlass für einen Konflikt gibt und wir alles in uns begraben, prägt sich dieser Konflikt nur tiefer in uns hinein und wird uns weiterhin auf ganz unterschiedliche Art und Weise belästigen. Wenn man in einer Beziehung Konflikte meidet, besteht keine Chance, die eigene Frustration zum Ausdruck zu bringen und sich anschließend wieder zu versöhnen – in jeder gesunden Beziehung ein sehr wichtiger Prozess. Die sogenannten ‚Ja-Sager', die sich nie mit jemandem streiten, bauen viel Widerstand oder ‚Nein'-Gefühle in sich auf und bekommen dadurch ein niedriges Selbstwertgefühl. Das kann sie sogar daran hindern, ihre eigenen Wünsche zu erfüllen. Zu schwach, um für sich selbst einzustehen, entwickeln sie häufig Krebs oder andere lähmende Krankheiten, was wahrscheinlich nur ein anderer Weg ist, sich nicht mit unterdrückten Konflikten auseinandersetzen zu müssen. In ihrem Wunsch nach Liebe und Aufmerksamkeit versuchen sie es allen recht zu machen, übertragen aber all ihre ungelösten Konflikte lediglich auf die körperliche Ebene.

Wenn es unter Partnern oder Freunden nie Differenzen gibt, kann es durchaus sein, dass einer von ihnen **immer nachgibt** und versucht, dem anderen zu gefallen, aber nie sich selbst. Unterschiede und Differenzen sind die bestimmenden Merkmale des Lebens, außer man ist 24 Stunden am Tag in Glückseligkeit versunken. Die Unterschiede im Leben prägen auch in unseren persönlichen Beziehungen unsere Chancen für größere Veränderungen, für Wachstum und Fortschritt. Wenn wir uns so nach Liebe und Aufmerksamkeit sehnen, dass wir anderen immer nur gefallen wollen, erschaffen wir eine Spaltung in uns selbst. Dann ist es an der Zeit, das eigene Leben drastisch zu verändern, auch wenn das bedeutet, die Erwartungen der Menschen um uns herum vorerst nicht mehr erfüllen zu können. Die Menschen, die Sie lieben, haben Sie vielleicht viel zu lange als selbstverständlich betrachtet und müssen jetzt unter Umständen auch lernen, selbstständiger zu werden. Weil **Sie** in die Rolle des ‚Unentbehrlichen' geschlüpft sind, können auch nur **Sie** diese Illusion auflösen. Sobald Sie sich selbst die Zeit und Aufmerksamkeit schenken, die Sie brauchen, lässt der Drang, anderen gefallen zu müssen, weil Sie nur so Liebe bekommen, nach. Das wiederum versetzt Sie eher in die Lage, wahr und bedingungslos zu lieben.

Depression – nach innen gerichtete Wut

In der industrialisierten Welt von heute leiden Millionen von Menschen unter Depressionen. Sie beeinträchtigen die Verdauungs-, Nerven- und Kreislauffunktionen des Körpers und rauben jegliche Freude und alles Glück. Depressionen an sich sind keine eigenständigen Emotionen, sondern stehen in direktem Zusammenhang mit unterdrückter Wut.

Die traditionellen Regeln unseres Sozialverhaltens besagen, dass es besser ist, sich ‚konform' zu verhalten, als Gefühle – insbesondere Wut – zu zeigen. Viele Menschen sind mit der Vorstellung aufgewachsen, dass Wut grundsätzlich schlecht ist und eine unausgeglichene Persönlichkeit erkennen lässt. Auch wenn man wütend ist, sollte man das am besten nicht zeigen. Dieses ungeschriebene Gesetz scheint für Frauen noch mehr zu gelten als für Männer. Es scheint gesellschaftlich akzeptabel zu sein, wenn ein Mann schimpft und schreit, mit Gegenständen um sich wirft, andere Menschen anbrüllt und vielleicht sogar gewalttätig wird, aber Frauen werden als ‚unschicklich' und ‚unweiblich' verurteilt, wenn sie das Gleiche tun. Viele Frauen neigen dazu, sich zurückzuziehen und still zu werden, wenn sie wütend sind. Ihr ‚ruhiges' Wesen ist jedoch irreführend. Sie nehmen unbewusst die Opferrolle ein und lassen es zu, dass Männer ihr Leben dominieren, sie tun, was Partner oder Ehemann von ihnen verlangen, ohne sich dagegen aufzulehnen. Stattdessen behalten sie ihre große Wut für sich und leiden unter Depressionen, die bis zum Nervenzusammenbruch führen können. Mittlerweile gibt es genügend klinische Beweise dafür, dass **Depressionen nichts anderes sind als nach innen gerichtete Wut**. Wenn Wut nicht auf positive, aktive Weise zum Ausdruck gebracht werden kann, staut sie sich in passiver Form auf und wird zur ‚Emotion' Depression, deren Auswirkungen verheerend sein können. Dr. Philip Gold vom American National Institute of Mental Health hat nachgewiesen, dass Stress und Depressionen Notfall-Hormone freisetzen, die brüchige Knochen, Infektionen und sogar Krebs verursachen können. Zahlreiche Frauen sterben heutzutage an Osteoporose. Bei vielen Menschen werden diese Stresshormone nicht nur gelegentlich ausgeschüttet, sondern sind in ‚Dauerbereitschaft'. Sind sie über längere

Zeit aktiv, hemmen sie den Appetit, schwächen das Immunsystem, rauben den Schlaf, bauen Knochengewebe ab und stören die Reparatur von Zellgewebe. Forschungen zeigen, dass bei chronisch depressiven Frauen die Stresshormone und der Abbau von Knochengewebe deutlich erhöht sind.

Eine an der Ohio State University, USA, durchgeführte Studie ergab, dass die Ausschüttung dieser Hormone bei Frauen, die regelmäßig Probleme in ihrer Ehe hatten, besonders hoch war. Die Auswertung der Stresshormone ließ die Schlussfolgerung zu, dass Frauen empfindlicher auf negatives Verhalten reagieren als Männer. Deswegen ist bei ihnen das Risiko höher, depressiv oder krank zu werden. Forschungsergebnisse haben auch gezeigt, dass langfristig erhöhte Stresshormone das Risiko, an einer Infektion zu erkranken, deutlich ansteigen lassen.

Aktuelle Erkenntnisse auf dem Gebiet der Neurowissenschaften zeigen, dass der Serotoninspiegel – ein wichtiger Neurotransmitter, der eng verbunden ist mit positiven Sinneserfahrungen (siehe auch Kapitel 4) – bei Patienten mit hohem Suizidrisiko um bis zu 20–25 Prozent niedriger ist. Serotonin ist in dem Teil des Gehirns besonders aktiv, der unsere Impulse steuert. Fehlt dieser Neurotransmitter oder eine mit ihm verwandte Substanz, ist die Impulskontrolle eingeschränkt, d. h. der Mensch kann das, was er tut, nicht mehr steuern. Diese Konstellation erhöht die Wahrscheinlichkeit, dass ein Mensch seine Selbstmordgedanken auch ausführt. In den USA ist der Suizid die achthäufigste Todesursache. Die Forschungsergebnisse legen nahe, dass die Suizidneigung durch Kindheitserfahrungen verstärkt wird, die sich ein Leben lang auf den Serotoninspiegel des Betroffenen auswirken. Tatsächlich ist der Anteil an Missbrauchsopfern bei Menschen, die Suizid begehen, besonders hoch. Laborstudien bestätigen, dass elterliche Vernachlässigung zu kritischen Zeiten im Kindesalter den Serotoninspiegel nachhaltig abbauen kann.

Viele von uns sind sozial so konditioniert, dass wir unsere Wut von Anfang an unterdrücken. Wenn kleine Kinder nicht das bekommen, was sie haben wollen, reagieren sie mit einem Wutanfall und werden dafür meist von einem Elternteil ausgeschimpft. All die kleinen Ereignisse von unterdrückter Wut und Frust bauen sich mit der Zeit zu einem hochexplosiven inneren Konflikt auf und erzeugen eine starke biochemische Verzerrung im

Körper. Jeder neue Vorfall, der einen emotionalen Konflikt auslöst, setzt alle ungelösten Konflikte der Vergangenheit frei. Wird die Wut jedoch aufgearbeitet, bevor sie sich in eine Depression verwandelt, kann sie uns helfen, etwas über unsere Schwächen zu lernen, die wir auf andere projizieren. Immer wenn Sie wütend sind, sind Sie nicht wirklich wütend auf eine andere Person, sondern lediglich frustriert über Ihre eigene Unfähigkeit, Ihre eigenen Bedürfnisse zu erfüllen, sowohl die aktuellen als auch die aus der Vergangenheit.

Was macht Sie wütend?

Manchmal werden wir wütend, wenn wir sehen, dass andere erfolgreich sind und uns das an unsere eigenen Fehler erinnert. Es gibt unglückliche Menschen, die sich ärgern, wenn ein enger Freund plötzlich Grund zur Freude hat. Jemand anderen glücklich zu sehen kann die eigene Leere oder den eigenen inneren Mangel spiegeln. Ein unzufriedener Mensch kann deshalb neidisch auf diejenigen werden, die das haben, was er sich erträumt, aber selbst nicht erreichen kann. Wenn Sie sich darüber ärgern, wie jemand gekleidet ist oder sich ausdrückt, kann es durchaus sein, dass Sie Ihren eigenen Frust projizieren, weil Sie selbst nicht mutig genug sind, auch einmal anders zu sein, oder weil Sie glauben, verurteilt zu werden, wenn Sie Ihre angestammte Rolle verlassen würden. Ein Elternteil kann uns nur nerven, weil er die gleichen Fehler macht wie wir oder weil er uns sehr ähnlich ist. Natürlich können wir auch wütend werden, wenn wir beobachten, wie jemand ein Verbrechen begeht, ein Kind verletzt oder eine andere Form von Unrecht verursacht. Wut ist aber nicht so sehr das Resultat eines externen Ereignisses, welches durch die verborgene Erinnerung an einen früheren Fehler oder einen **nicht verziehenen** Schmerz, den uns ein enger Freund zugefügt hat, ausgelöst wird. Wut kann nur dann aufkommen, wenn noch alte Ressentiments im Herzen vergraben sind. Ein Mensch, der von Liebe erfüllt ist, hat keinen Grund, auf jemanden wütend zu sein. Die Wut dient ihm nicht mehr als Lektion, aus der er lernen kann und hat keinen Grund, überhaupt erst zu entstehen.

‚Ich könnte‘ versus ‚Ich sollte‘

Eine weitere Quelle der Wut ist das ‚Sollen‘ in unserem Leben. Aus Angst, von einem Elternteil, Freund oder Vorgesetzten verurteilt oder kritisiert zu werden, versuchen wir mit dem Satz ‚Ich sollte …‘ unsere Handlungen und Verhaltensweisen zu rechtfertigen. Jedes Mal, wenn wir das Wort ‚sollte‘ verwenden, geben wir unbewusst zu, dass wir keine Wahl haben oder uns nicht frei genug fühlen, unsere eigenen Entscheidungen zu treffen. Das macht uns ärgerlich und senkt unser Selbstwertgefühl.

Sie können das Wort ‚sollte‘ durch ‚könnte‘ ersetzen, was die Anzahl der Auswahlmöglichkeiten sofort erhöht. Das Wort ‚könnte‘ gibt Ihnen die Freiheit, den einen oder anderen Weg zu wählen, während das Wort ‚sollte‘ diese Option von vorneherein ausschließt. „Ich könnte meine alte Tante besuchen, die ich seit Jahren nicht mehr gesehen habe“ klingt ganz anders als „Ich sollte meine Tante besuchen…“. Die beiden Ausdrucksweisen haben völlig gegensätzliche Auswirkungen auf Körper und Geist. Schüler, die glauben, in einer Prüfung gut abschneiden zu müssen, anstatt ihr Bestes zu geben, schütten mehr Stresshormone aus und haben ein schwächeres Immunsystem. Das Gleiche gilt für alle Aufgaben, die Sie erledigen, nur weil es jemand von Ihnen erwartet. Wenn Sie darauf achten, wie Sie sich sprachlich ausdrücken, können Sie ein Bewusstsein für Ihre selbst auferlegten Einschränkungen entwickeln, von denen sich manche sogar als körperliche Beschwerden manifestieren. Niemand außer Ihnen selbst lässt es zu, wenn die Erwartungshaltung anderer Menschen Ihr eigenes Leben bestimmt. Diese Einschränkungen existieren nur in Ihrem Kopf und Sie können diese Illusion ändern, indem Sie sich selbst ‚umprogrammieren‘: „Jedes Mal, wenn ich das Wort ‚sollte‘ sage, werde ich kurz innehalten und überlegen, ob ich es auch durch das Wort ‚könnte‘ ersetzen kann.“ [**Hinweis**: Sprechen Sie es einmal laut aus; sie müssen es nicht wiederholt tun.] Es holt Sie in den gegenwärtigen Moment – Ihre einzige wahre Kraftquelle – zurück und erlaubt es Ihnen, Veränderungen und Entscheidungen zu treffen, die für Sie und alle Beteiligten am vorteilhaftesten sind. Das Ergebnis ist ein größeres Gefühl an persönlicher Freiheit.

Sie dürfen auch ‚Nein' sagen

Auch unsere Unfähigkeit, ‚nein' zu sagen, wenn wir etwas wirklich nicht tun wollen, kann Wut oder Verbitterung auslösen. Viele von uns fühlen sich verpflichtet, etwas zuzustimmen, weil wir glauben, dass es von uns erwartet wird. Wir befürchten, dass ein ‚Nein' zu Problemen in einer Beziehung führen könnte oder wir nicht mehr geliebt werden. Dieses ‚Ja-Sagen' kann das Ergebnis tiefsitzender Glaubenssätze oder Verhaltenskodizes sein, die mit Erziehung, Religion, Geschlecht und Klassenzugehörigkeit verknüpft sind. Wenn Sie jemanden als mächtiger und einflussreicher wahrnehmen als Sie selbst, wie zum Beispiel Ihren Chef, sind Sie eher bereit, seine Anfragen zu bearbeiten, als Sie das bei einem gleichgestellten Mitarbeiter tun würden.

Menschen, die immer nur ‚ja' sagen, haben oft ein niedriges Selbstwertgefühl. In den Augen der Gesellschaft sind sie selbstlose Menschen, die alles tun würden, um anderen zu helfen. Ihre Selbstlosigkeit ist jedoch eher ein Symptom ihres geringen Selbstwertgefühls. Sie opfern ihr Leben für andere, damit sie geliebt und geschätzt werden. Aus diesen ‚Heiligen' werden jedoch oft Märtyrer. Die typischen Wesensmerkmale dieser Persönlichkeiten sind Selbstaufopferung, das Bestreben, ein ‚guter' Mensch zu sein, immer freundlich und glücklich auszusehen und nie Zeit für sich selbst zu haben. **Überfürsorge** ist genauso schädlich wie **Vernachlässigung**. Bei der Liebe geht es nicht darum, sich wie ein Sklave aufzuopfern, denn das führt nur zu Verbitterung. Vielmehr geht es darum, das eigene Leben so sehr zu ehren und zu schätzen, dass die Liebe einfach auf andere übergreift. Ein solcher Mensch gibt und teilt ganz selbstverständlich und ohne dafür Anerkennung haben zu müssen.

Sowohl ‚ja' als auch ‚nein' sind Teil des Lebens. Sagen Sie ‚ja', wenn es Ihnen gut geht, aber auch bitte ‚nein', wenn Ihnen nicht danach ist. Nicht auf das eigene Bauchgefühl zu hören, führt zu Konflikten und Komplikationen. Folgt man seiner Intuition, erkennt man Lösungen und findet neue Wege. Sobald Sie auf Ihre Gefühle achten, wird Ihnen dies auf lange Sicht zugutekommen, selbst dann, wenn Sie dabei Ihren Job oder Ihre Beziehung riskieren.

Selbstaufrichtigkeit ist die höchste Form der Ehrlichkeit und die einzige, die Ihnen dauerhaft Glück bringen kann. Die Unterdrückung der wahren Gefühle vor sich selbst und anderen ist ein Versuch des Egos, einem idealisierten

Selbstbild gerecht zu werden. Ist man anderen gegenüber ehrlich, lässt man erkennen, dass man keine Angst davor hat, ihnen zu zeigen, wer man wirklich ist und was man wirklich fühlt. Als goldene Regel gilt: ‚Man kann nur so ehrlich zu anderen sein wie zu sich selbst.'

In unserem Kulturkreis wird ‚ja' mit Geliebt-Werden und ‚nein' mit Ablehnung gleichgesetzt. Weil wir so erzogen wurden, neigen die meisten Menschen dazu, die ‚Ja-Version' des Kommunizierens zu bevorzugen und dies insbesondere dann, wenn ein Vorgesetzter oder ein Mensch beteiligt ist, der einem nahesteht. Im Gegensatz zu kleinen Kindern, die nicht zögern, ‚nein' zu sagen, weil sie wissen, dass sie immer von ihren Eltern geliebt werden, haben wir gelernt, uns Liebe mit dem kleinen Wort ‚ja' zu kaufen, was uns aber zunehmend verärgern kann.

‚Ja' zu sagen, wenn wir ‚nein' meinen, schafft einen inneren Konflikt zwischen dem, was wir wirklich möchten, und dem, was von uns erwartet wird. Subtile Erpressung, Bestechung, sich selbst erfüllende Regeln und Vorschriften, die von Eltern, Lehrern und anderen Autoritätspersonen formuliert wurden, haben uns gelehrt, dass es besser ist, sich an diese Form der Manipulation anzupassen. ‚Ja' zu sagen schien der einzige Weg, um das zu bekommen, was wir wollten, aber wir mussten einen hohen Preis dafür zahlen. Wir hatten Angst, uns den unerwünschten Folgen zu stellen, die ein ‚Nein' ausgelöst hätte, und so ersetzten wir unsere angeborene und spontane Ehrlichkeit und Unbekümmertheit allmählich durch Gefühle von Frust, Wut, Unsicherheit, Angst und Schuld. Während wir heranwuchsen, übernahmen wir die gleichen oder ähnliche Methoden der Manipulation.

Die Ironie dabei ist, dass es anderen Menschen eigentlich lieber ist, wenn man ehrlich sagt, wie man sich fühlt. Es ist besser ‚ehrlich zu sein, als Ausreden in letzter Minute zu finden oder zum Beispiel eine Einladung eher widerwillig anzunehmen. ‚Ja' zu sagen, wenn man ‚nein' meint, nennen wir lügen, aber im Grunde genommen ist es ‚Selbstverleugnung'. Wenn Sie also das nächste Mal ‚ja' sagen, aber eigentlich viel lieber ‚nein' sagen möchten, sagen Sie zu sich selbst: „Ich habe wieder ‚ja' gesagt, als ich es nicht wirklich so gemeint habe." Diese Aussage wird Ihr altes **Muster des ‚Ja-Sagens'** in Ihr Bewusstsein rücken und es Ihnen ermöglichen, das Gesagte rückgängig zu machen und die Wahrheit zu sagen oder es in ein Lehrstück für Sie selbst verwandeln. Sich **bewusst** zu werden, ist der schnellste Weg, aus den eigenen Emotionen zu lernen und ein sicherer Weg, emotionale Probleme zu überwinden.

Auch kräftige Bewegung kann Ihnen helfen, mit unterdrückter Wut umzugehen. Sie unterstützt den Körper bei seinem Versuch, die überschüssige Menge an *Noradrenalin* – das biochemische Äquivalent von Wut – auszuspülen. Bewegung stellt das chemische Gleichgewicht des Körpers wieder her und steigert das Selbstwertgefühl. Auch mit Freunden über die eigenen Gefühle zu sprechen oder die Wut durch Schreiben oder in einer Therapie auszudrücken oder durch Meditation zu minimieren, kann helfen, mit dieser unangenehmen und destruktiven Emotion umzugehen. Diese Methoden wirken wie das Ventil eines Schnellkochtopfs, lassen Dampf ab und bringen tiefere Einblicke in die eigene Gefühlswelt.

Jeder, der im Leben ständig unter Wut oder Frustration leidet, bildet viele Gallensteine, sowohl in der Leber als auch in der Gallenblase. Eine der schnellsten Möglichkeiten, alte Ressentiments und unterdrückte Wut loszulassen, ist die Beseitigung aller Gallensteine durch Leberspülungen. Solange die Gallenwege blockiert sind und der Gallenfluss behindert wird, werden Energie und freudige Gefühle unterdrückt und Wut und Frustration verschärft. Gallensteine sind eine ständige Quelle wiederkehrender Irritationen; durch ihre Entfernung werden die oben genannten Methoden für den Umgang mit Emotionen viel einfacher und erfolgreicher.

Holen Sie sich ein Haustier – es kann Sie glücklich machen und Ihr Leben retten

Die Liebe zu einem Haustier kann einen stark ausgleichenden Einfluss auf die Gefühle haben und sogar Krankheiten verhindern. Eine 1992 vom Baker Medical Research Institute in Melbourne, Australien, durchgeführte Studie an Menschen im Alter von 20 bis 60 Jahren zeigte, dass männliche Tierhalter einen deutlich niedrigeren Cholesterinspiegel und weniger Triglyceride (die mit Herzerkrankungen in Verbindung gebracht werden) im Blut hatten. Darüber hinaus war bei beiden Geschlechtern der

Blutdruck signifikant niedriger als bei Nicht-Tierbesitzern. Dieses Ergebnis war unabhängig von der Art des Haustieres, der Ernährung und dem Körpergewicht der Probanden oder davon, ob der Besitzer des Tieres rauchte.

Die positiven Gefühle, die durch einfaches Streicheln eines Haustieres ausgelöst werden, können die wichtigsten Risikofaktoren für Herzerkrankungen drastisch reduzieren und haben eine beruhigende Wirkung auf Körper und Geist. Auch das bloße Betrachten des Haustieres oder das gemeinsame Spiel schaffen eine kommunikative Verbindung, die Gefühle von Liebe und Freude auslösen kann. Gleichzeitig finden tief greifende physiologische Veränderungen statt. So können Haustiere nicht nur emotional, sondern auch körperlich gut für uns sein.

Auch die Haustiere können von uns profitieren, wenn wir ihnen unsere Zuneigung zeigen. Eine vor 20 Jahren durchgeführte, klassisch angelegte Studie über die Auswirkung der Ernährung auf Kaninchen wies eine therapeutische Wirkung unserer Gefühle auf die Gesundheit dieser Tiere nach. Ein Großteil der Kaninchen wurde mit einem für sie schädlichen Futter mit hohem Fettanteil gefüttert . Alle Kaninchen entwickelten daraufhin eine Arteriosklerose, eine Erkrankung, bei der die Arterien verhärten und Herzerkrankungen entstehen. Es gab jedoch auch eine Gruppe von Kaninchen, in der nur 30 % der Tiere diese Krankheiten entwickelten. Die Tatsache kam für die Forscher völlig überraschend, weil es bei den beiden Gruppen keine physischen Unterschiede gab. Bald darauf stellten die Forscher fest, dass der Student, der für die Fütterung der Tiere aus dieser Gruppe zuständig war, ihnen das Futter nicht einfach in den Käfig warf, sondern sie aus den Käfigen nahm, mit ihnen sprach, ihnen etwas vorsang, sie streichelte und liebkoste. Die Kaninchen fühlten sich geliebt und umsorgt und sie konnten trotz des minderwertigen Futters ihre Nahrung auf anderen Wegen verstoffwechseln als die Kaninchen aus den anderen Gruppen. Ihr Immunsystem gedieh und war stark genug, um auch mit ungesundem Futter umgehen zu können. Alle Kaninchen wurden mit dem gleichen Futter versorgt, aber diese eine Gruppe hatte einen sehr guten Grund, zufrieden zu sein und zu überleben. Die Liebe des Studenten gab ihnen den Überlebenswillen.

Was für Tiere gilt, trifft auch auf uns Menschen zu. Ein Hund, der unsere Hand mit Zuneigung leckt oder geduldig darauf wartet, dass wir nach Hause kommen, kann den Körper mit Glückshormonen und Antikrebs-Substanzen nur so überfluten. Tiere können uns glücklich machen, weil sie sich natürlich und unschuldig verhalten und uns daran erinnern, dass vollkommene Gesundheit möglich ist. Die Nähe zu Tieren und ihre Beobachtung hilft uns, uns wieder mit der Welt der Natur zu verbinden, und stellt das Gleichgewicht in unseren Gefühlen wieder her.

Gutes Essen – gute Laune

Woher unsere Stimmungsschwankungen kommen

Unser Essen und unsere Auswahl der Lebensmittel wird weitgehend von unseren Gefühlszuständen beeinflusst. Was wir bewusst oder unbewusst im Lebensmittelgeschäft vor Ort einkaufen, hängt hauptsächlich davon ab, wie wir uns zu diesem Zeitpunkt fühlen. Wenn Sie das Gefühl haben, in Ihrem Leben gäbe es nicht genug ‚Süße' oder Zufriedenheit, werden Sie sich eher zum Süßwaren- und Kuchenregal hingezogen fühlen als zur Frischetheke mit Obst und Gemüse. Vielleicht ist Ihr Blutzuckerspiegel zu niedrig und Sie haben kaum noch Kraftreserven und Ihre Stimmung ist im Keller. Sie wollen den drohenden Anfall von schlechter Laune so schnell wie möglich unterdrücken und suchen nach einer Lösung jetzt sofort. Eine Tafel Schokolade, ein Stück Kuchen oder eine andere Süßigkeit scheinen genau das Richtige zu sein, um die Stimmung und den Blutzuckerspiegel wieder zu heben. Die Energie ist wiederhergestellt und die Laune bestens.

Leider ist diese Situation nur von kurzer Dauer. Je schneller Ihr Blutzuckerspiegel nach dem Verzehr von etwas Süßem in die Höhe schnellt, desto schneller und tiefer wird er anschließend auch wieder fallen. Ihr Körper wird erneut den Alarm auslösen und Sie werden wieder nervös und zittrig. Und wieder werden Sie nach den Süßigkeiten greifen, um der Misere ein Ende zu bereiten. Vielleicht haben Sie sogar das Gefühl, den Verstand zu verlieren! Im Grunde genommen stimmt das auch, denn Ihrem zentralen Nervensystem geht die Nahrung aus.

Gutes Essen ist immer auch Nahrung fürs Gehirn. Obwohl das Gehirn nur etwa ein Fünfzigstel des Körpergewichts ausmacht, benötigt es mehr der folgenden Grundnährstoffe als jeder andere Teil des Körpers:

- Energie, die als Sauerstoff für Verbrennung und in der Form von Glukose als Kraftstoff bereitgestellt wird.
- Enzyme und Proteine, die aus Aminosäuren zusammengesetzt sind.
- Vitamine, die die einwandfreie Funktion der Aminosäuren gewährleisten.

Andere wichtige Nährstoffe sind Metalle, Minerale, Spurenelemente und Fette, die den Aufbau der Zellmembrane unterstützen. Solange unser Blutzuckerspiegel normal und stabil ist, kann unser Gehirn effizient arbeiten. Das hebt die Stimmung. Wenn er aber in beide Richtungen ausschert, werden wir emotional aus dem Gleichgewicht geworfen. Ist der Blutzucker zu hoch, sind wir euphorisch, ist er zu niedrig, fühlen wir uns schlecht.

Da ein Zuviel an Zucker im Blut die Körperzellen schädigen kann, verstoffwechselt und speichert der Körper überschüssigen Zucker mithilfe von Insulin, das von der Bauchspeicheldrüse produziert wird. Da eine Überreizung – was einem Missbrauch der Energiereserven des Körpers gleichkommt – durch eine reduzierte Stimulation ausgeglichen werden muss, wird mehr Zucker aus dem Blutkreislauf entfernt, als gesund und normal ist. In der Folge werden dem Gehirn und allen anderen Zellen des Körpers wichtige Nährstoffe vorenthalten, was zu Stimmungsschwankungen und Heißhunger auf Süßes führt.

Die Stimmungsmacher

Neuropeptide, Neurotransmitter und andere verwandte Substanzen sind die biochemischen Äquivalente unserer Gedanken. Für jeden unserer Gedanken produziert unser Gehirn einen Neurotransmitter. Diese Proteinverbindungen bestehen aus verschiedenen Aminosäureketten und können den Inhalt unserer Gedanken von einer Nervenzelle auf eine andere übertragen. Dies ist notwendig, wenn wir unsere Gedanken später auch in Taten umsetzen wollen, z. B. einen Arm heben oder die Worte in diesem Buch lesen.

Wie hoch die Konzentration von Aminosäuren in unserem Gehirn ist, hängt davon ab, was wir essen. Studien des Massachusetts Institute of Technology, USA, haben gezeigt, dass die chemische Zusammensetzung des Gehirns so flexibel ist, dass sie sich nach einer einzigen Mahlzeit verändern kann. Sowohl eine unausgewogene Ernährung als auch eine schlechte Verdauung können einen Nährstoffmangel im Gehirn auslösen und die interneuronale Übertragung schwächen. Emotionale Traumata, Unfälle oder andere unangenehme Erfahrungen, die den Verdauungsvorgang verlangsamen oder abschalten, können einen ähnlichen Effekt haben. Auch das hat einen großen Einfluss auf unsere Stimmung und unser Verhalten.

Einer der Botenstoffe im Gehirn, der für Wohlbefinden sorgt, ist – wie bereits erwähnt – der Neurotransmitter *Serotonin*. Er hat eine beruhigende Wirkung und seine Konzentration im Gehirn steigt und fällt als direkte Reaktion auf die Nahrung, die in unserem Verdauungstrakt verarbeitet und aufgenommen wird. Andere – als ‚Glücksstoffe' bekannte – Neurotransmitter sind *Dopamin* und *Noradrenalin*. Sie machen uns bekanntermaßen wacher und klarer.

Ohne diese Substanzen könnten wir nicht funktionieren. Allerdings werden große Mengen an ausgeschüttetem Dopamin mit Schizophrenie in Verbindung gebracht und zu viel Noradrenalin kann heftige Wutausbrüche auslösen. Der Verzehr von zu viel zucker- und fetthaltigen Nahrungsmitteln entzieht dem Körper lebenswichtige Nährstoffe und regt die Produktion von *Acetylcholin* an, das uns traurig und depressiv werden lässt. Aber wenn wir komplett auf *Lebensmittel mit natürlicher Süße* verzichten (komplexe Kohlehydrate, wie sie in Vollkorn, Reis, Obst, Gemüse, pflanzlichen Fetten usw. enthalten sind), können wir genau die gleichen Probleme verursachen. Andererseits ist unser Gehirn in der Lage, ‚Glücksstoffe' auch dann zu produzieren, wenn wir ungesunde und schädliche Nahrung zu uns nehmen, vorausgesetzt, wir sind zu diesem Zeitpunkt glücklich und in guter Stimmung. Um noch mehr Verwirrung zu stiften: Sind wir schlecht gelaunt oder depressiv und nehmen in diesem Zustand eine gesunde Mahlzeit mit allen lebenswichtigen Nährstoffen ein, wird unser Gehirn nicht in der Lage sein, ausreichend Rohmaterial (Aminosäuren) für ‚glückliche' Botenstoffe zu produzieren.

Die Beziehung zwischen Geist und Körper ist viel zu komplex, um sie mit einfachen Worten zu erklären. Ist es Geist über Materie oder Materie über Geist, die unser Leben bestimmt? Die Antwort lautet, dass beide Aussagen wahr sind. Die entscheidende Frage hier ist: „Was kann ich tun, damit ich mich besser fühle?" Die kontinuierlichen Botschaften in unserem Gehirn, die Rückmeldung geben über Wohlbefinden oder Unbehagen, bestimmen, wie wir unser Leben gestalten. Signale von Glück und Zufriedenheit zeigen uns, dass wir auf dem richtigen Weg sind. Negative Emotionen können uns dazu motivieren, wieder ins Gleichgewicht zu kommen. Diese Motivation wächst aus unserem natürlichen Bestreben nach Glück, welches sich ganz automatisch aus einem Leben in Harmonie mit den Gesetzen der Natur ergibt. Es liegt daher in unserer Hand, unsere angeborenen und konstitutionellen Instinkte wiederzuentdecken und einen gesunden Geist in einem gesunden Körper zu entwickeln.

Wie unser Konstitutionstypus unsere Stimmung beeinflusst

Je nach individuellem Konstitutionstypus werden Sie unter Stress unterschiedliche Gefühle empfinden. Wenn Sie ein *Vata*-Typ sind, werden Sie mit Angst, Nervosität und Sorge reagieren. *Pitta*-Menschen reagieren aggressiv und wütend, während ein *Kapha*-Typ lethargisch, faul, depressiv und schwerfällig wird und sich zurückzieht. Wenn die *Doshas* aus dem Gleichgewicht geraten sind, sucht der Körper nach Wegen, um sie zu beruhigen. Es kann jedoch vorkommen, dass wir nicht immer die richtigen Wege finden, um dies auch zu erreichen. Viele Menschen haben keinen Bezug mehr zu ihren natürlichen Instinkten. Es gibt verschiedene Gründe, warum wir uns möglicherweise auf der Suche nach Ausgeglichenheit nicht mehr ausschließlich auf unseren Körper verlassen können: unzureichende Gesundheitsaufklärung, soziale Indoktrination und nährstoffarme Lebensmittel sind nur einige davon. Stattdessen müssen wir uns bei der Wahl unserer Lebensmittel auf unseren Verstand verlassen. Im Allgemeinen sucht unser Verstand immer nach der schnellsten Lösung, damit der emotionale Stress so bald wie möglich überwunden werden kann. Dementsprechend holt sich der *Vata*-Typ in solchen Situationen eine Tüte gesalzener Chips und/oder eine Tafel Schokolade. Das hitzige *Pitta* hat die Qual der Wahl zwischen eisgekühlter Cola oder Kaffee, Alkohol oder Zigaretten, um das Unbehagen zu lindern. Der aus dem Gleichgewicht geratene *Kapha*-Mensch versucht mit süßen und fetten Speisen, also Pudding und Co., die unangenehmen Gefühle hinunterzuschlucken. Sobald eine oder gar alle drei der *Doshas* über längere Zeit hinweg nicht ausgeglichen sind, verliert auch unser Verstand das Bewusstsein für den eigentlichen Normalzustand. Dann haben wir ein Verlangen nach genau den Speisen, Getränken und anderen Dingen, die den Zustand der Unausgeglichenheit erhalten, so als wäre dieser Zustand der natürliche.

Es gibt zwei Wege, diese Situation wieder ins Lot zu bringen, und ich empfehle Ihnen, beide anzuwenden:

1. **Ersetzen Sie nach und nach alle ungesunden Lebensmittel und Getränke durch schmackhafte, gesunde Speisen und Getränke.**
2. **Ändern Sie Ihre Wünsche und Denkweise.**

Zwei wichtige Dinge, die Ihr Leben bestimmen:

1. Eine gesunde Ernährung

Die meisten Menschen ändern ihre Ernährung und machen Diäten, weil sie abnehmen, ein lästiges Hautproblem oder eine Krankheit loswerden wollen. Aber eine Diät, die ausschließlich nach diesen Gesichtspunkten ausgewählt wird, ist weder nutzbringend, noch wird sie dauerhaft Vorteile haben. Sie bringen diese Diät – so gut sie auch sein mag – vielleicht mit etwas in Verbindung, vor dem Sie Angst haben. Unter diesen Umständen produzieren Ihr Gehirn und Verdauungssystem bei jeder Mahlzeit ‚Angststoffe', die eine unterdrückende Wirkung auf Verdauung, Stoffwechsel und Ausscheidung haben. In Wirklichkeit haben Sie dann Angst vor der Nahrungsaufnahme und der Körper wird alles, was Sie essen, als Antigen (also einen Fremdkörper, der zerstört werden muss) behandeln. Dies kann zu Nahrungsmittelunverträglichkeiten oder gar zu allergischen Reaktionen führen.

Sie können aber die Gründe für Ihre Diät oder Heilernährung ändern, denn das liegt in Ihrer Hand. Einer der wichtigsten Schritte in diesem Zusammenhang ist es, das eigene Wohlbefinden zum wichtigsten Motivationsfaktor für eine gesunde Ernährung zu machen (damit es für Sie einfacher wird, lesen Sie am besten im nächsten Absatz den Text über ‚*Die Kraft, die Ihr Schicksal bestimmt*'). Was Ihr Körper wirklich will, ist Glück. Alles Tun kann glücklich machen, auch das Essen. Machen Sie aus Ihrer Nahrung ein Mittel zum Zweck und nehmen Sie Lebensmittel in Ihren Speiseplan auf, die durch Ihre besondere Reinheit Ihre persönliche Entwicklung fördern können. Im Ayurveda werden diese Lebensmittel ‚*sattvisch*' genannt.

Sattva, Rajas und Tamas – die drei Grundprinzipien des Lebens

Sattva ist eine der drei grundlegenden Kräfte, auch *Gunas* genannt, die jedes Tun und jedes Phänomen im Leben bestimmen. In Hinblick auf unser menschliches Leben regt *Sattva* zu Wachstum an und schenkt uns die Motivation, uns zu erweitern, voranzukommen, spirituell, geistig und körperlich zu wachsen und unsere höhere Bestimmung zu finden. Wie zu allem im Universum gibt es zu *Sattva* auch den Gegenpol – *Tamas*, die Kraft, die uns zwingt, dort zu verharren, wo wir gerade sind. Tamas verzögert den Fortschritt, verursacht Stagnation und verleitet uns dazu, an vergangenen Ereignissen und veralteten Überzeugungen festzuhalten. Die dritte Kraft, genannt *Rajas*, dient als neutrale Verbindung zwischen *Sattva* und *Tamas*. *Rajas* fordert uns auf, zu handeln, Initiative zu ergreifen, uns zu bewegen und zu verändern, unabhängig von der Richtung, dem Ergebnis oder dem Zweck. Diese drei Eigenschaften sind in jedem Menschen vorhanden und kommen je nach Ernährung, Lebensstil, Gedanken, Emotionen und Verhaltensmuster in unterschiedlichen Graden und Intensitäten zum Ausdruck. Im Folgenden sind die charakteristischen Merkmale der einzelnen *Gunas* beschrieben.

Ein ***sattvischer* Mensch** stellt den Fortschritt über alles andere. Er genießt es, kreativ und innovativ zu sein. Er hat einen tiefen Respekt vor dem Leben und der Natur und ist immer auf der Suche nach einer gesunden und lebenserhaltenden Umgebung. ***Sattvische*** Menschen leben gesund und ernähren sich am liebsten von naturbelassenen, reinen und energetisierenden Speisen.

Ein ***Rajas*-Mensch** handelt um der Handlung willen, unabhängig davon, ob diese gut für ihn ist oder nicht. Er hat einen inneren Drang nach Bewegung, neigt dazu, sich geistig und körperlich zu überfordern, ist impulsiv und ungeduldig und ständig auf der Suche nach einem Ventil für seine nervöse und gleichzeitig kreative Rastlosigkeit. *Rajas*-Menschen scheinen endlos viel Energie zu haben und sind sehr extrovertiert. Sie bevorzugen anregende Speisen und Getränke.

Ein ***Tamas* -Mensch** will sich nicht ändern und zieht es vor, alles so zu lassen, wie es ist. Sein inaktiver Geist findet Trost in festgelegten Routinen und gewohnten Umgebungen. Diese Menschen neigen dazu, in der Vergangenheit zu verweilen, und versuchen Gegenwart und Zukunft zu meiden. Sie entwickeln selten neue Ideen oder Gewohnheiten im Leben.

Die drei *Gunas* – *Rajas, Sattva* und *Tamas* – sind mentale Eigenschaften, die den drei körperlichen *Doshas Vata, Pitta* und *Kapha* entsprechen. In der ayurvedischen Medizin gibt es ein klares Verständnis von dem Zusammenspiel zwischen Körper und Geist, zwischen den mentalen Impulsen und den daraus entstehenden spezifischen Beschwerdebildern, Veranlagungen und Störungen. Auch die Nahrungsmittel werden je nach spezifischer Wirkung auf die geistige Sphäre eingeordnet.

Eine *sattvische* Ernährung gilt als gesund, während *rajasische* und *tamasische* Lebensmittel nicht gesundheitsfördernd sind. *Chakara*, einer der Gründungsväter der ayurvedischen Lehre, formulierte es bereits vor mehreren Tausend Jahren wie folgt: „Der Körper besteht aus Nahrung. Gesunde Ernährung ist eine der Grundvoraussetzungen für das Wachstum aller Lebewesen; eine ungesunde Ernährung ist die Ursache aller Krankheiten." Mit anderen Worten: Wenn wir im Leben vorankommen, vital und gesund werden und im Einklang mit den Gesetzen der Natur leben wollen, müssen wir uns *sattvisch* ernähren. Insbesondere Menschen, die sich spirituell weiterentwickeln möchten, werden von einer *sattvischen* Ernährung profitieren. In den folgenden Listen sind Lebensmittel und ihre Wirkung auf Körper und Geist aufgeführt. Die Zitate zu den drei unterschiedlichen Ernährungsweisen stammen aus der *Bhagavad Gita*, einer 5000 Jahre alten Schrift, in der das Zusammenspiel der drei *Gunas* bei einem Menschen, der den spirituellen Weg geht und Erleuchtung erreichen möchte, im Detail beschrieben wird.

Die *sattvische* Ernährung

„Speisen, die bekömmlich sind, dem Herzen und dem Geist gefallen, den Körper stabilisieren und Geist und Körper Kraft, Gesundheit und ein langes Leben schenken. Eine sattvische Ernährung fördert das Glück und die Liebe zu allen Kreaturen." (Bhagavad Gita)

Die *sattvische* Ernährung ist süß im Geschmack, leicht, geschmeidig (enthält Flüssiges) und kühlend (im Vergleich zu den hitzigen Eigenschaften von Chili oder Alkohol usw.). Zu den *sattvischen* Nahrungsmitteln gehören:

- Muttermilch (für Babys)
- *Ghee* (geklärte Butter)
- Butter
- Weizen
- Basmatireis
- Gelbe Mungbohnen
- Frisch gekochtes Gemüse
- Reifes Obst
- Sesamsamen
- Steinsalz oder echtes Meersalz
- Sesamöl
- Ingwer
- Datteln
- Mandeln
- Honig
- Frisches Quellwasser

Jede Nahrung, die eine beruhigende Wirkung hat und leicht verdaut werden kann, ist von Natur aus sattvisch, vorausgesetzt, wir essen sie in Maßen. Bitte beachten Sie: Wenn eines der oben genannten Lebensmittel den *kinesiologischen Muskeltest*[5] nicht besteht, ist es entweder nicht frisch genug, zu früh geerntet worden, zu alt, enthält schädliche Chemikalien (Dünger), ist zur längeren Haltbarkeit mit Gas behandelt worden oder wurde mit unpassenden Lebensmitteln oder Zutaten kombiniert. Sie können auch mithilfe der Lebensmittelliste für die spezifischen Körpertypen[6] herausfinden, welche Obst- und Gemüsesorten für Sie *sattvisch* sind. Im Ayurveda gilt die *sattvische* Ernährung als am besten geeignet, um Kraft, Vitalität, einen starken Geist und dauerhaft gute Stimmung, Jugendlichkeit und Langlebigkeit zu fördern. Sobald Sie anfangen, *sattvische* Lebensmittel in Ihre Ernährung aufzunehmen, werden ungesunde Gewohnheiten, Abhängigkeiten und Krankheiten nach und nach verschwinden.

Die *rajasische* Ernährung

„Scharfe, saure, salzige, überhitzte, stechende, kratzende, verbrennende Speisen sind dem Rajasischen erwünscht; sie bringen Ungemach, Schmerz und Krankheiten. (Bhagavad Gita)

Die *rajasische* Ernährung ist zu scharf, mit deftigem, starkem Geschmack (wie z. B. Käse). Dazu gehören alle Lebensmittel, die eine erhitzende Wirkung haben, wie Chili, Knoblauch, Zwiebeln, Paprika, Tomaten, Käse (gereift, gesalzen), reife Auberginen, einige Hülsenfrüchte, Fleisch, Fisch, Meeresfrüchte, Eier, Alkohol, Tee, Kaffee, Zigaretten, zuckerhaltige Lebensmittel, Softdrinks, Chips und ähnliches Junk Food. Wenn Sie ein ständiges Verlangen nach diesen Lebensmitteln haben, deutet dies darauf hin, dass bei Ihnen bereits ein körperliches oder emotionales Ungleichgewicht bestehen könnte.

5 Siehe *‚Zeitlose Geheimnisse der Gesundheit und Verjüngung'* des Autors.

6 Siehe *‚Zeitlose Geheimnisse der Gesundheit und Verjüngung'* des Autors.

Die *tamasische* Ernährung

„Essen, das zu alt ist, dessen Geschmack vergangen ist, das stinkt und vom Vortage ist, und auch Reste anderer und Unreines, das ist dem Tamasischen lieb." (Bhagavad Gita)

Tamasische Lebensmittel sind schwer verdaulich, kalt, trocken, geschmacklos, verfault, verdorben, gefroren oder in der Mikrowelle gekocht. Menschen, denen es nichts ausmacht, *tamasische* Speisen zu essen, stehen bereits so stark unter dem unterdrückenden Einfluss von *Tamas*, dass sie unempfindlich gegenüber Reinheit und feinstofflichen Dingen geworden sind. Vergiftet von Tamas und unfähig, reine Lebensmittel und Getränke wie Wasser zu schätzen, scheinen *tamasische* Menschen fast alles problemlos essen zu können. Solche Menschen werden wahrscheinlich irgendwann im Laufe ihres Lebens lebensbedrohlich erkranken.

2. Die Macht der Gedanken

Gedankenwechsel

Jeder Gedanke manifestiert sich als Botenstoff im Gehirn und ist damit sehr mächtig. Deswegen kann eine Änderung Ihrer Denkweise nicht nur Ihren Körper positiv beeinflussen, sondern auch Ihre Beziehungen und Ihr Schicksal. Wenn der Pilot eines Flugzeuges beschließt, den Kurs um einen halben Grad zu ändern, kommt das Flugzeug unter Umständen an einem ganz anderen Ziel an.

Ein Umdenken kann einen ähnlichen Effekt haben. Erinnern Sie sich, wie gut Sie sich fühlen, wenn jemand Ihnen sagt, dass er oder sie Sie aufrichtig liebt und große Zuneigung für Sie empfindet? Versuchen Sie nun sich vorzustellen, wie Sie sich fühlen würden, wenn Ihre beste Freundin oder Ihr bester Freund Ihnen aus heiterem Himmel sagen würde, wie sehr er/sie Sie verachtet. Ein winziges Stück Information kann ausreichen, um Ihr ganzes Leben zu verändern. Wenn Sie mit Ihrem momentanen Leben nicht zufrieden sind, können Sie den Kurs ändern, indem Sie neue, andere Entscheidungen treffen. Nehmen Sie sich ein paar Minuten Zeit, um herauszufinden, was Ihnen im Leben wichtig ist, und nehmen Sie sich anschließend vor, dieses Ziel zu erreichen.

Wenn Sie vor einem sehr großen Problem in Ihrem Leben stehen, für das es keine Lösung zu geben scheint, haben Sie eventuell das Gefühl, die ganze Welt breche über Ihnen zusammen. Wenn Sie sich aber in zehn Jahren sehen könnten und in der Zeit zurückblicken, dann würden Sie erkennen, dass das Leben nicht stillgestanden hat, sondern weitergegangen ist. Indem Sie Ihre Aufmerksamkeit auf das Machbare lenken und darauf fokussieren, was im Moment möglich ist, bleiben Sie auf dem richtigen Weg. So einfach ist es. Jedes Mal, wenn Sie in Ihrem Leben mit einem ernsthaften Problem konfrontiert werden, gehen Sie am besten die folgenden, einfachen Schritte durch, die Ihnen helfen werden, positiv und konstruktiv zu bleiben:

1. **Denken Sie an eine Person oder Sache, die Ihnen ein gutes Gefühl gibt. Rufen Sie sich ins Bewusstsein, wie wichtig diese eine Sache oder Person für Sie ist und wie gut es ist, sie in Ihrem Leben zu haben.**
2. **Denken Sie an all die Menschen, die nicht so viel Glück haben wie Sie, an die Obdachlosen, die Kranken und Hungernden.**
3. **Stellen Sie sich vor, wie Sie sich fühlen würden, wenn Ihre Herzenswünsche wahr würden.**
4. **Was würden Sie als ersten Schritt in Richtung dieses Ziels tun?**

Einer der Hauptgründe, warum wir in unserem Leben Probleme anziehen, ist, dass wir nicht das tun, was uns glücklich macht. Wir senden negative Nachrichten aus, indem wir sagen: „Ich wünschte, ich müsste nicht so viel arbeiten", „Wie um alles in der Welt habe ich das verdient?" oder „Das Leben ist ein Kampf!" Ihr Leben – und das schließt Ihren aktuellen körperlichen und geistigen Zustand mit ein – ist immer ein Produkt Ihrer eigenen Gedanken und Gefühle. Gedanken beeinflussen alles, nah und fern, materiell oder immateriell. Wenn Sie wissen wollen, welche Gedanken Sie gestern hatten, müssen Sie sich nur Ihren Körper heute näher ansehen. Wenn Sie wissen wollen, wie es Ihrem Körper morgen gehen wird, dann schauen Sie sich einfach die Gedanken an, die Sie heute haben. Jede Bewegung und Aktivität in Körper und Geist wird von den entsprechenden Neurotransmittern gesteuert oder abgestimmt. Keine einzige Idee, kein einziger Wunsch, kein einziges Gefühl, kein einziges Verständnis oder Missverständnis kann durch den Kopf gehen, ohne das entsprechende physische Gegenstück zu schaffen.

Glücklich sein – Ihr Schlüssel zum Arzneischatz der Natur

Ihr Gehirn ist imstande, jedes Medikament der Welt herzustellen, vorausgesetzt, es erhält das entsprechende ‚Los'-Signal von Ihnen, seinem Meister. Dazu benötigt das Gehirn weder ein ausgeklügeltes chemisches Labor, noch viel Zeit, um die besten Medikamente für alle körperlichen und seelischen Beschwerden zu entwickeln. Mit den oben beschriebenen wenigen, aber natürlichen Lebensmitteln kann es alle Neuropeptide und deren verwandte Substanzen produzieren für alle Beschwerden, die Sie möglicherweise entwickeln könnten.

Wenn Sie zum Beispiel unter Schmerzen leiden, produziert Ihr Gehirn Endorphine und Enkephaline, also morphium-ähnliche Verbindungen, die mindestens 40 000 Mal stärker sind als das stärkste Heroin. Wenn Sie sich verletzen und Ihr Körper würde diese Substanzen nicht sofort produzieren, könnten Sie die Schmerzen nicht ertragen und würden umgehend in Ohnmacht fallen oder wahnsinnig werden. Die Ausschüttung von Endorphinen ist eng mit Lust- und Glückserfahrungen verbunden und Sie werden mehr aus diesen Substanzen machen können, wenn Sie Freude an dem haben, was Sie tun. Menschen, die unter emotionalen Schmerzen leiden, empfinden auch bald körperlichen Schmerz. Ihr Gehirn wird daran gehindert, ausreichende Mengen an schmerzstillenden Substanzen herzustellen. Wenn Ihr Körper z. B. ‚Krebs' signalisiert, produziert Ihr Gehirn Anti-Krebs-Substanzen und Immunstimulatoren, die Ihr Immunsystem stärken und sich um das Problem kümmern, bevor Sie es überhaupt wissen. Jeden Tag mutieren Millionen unserer Körperzellen und werden krebsartig, aber unser Immunsystem kümmert sich sofort darum und beseitigt sie ganz ohne Chemotherapie, Bestrahlung oder Operation. So müssen wir uns nicht täglich mit den Millionen von neuen Krebszellen beschäftigen, es sein denn, unser Körper ist nicht in der Lage, sie zu zerstören. Krebs ist das körperliche Gegenstück zu einem Gefühl, das aus der Balance geraten ist und enthält eine deutliche Botschaft: „In deinem Leben gibt es einen Antagonismus, der deinen Körper dahinsiechen lässt." Bei diesem antagonistischen Element kann es sich um ein niedriges Selbstwertgefühl handeln, um unterdrückte Emotionen, eine negative Einstellung zum eigenen Leben, einen unausgesprochenen oder unerfüllten Wunsch, eine defensive Haltung einem feindseligen Partner oder der Umgebung gegenüber oder eine unausgewogene Ernährung. In der Regel liegt eine Kombination von mehreren Faktoren vor. Anstatt zu versuchen, dieses fremde Element auszuschalten, können Sie daraus lernen und es zu Ihrem eignen Wohl transformieren.[7]

Im Allgemeinen neigen wir dazu, Herzinfarkte, Krebs, Osteoporose und AIDS usw. als Haupttodesursachen dafür verantwortlich zu machen, dass Menschen weltweit an diesen Krankheiten sterben. Als wären diese Krankheiten mächtige Monster, die darauf aus sind, wahllos Leben zu zerstören. Nur wenige der Menschen, die an einer schweren Krankheit leiden, fragen sich, warum das überhaupt so ist. Dabei haben Sie die Wahl: Sie können Ihre ganze Energie und Mühe in ein Problem stecken, was dieses Problem sehr wahrscheinlich noch schlimmer machen wird. Oder Sie können Ihre Aufmerksamkeit auf Dinge lenken, die Sie glücklich machen. Lassen Sie Ihr persönliches Glück zu Ihrem wichtigsten Motivationsfaktor und Ihrem persönlichen Ziel werden. Was immer Sie auch tun, tun Sie es, um wahrhaftig glücklich zu sein. Alles andere folgt von selbst. Wo es Glück gibt, gibt es Lösungen; wo es Unglück gibt, gibt es Probleme.

Die Energie folgt den Gedanken

Den ausgezeichneten Spruch ‚Die Energie folgt den Gedanken' sollte man sich unbedingt merken. Verschwenden Sie Ihre Energie nicht an eine Krank-

7 Mehr zum Thema Krebs und seinen Behandlungsmöglichkeiten siehe im Buch*, Krebs ist keine Krankheit' des Autors.*

heit, eine schwierige Partnerschaft, Ihre finanziellen Probleme oder einen lästigen Nachbarn. Wenn Sie das tun, füttern Sie diese Probleme buchstäblich mit Ihrer Energie und werden sie vielleicht sogar noch verstärken. Dann glauben Sie eventuell sogar, die Probleme seien echt. Wenn man die Lösungen für alle Probleme auf dieser Welt einmal analysieren wollte, würde man feststellen, dass diese Lösungen nicht ein einziges Mal gefunden wurden, indem man sich mit den eigentlichen Problemen beschäftigte. Konflikte, Kriege, Wirtschaftskrisen und Katastrophen usw. enden immer dann, wenn alle beteiligten Parteien oder Personen anfangen, sich auf das Mögliche zu konzentrieren – und nicht auf das Unmögliche. Wir haben immer die Wahl und die Freiheit, entweder darüber zu streiten, wer oder was für unsere Probleme verantwortlich ist, oder nach echten Lösungen zu suchen. Es besteht keine Notwendigkeit zu wissen, warum die Nacht dunkel ist, wenn wir wissen, dass es einen neuen Tag geben wird.

Vielleicht erinnern Sie sich an die Krisenzeiten in Ihrem Leben und daran, wie niedergeschlagen Sie waren und wie unbedeutend und unwichtig das Problem eine Weile später wurde. Ein Problem beginnt sich zu lösen, sobald wir ihm unsere Aufmerksamkeit entziehen. Ein Beispiel: Sie leiden unter Schlaflosigkeit. Anstatt darüber nachzudenken, warum Sie nicht schlafen können, können Sie Ihre Aufmerksamkeit auf Ihre Atmung lenken und an Menschen oder Dinge denken, die Sie glücklich machen. Plötzlich werden Sie feststellen, dass Ihre Schlafprobleme doch nicht so schlimm sind und Sie werden ganz natürlich einschlafen können. Sollte das Problem weiter bestehen, können Sie dies als Gelegenheit nutzen, Ihr Leben genauer unter die Lupe zu nehmen. Wenn Sie nachts nicht glücklich und zufrieden sind, können Sie auch tagsüber nicht glücklich sein. Nutzen Sie Ihre Schlafprobleme, um herauszufinden, was Sie im Leben unglücklich macht und denken Sie darüber nach, wie Sie es ändern können.

Vielleicht beschließen Sie, dass Sie einen besseren Arbeitsplatz möchten, der Sie mehr inspiriert und erfüllt. Seien Sie mutig, wenn es darum geht, Ihren Wunsch zu erfüllen, aber geben Sie sich nicht geschlagen, bevor Sie es überhaupt versucht haben. Das Argument, Sie seien vielleicht nicht kompetent oder klug genug für einen beruflichen Perspektivenwechsel, ist illusorisch. Sie werden immer gut genug für den Beruf/Arbeitsplatz sein, zu dem Sie sich hingezogen fühlen, solange Sie sich auch darauf konzentrieren. Wenn Sie sich immer wieder sagen, Sie seien nicht gut genug, erschaffen Sie selbst genau die Begrenzungen, die Sie an Ort und Stelle festhalten werden – und das so lange, bis Sie den Mut haben sich einzugestehen, dass Sie viel Besseres verdienen.

Wir lassen uns sehr leicht davon überzeugen, dass ein anderer Mensch, die Gesellschaft, die Regierung oder gar das Schicksal selbst uns davon abhält, unsere Träume zu verwirklichen. Aber im Grunde genommen ist es nur unser eigenes begrenztes Denken, welches uns einschränkt und zum Misserfolg führt. Das alte Sprichwort ‚Wo ein Wille ist, ist auch ein Weg' ist eine Regel, die für jeden unter allen Umständen gilt. Geduld, Ausdauer und Hartnäckigkeit sind die drei wichtigsten Eigenschaften, die einfache Menschen zu den erfolgreichsten und wegweisenden Persönlichkeiten werden ließen, die unsere Welt je hervorbrachte. Es war Mahatma Gandhis Vision einer besseren Gesellschaft, die ihn dazu bewegte, alle Widrigkeiten des Lebens zu ertragen. Stephen Hawking wurde trotz seiner schweren Lähmung und seinen Sprachproblemen zu einem der brillantesten Physikern der Welt. Anstatt sich ausschließlich mit seiner schweren Erkrankung zu beschäftigen und sich selbst zu bemitleiden, leistete er einen enormen Beitrag zu unserem Verständnis und zur Anwendung der grundlegenden Gesetze der Natur.

Auch die weltbesten Athleten hatten ihren Anteil an Schwierigkeiten zu bewältigen, bevor sie es an die Spitze schafften. Die meisten Künstler und Musiker mussten schwere Zeiten und viele Zurückweisungen ertragen, bevor sie zu den besten gezählt wurden. Viele der wirklich erfolgreichen Menschen haben eins gemein: Sie wollen immer weiter kreativ sein, weil sie wissen, dass Kreativität die einzige Quelle der Glückseligkeit ist. Wir alle teilen das gleiche unendliche Potenzial, das das gesamte Universum erschafft und erhält. Was den größten Unterschied zwischen den Menschen ausmacht, ist die Tatsache, dass einige von ihnen beschließen, ihr Potenzial zu nutzen und die drei Grundeigenschaften Geduld, Ausdauer und Hartnäckigkeit in ihrem Leben anzuwenden, während andere dies nicht tun. Auch Sie können diese Entscheidung treffen! Und zwar jetzt sofort! Sie müssen nur umdenken und Ihre Aufmerksamkeit auf andere Dinge lenken.

6 Prinzip und Methode der primordialen Heilung

In diesem Kapitel sollen das Prinzip und die Methode der primordialen oder ursprünglichen Heilung erläutert werden. Diese Form der Heilkunst hat eine sehr vielfältige Wirkweise auf Körper, Geist und Seele. Die Methode der primordialen Heilung ist mühelos, leicht zu praktizieren und fast so selbstverständlich und einfach wie das Atmen selbst. Sie kombiniert Atmung mit spezifischen heilenden Klängen und wird in zwei aufeinanderfolgenden Teilen eingeübt. Der erste Teil dieser Methode, den Sie in diesem Abschnitt erlernen können, beschäftigt sich mit der bewussten Atmung; im zweiten Teil geht es hauptsächlich um primordiale, heilende Klänge. Eine notwendige Voraussetzung zum Einüben der Methode ist ein gutes Verständnis der bewussten Atmung.

Teil 1 – Das Wunder der bewussten Atmung

Der Atem ist alles, was es gibt und noch viel mehr.

Unsere physische Existenz hängt ganz vom Vorgang der Atmung ab. Das Leben beginnt mit jedem Atemzug, den wir machen, von Neuem und endet mit unserem letzten Ausatmen. Wir atmen 15 Mal oder mehr pro Minute Luft von außen ein, um jede unserer Köperzellen mit Sauerstoff und Lebensenergie oder *Prana* zu versorgen. Jede der Billionen von chemischen Reaktionen, die jede Sekunde in unserem Körper stattfinden, erfordert *Prana*-transportierenden Sauerstoff. Die Atmung findet daher nicht nur in der Lunge unserer Brust statt, sondern auch in der Lunge unserer Zellen. Wir atmen mit jedem Teil unseres Körpers.

Der Sauerstoff macht etwa 21% der Luft in unserer Umgebung aus und ist in unserem Körper an einer Reihe von chemischen Vorgängen beteiligt, bei denen aus Nährstoffen Energie freigesetzt wird. Diese Energie ist für alle Zellaktivitäten unerlässlich.

Jedes körperliche Problem beinhaltet auch eine Einschränkung des Sauerstoffflusses im betroffenen Körperteil. Unter normalen Bedingungen findet die Atmung automatisch statt und ist effektiv genug, um alle Bedürfnisse des Körpers zu befriedigen, vom ersten bis zum letzten Atemzug. Unseren Atem können wir aber auch bewusst steuern und das aus gutem Grund. Unter Stress und durch die Ausschüttung von Stresshormonen wird die normale Atmung weniger effizient. Um den erhöhten Sauerstoffbedarf zu decken, muss sich unser Brustraum weiter ausdehnen, was aber nur durch eine willkürliche Muskelaktivität erreicht werden kann. In Notfällen neigen die meisten Menschen jedoch zum Gegenteil: Sie atmen flach, halten den Atem an oder atmen durch den Mund, was die Ausschüttung von *Adrenalin* begünstigt. Dadurch leidet der Körper an Sauerstoffmangel und reduzierter *Prana*-Energie. Das kann man bewusst vermeiden. Die negativen Auswirkungen von Stress, emotionaler Anspannung und körperlicher Anstrengung, die sich zu einer Krankheit entwickeln können, werden durch ‚bewusstes Atmen' gemindert, unter Kontrolle gebracht oder gar beseitigt.

Wenn Sie sich in einer schwierigen Situation befinden, können Sie Ihre Aufmerksamkeit einfach auf Ihre Nasenlöcher lenken und beginnen, tief durchzuatmen. Obwohl das Ausatmen automatisch und in der Regel mühelos erfolgt, können Sie bewusst steuern, wie viel Luft Sie bei jedem Atemzug in Ihre Lunge einatmen. Sie können den Bewegungen Ihres Brustkorbes in Gedanken folgen und beobachten, wie er sich ausdehnt und wieder zusammenzieht. Innerhalb kürzester Zeit wird Ihr Verstand Gefallen finden an den kurzen, aber ruhigen Pausen, die nach jedem Ausatmen und vor jedem Einatmen entstehen. Sie müssen nichts weiter tun, als in den Atemvorgang hineinzuspüren. Vielleicht sind Sie noch nicht so weit, die Situation ändern zu können, die Sie so angespannt werden lässt, aber Sie können Ihre Reaktion auf diese Situation ändern, indem Sie es zulassen, sich selbst durch das bewusste Atmen zu beruhigen. Abgesehen von der körperlichen Entspannung haben Sie sich etwas zugänglich gemacht, was Sie zuvor nicht für möglich gehalten hätten.

Sie haben Kontakt aufgenommen zu dem Schöpfer dieses Atems, jener Kraft, die Ihren Körper lebendig macht. Er ist die kosmische Intelligenz in der stillen Tiefe Ihres Bewusstseins. Er ist Sie.

Wie fange ich an?

Üben Sie die *primordiale Heilung* in einer bequemen Sitzposition und mit geschlossenen Augen. Am besten setzen Sie sich aufrecht hin, damit Ihr Körper mühelos und ohne Anstrengung atmen kann. Für maximale Ergebnisse sollten Sie diese Übung zweimal täglich, morgens und abends, vorzugsweise vor oder mindestens 2–3 Stunden nach dem Essen durchführen. Üben Sie etwa 15 Minuten lang.

Schließen Sie die Augen und lenken Sie Ihre Aufmerksamkeit auf Ihre Nasenspitze oder Ihren Brustkorb und spüren Sie die Bewegung des Ein- und Ausatmens. Atmen Sie leicht und natürlich. Je länger Sie üben, desto leichter wird Ihr Verstand dem Rhythmus der Atmung folgen und sich entspannen können. Um Ruhe und Frieden zu finden, muss der Verstand nicht zwingend aufhören zu denken. Bei dieser Übung kann man nur eins falsch machen, und das ist der Versuch, das Denken verhindern und unterbinden zu wollen. Sollten Sie von Ihren Gedanken oder Gefühlen abgelenkt werden, tun Sie nichts, um dies zu verhindern. Bringen Sie einfach Ihr Bewusstsein wieder zurück zur Atmung, zur Nasenspitze oder zum Brustkorb; es ist in Ordnung, wenn die Gedanken immer noch da sind. Eine erhöhte Gedankenaktivität während der Übung zeigt, dass Stress aus dem Nervensystem gelöst wird. Dieser Stressabbau führt natürlich zu einer gesteigerten körperlichen Aktivität, was sich auch auf die Gedanken, Gefühle und Ideen usw. auswirkt und das Denken anregt.

Üben Sie so lange, bis Sie das Gefühl haben, die 15 Minuten sind um. Sie müssen nicht auf die Minute genau üben. Die Atmung ist ein natürlicher Vorgang und Ihre Aufmerksamkeit für das Atmen auch. Es gibt nichts, was Sie tun könnten, um zu verbessern, was die Natur bereits bis zur Perfektion beherrscht. Versuchen Sie auch nicht betont tief zu atmen, atmen Sie einfach so, wie Sie es im Sitzen ganz normal tun.

Indem Sie mit Ihrem Verstand wiederholt und bewusst verfolgen, wie Sie durch die Nase frische Luft einatmen und verbrauchte Luft ausatmen, kommen Sie mit der Zeit zur Ruhe und spüren inneren Frieden. Wenn für einen kurzen Moment Ihr Verstand ganz stillsteht, werden Sie Ihr ‚Selbst' erkennen, ohne Gedanken oder Gefühle. Für diesen Moment sind Sie wirklich Sie selbst oder ‚selbstbezogen', weil Ihr Selbst das Einzige ist, worauf Sie sich beziehen können. In diesem Moment hat Ihr Verstand das Denken aufgegeben und Ihr Körper folgt, indem er sich völlig entspannt. Das ist der Zeitpunkt, zu dem Körper und Geist perfekt aufeinander abgestimmt sind und primordiale Heilung stattfindet. Es gibt nichts, was Sie tun können, um diese Momente zu forcieren oder herzustellen. Sie kommen dann, wenn man sie am wenigsten erwartet, d. h. wenn man die Übung entspannt und locker angeht, ohne Erwartungen oder Aufwand. Wenn Sie die bewusste Atmung regelmäßig üben, werden Sie feststellen, dass Sie mit der Zeit immer länger in den Zustand der Ruhe und des inneren Friedens kommen, der Sie auch während Ihren mentalen und körperlichen Aktivitäten den ganzen Tag über begleiten wird. So werden Sie auch in Stresssituationen oder inmitten von Lärm und Chaos ein starkes Gefühl der Ruhe und des Selbstbewusstseins empfinden und fokussiert bleiben. Die Tiefe dieser Erfahrung wird sich bis zu einem Punkt steigern, an dem Ihr eigenes grenzenloses Bewusstsein Seite an Seite selbst mit der dynamischsten Aktivität von Körper und Geist koexistiert.

Der Schlüssel zum Erfolg heißt ‚Loslassen'

Die oben beschriebene Atemtechnik ist die einfachste Methode zur Selbstentwicklung, die es gibt, gleichzeitig ist sie auch eine der mächtigsten. Ganz gleich, wie erfahren oder unerfahren Sie auf dem Gebiet der Meditation oder anderen Methoden der Selbstentwicklung sein mögen, *die bewusste Atmung* ist für jeden von Vorteil, weil sich der Fortschritt durch regelmäßiges Üben schnell steigern lässt. Bei der Meditation gilt für das Leistungsniveau die Regel ‚weniger tun und mehr erreichen', es geht also nicht um die Anstrengung und Konzentration, die man in sie investiert.

Das Einzige, was man benötigt, ist die Bereitschaft loszulassen. Das Loslassen ist ein konstantes Merkmal der Schöpfung. Das Alte muss weichen, damit Neues entstehen kann. Ein Gedanke erscheint auf dem Bildschirm unseres Geistes und verschwindet dann wieder. Ebenso nehmen wir einen Atemzug und lassen ihn dann wieder los. Einen Atemzug loslassen zu können ist eine große Erleichterung für Körper und Geist. Erst wenn wir die zuvor eingeatmete Luft aus unserer Lunge entlassen haben, können wir wieder Luft holen. Mit *bewusster Atmung* versinken wir immer tiefer in einen erholsamen Modus des Loslassens, was uns allmählich das Gefühl gibt, auch in den aktivsten und anspruchsvollsten Momenten des Lebens frei, entspannt und fokussiert zu sein. Das Ergebnis ist ein stressfreier Geist und ein gesunder Körper. Wir können das Loslassen nicht mit Willenskraft und vorsätzlicher Anstrengung trainieren, aber wir können diese vielleicht wichtigste Fähigkeit im Leben meistern, indem wir jeden Atem in vollem Bewusstsein loslassen.

Für viele Menschen ist das Atmen keine bewusste Erfahrung mehr. Durch Stress und Anspannung wird die Ausatmung kürzer und die Einatmung flach und ineffektiv. Bei unzureichender Ein- und Ausatmung beginnt der Körper unter Sauerstoffmangel und den sich anhäufenden Stoffwechselprodukten zu leiden, einschließlich Kohlendioxid in den unteren Lungenlappen. Dadurch werden die Stressreaktionen des Körpers angeregt und unser Nervensystem noch ‚nervöser' und gereizt.

Gesunde Babys kennen noch das Gefühl der natürlichen und mühelosen Atmung. Ihr Bauch hebt sich und fällt, als ob sich ihre Lungen im Magen befänden. Dies ist ein Zeichen für ihr unbeschwertes, unschuldiges und glückseliges Wesen. Wenn jedoch durch externen Druck von Schule und Studium, Eltern, Ernährungsdefiziten, emotionalem Trauma usw. sich die Angst einen Weg in ihr Leben bahnt, wird die Atmung unnatürlich und angespannt und auch ihre Sorglosigkeit und ihr natürlicher Frohsinn leidet darunter.

So wie negative oder frustrierende Lebenserfahrungen zu ineffektiver Atmung führen, kann die *bewusste Atmung* nach und nach angestauten emotionalen Stress und ungelöste Probleme freisetzen. Über die Körper/Geist-Schiene bilden sich aus toxischen Gefühlen die entsprechenden Pendants auf körperlicher Ebene und können als psychosomatische Erkrankung zum Ausdruck kommen. *Bewusstes Atmen* verbessert die Durchblutung und hilft so,

Unreinheiten und den damit verbundenen emotionalen Stress zu beseitigen. Das Geheimnis des Erfolgs dieser Methode liegt in der regelmäßigen Übung von mindestens 15 Minuten zweimal täglich. Die Atmung ist ein natürlicher Vorgang und das aufmerksame Atmen auch. Mehr muss man gar nicht wissen, um die *bewusste Atmung* zu einem effektiven Werkzeug für spirituelles Wachstum und Selbstentwicklung zu machen.

Die Macht der Aufmerksamkeit

Aufmerksamkeit ist unser mächtigstes Werkzeug, um im Leben etwas zu erreichen. Da Energie dem Denken folgt, wird das, worauf wir unsere Aufmerksamkeit richten, Energie erhalten und stärker werden. Wir wären nicht in der Lege, die Welt wahrzunehmen, wenn wir nicht unsere Aufmerksamkeit auf sie richten würden. Vielleicht haben Sie gerade ein Buch gelesen, aber wenn Sie mit Ihren Gedanken woanders waren, haben Sie es weder wirklich gelesen noch seinen Inhalt verstanden. Ähnlich können Sie eine Mahlzeit zu sich nehmen, aber wenn Ihre Aufmerksamkeit auf den Fernseher oder eine Zeitschrift gerichtet ist, werden Sie nicht wirklich wissen, was Sie essen. Sie werden Ihre Nahrung dann auch nicht richtig verdauen und absorbieren können. Die Aufmerksamkeit macht den Unterschied. Aufmerksamkeit ist wichtig, wenn Sie das Badezimmer aufsuchen, ein Auto fahren, eine Mahlzeit kochen oder ein Musikinstrument spielen. Auch Ihre Beziehungen erfordern Aufmerksamkeit, denn sie können aus Mangel an Liebe und Fürsorge ‚verkümmern'. Alles, was Ihre Aufmerksamkeit nicht hat, wird keinen Nutzen mehr für *Sie* haben. So ist es auch mit Ihrem Körper.

Unsere Muskeln verkümmern, wenn wir sie nicht regelmäßig trainieren. Die Wahrheit ist, dass unser ganzer Körper unsere ganze Aufmerksamkeit benötigt, um gesund zu bleiben. Wenn Sie ihn vernachlässigen, wird er irgendwann versagen. Sie sind sich der Zellen in Ihrem Körper oder der komplexen Prozesse, die darin ablaufen, vielleicht nicht bewusst, aber Ihre Aufmerksamkeit dringt auf einer sehr subtilen Ebene auch in den hintersten und kleinsten Winkel Ihres biologischen Organismus vor. Dafür sind Ihr Lebenswille und das Bewusstsein, dass Sie am Leben sind, verantwortlich.

Diese subtile Form der Aufmerksamkeit hält alle Zellen, Moleküle und Atome in Ihrem Körper zusammen.

Es kann sein, dass wir nur erkennen, wie wichtig unser Körper für uns ist, wenn wir irgendwo im Körper einen Schmerz oder eine unangenehme Empfindung verspüren. Unser subtiles Körperbewusstsein wird plötzlich stärker, wenn er um Hilfe ruft, und wir beginnen, unsere Aufmerksamkeit auf die Suche nach einem Heilmittel zu richten.

Nachlässigkeiten in der Ernährung, der Verdauung, der Ausscheidung und der Hygiene sowie die Nichtbeachtung der körperlichen Signale können die sensible Verbindung zwischen Körper und Geist empfindlich stören.

Der lebenswichtige Atem wird in jedem Teil des Körpers benötigt und hält alle Funktionen aufrecht. Die bewusste Atmung ist ein direkter Weg, um die Aufmerksamkeit wieder auf die abgespaltenen und gestörten Bereiche, Gewebe und Zellen zu lenken. Die *Energie*, die unseren *Gedanken* und unserer *Aufmerksamkeit* folgt, hilft, sie wieder zu ihrer ursprünglichen Kraft und Vitalität zu erwecken, so wie ausgetrocknete Felder wieder zu blühen beginnen, sobald sie von einem Bach bewässert werden. Indem Sie Ihre Aufmerksamkeit auf den Atmungsprozess richten, bringen Sie Kraft und Vitalität in Körper, Geist und Seele.

Teil 2 – Primordiale Heilklänge

Du bist das, was du wahrnimmst.

Alle primordialen Schwingungen, die für jeden einzelnen Aspekt der physischen und nicht-physischen Schöpfung verantwortlich sind, liegen in der Stille des eigenen Bewusstseins verankert, vergleichbar mit einem winzigen Samenkorn, das alle Informationen enthält, die notwendig sind, um es zu einem riesengroßen Baum heranwachsen zu lassen. Dieses Feld der Stille ist nicht leer oder chaotisch, sondern organisiert, zielgerichtet und aktiv. Es besteht aus unsichtbaren, makellosen und perfekten Mustern, die auf die Bausteine unserer Physiologie übertragen werden. Hier werden die Frequenzen der primordialen Impulse – der primordialen oder Ur-Klänge – geformt, hier wird das Wort 'zu Fleisch'. Da die Transformation von Schall oder Schwingungen zu Form oder Materie auf der Bewusstseinsebene beginnt, können wir lernen, jede Fehlfunktion des Körpers allein durch *Intention* oder Wunsch zu korrigieren.

Wir alle nehmen alles, was wir innerhalb und außerhalb von uns selbst wahrnehmen, auf, metabolisieren es und werden eins damit. Wir werden buchstäblich zu den Gedanken, die wir denken, zu den Gefühlen, die wir auslösen, und dem Wissen, das wir haben. Wir werden zu den Klängen, denen wir lauschen, den Formen und Farben, die wir sehen, zu der Luft, die wir atmen, und zu der Nahrung, die wir essen. Wohin auch immer Sie Ihre Aufmerksamkeit lenken, der bloße mentale Kontakt nimmt die Essenz dessen auf und lässt es zu einem integralen Bestandteil Ihres Lebens werden. Durch das bloße Betrachten einer natürlichen Landschaft erschaffen Sie in sich selbst die gleiche heilende Wirkung, die diese Landschaft auf alle Kreaturen in ihr hat. Der Blick auf einen Sonnenuntergang oder einen schneebedeckten Berg wirkt sich auf jeden von uns unterschiedlich aus, aber der Gesamteinfluss ist entspannend und beruhigend. Im Gegensatz dazu kann man bildlich gesehen so kalt und hart wie ein Dschungel aus Beton und Stahl werden, wenn man dort lebt oder ihn oft genug sieht. Studien aus amerikanischen Krankenhäusern haben gezeigt, dass Patienten, die in Zimmern mit Ausblick auf eine natürliche Landschaft wie z. B. einen See, Bäume oder Berge untergebracht sind, sich viel schneller erholen und weniger Medikamente benötigen als diejenigen, die in einer leblosen Betonlandschaft untergebracht sind oder gar nicht aus dem Fenster schauen können.

Die Schwingungen, die von Klängen, Wörtern, Farben, Formen und Mustern ausgehen, haben unterschiedliche Wellenlängen und Frequenzen. Sie sind grundlegend für alle organischen und anorganischen Lebensformen und haben auch auf unser Leben einen tief greifenden Einfluss. Wir verschmelzen mit dem, was wir über unseren Geist, unseren Intellekt und unsere Sinnesorgane wahrnehmen. Wellen spielen nicht nur in der Physik eine wichtige Rolle, sondern sind auch die maßgeblichen Energiemuster, die unsere Gedanken und Gefühle bestimmen.

Sie werden Teil von uns und bilden in unserem Bewusstsein neue Informationsmuster, die wiederum unser Schicksal auf jeder Ebene des Lebens verändern können – körperlich, materiell und spirituell. Es sind die Schallwellen, die vielleicht die stärkste Wirkung auf unser Wohlbefinden haben.

Die Welt der Klänge

Jeder Schall erzeugt Schallwellen oder Störungen in der Luft, die sich mit etwa 332 Metern pro Sekunde fortbewegen. Mithilfe komplexer interner Prozesse können wir diese Schallwellen mit unseren Ohren aufnehmen und schließlich in der Großhirnrinde unseres Gehirns wahrnehmen. Unser Gehirn kann eine enorme Anzahl unterschiedlicher Klänge empfangen, die in unserer Umgebung erzeugt werden. Das Interessanteste daran ist, dass unser Gehirn diesen Klängen eine Bedeutung zuordnen kann. Es weiß, wie man all die zahlreichen Geräusche und Klänge differenziert und mit unseren auditiven Erinnerungen verknüpft. Es gibt Klänge, die Worte bilden und die wir Sprache nennen; andere nennen wir Musik und wieder andere sind für uns nur Lärm.

Jeder Klang, den unsere Gehirnzellen wahrnehmen, regt diese zur Produktion von Neurotransmittern an, die diese Klänge anschließend im Körper in spezifische physiologische Reaktionen umsetzen. Aus diesem Grund fühlen Sie sich froh und euphorisch, wenn Sie Ihre Lieblingsmusik hören, oder nervös und aufgeregt, wenn Sie das rüttelnde Geräusch einer Maschine oder das Kratzen eines Nagels vernehmen.

Es gibt Klänge, die verschiedene Körperbereiche mehr beeinflussen als andere. Instrumentalmusik stimuliert zum Beispiel die rechte Gehirnhälfte und die damit verbundene linke Körperhälfte mehr als die linke Gehirnhälfte und die damit verbundene rechte Körperhälfte. Wird die Musik von Gesang begleitet, hat sie eine anregende Wirkung auf den ganzen Körper. Alle Zellen im Körper können diese Töne ‚hören', weil auch sie Rezeptorstellen für die gleichen Neuropeptide haben, die das Gehirn produziert, wenn es Klänge wahrnimmt. Das bedeutet auch, dass die Zellen in unserem Körper in der Lage sind, die gleichen chemischen Botenstoffe wie das Gehirn zu produzieren. Diese setzen sie dann auch wirklich ein, um über Klänge miteinander zu kommunizieren.

Unsere Haut zum Beispiel ist ein besonders begabter Rezeptor für Musik. Wenn Schallwellen auf die Haut treffen und sie berühren – was immer der Fall ist, wenn Sie Musik hören – reagieren die Hautzellen mit der Ausschüttung von ‚Glückshormonen' und anderen Substanzen, die die Immunität und Vitalität des gesamten Körpers stärken, vorausgesetzt, die Musik passt zu Ihrem psycho-physiologischen Körpertypus. Vielleicht ist diese fantastische Begabung der Hautzellen in der Tatsache begründet, dass sie mit den Gehirnzellen identisch sind. Der Unterschied liegt darin, dass Hautzellen nach einem Monat absterben, während Gehirnzellen bis zu hundert Jahre oder länger leben können. Es gibt Leute, die von einem angenehmen Kribbeln berichten, das sie beim Hören von Musik auf der Haut spüren. Schrille, kreischende Töne dagegen verursachen Ihnen eine Gänsehaut und lassen Ihnen die Haare zu Berge stehen. In diesem Fall produzieren Ihre Hautzellen Stresshormone.

Inzwischen liegen viele Beweise vor, dass alle 60–100 Billionen Zellen in unserem Körper auf alle Töne reagieren, die wir wahrnehmen (das trifft auch auf die Zellen ungeborener Föten im Mutterleib zu). Harmonische und stimmige Klänge sorgen dafür, dass Sie sich gesund und lebendig fühlen. Aus diesem Grund hat die Musik im Laufe der Zeit in allen Kulturen der Welt eine große Rolle gespielt. Jede Kultur hat ihre eigene Musikrichtung entwickelt, um den spezifischen Anforderungen der verschiedenen geografischen und klimatischen Bedingungen vor Ort gerecht zu werden.

Musik ist nicht nur ein Grundbedürfnis jeder Kultur, sondern auch eine physiologische Notwendigkeit. Im Gesundheitswesen konnte man feststellen, dass Musik die Erholungszeit nach einer Operation verkürzt und die Patienten widerstandsfähiger gegen Infekte macht. Sie benötigen weniger Schmerztabletten und Medikamente zur Beruhigung, wenn sie ihre Lieblingsmusik hören können. Aus diesem Grund wird in amerikanischen Krankenhäusern die Musik bereits zu therapeutischen Zwecken eingesetzt. Dabei gibt es Musik, die den Appetit reduzieren, den Blutdruck senken oder den Schlaf fördern kann.

Natürlich löst nicht jede Musik automatisch eine Heilreaktion aus. Für alles, was existiert, gibt es entsprechende Musikfrequenzen. Auch solche, die Krankheiten begünstigen können. Wenn Sie regelmäßig Hardrock hören, geht die Zahl Ihrer Lymphozyten zurück und Sie werden anfälliger für Infekte. Tiefe

Klänge können Sie traurig und depressiv werden lassen. Aus diesem Grund wird auf Beerdigungen meist tragende Musik mit tiefen Tönen gespielt. Andererseits können hohe Töne glücklich und euphorisch machen. Wie bei allen anderen Einflüssen von außen variieren auch die Reaktionen je nach Körpertypus. Wenn Sie als *Vata*-Mensch aus dem Gleichgewicht geraten sind (Ungeduld, Angst), dann wird Ihnen langsame Musik mit tiefen Tönen, die Hyperaktivität und Nervosität reduziert, eher helfen als schnelle Musik mit hohen Tönen. Ein lethargischer *Kapha*-Typ dagegen kann seinen Kreislauf und Stoffwechsel mit lebhaften, hohen Klängen wieder in Schwung bringen. Ein schnelles Tempo hat tendenziell eine anregende Wirkung auf den Herzschlag, wohingegen ein unregelmäßiges Tempo auch das Herz unregelmäßig schlagen lässt und sogar zu *Herzrhythmusstörungen* führen kann, wie bei einigen Popstars zu beobachten ist.

Der Körper – ein Symphonieorchester

Medizinische Studien haben ergeben, dass jedes Organ im Körper einen bestimmten Klang erzeugt, der durch hochsensible Messgeräte verstärkt werden kann. Zum Beispiel erzeugt die Leber im gesunden Zustand einen bestimmten Ton. Eine kranke Leber gibt diesen Ton verzerrt von sich. Wird der gesunde ‚Leber-Klang' aufgezeichnet und einer kranken Leber vorgespielt, kann diese wieder gesund werden. Die Leber produziert andere Töne als das Herz, die Milz, die Lunge usw.

Alle Zellen, so unterschiedlich sie auch sein mögen, erzeugen ihre eigenen, für sie charakteristischen Klänge. Ihre spezifischen elektrischen Impulse unterscheiden sich durch die von ihnen erzeugten Frequenzen.

Bei Säuglingen liegen die messbaren Frequenzen zwischen 1.520.000 und 9.460.000 Hz (Zyklen pro Sekunde). Das untere Ende dieser ziemlich hohen menschlichen Frequenz überschneidet sich mit dem Funkfrequenzbereich von AM-Radiosendungen, die sich im Bereich von 540.000 bis 1.600.000 Hz bewegen. FM liegt bei 88.000.000 bis 108.000.000.000 Hz, also außerhalb der menschlichen Wahrnehmung, was bedeutet, dass wir diese Töne zumindest nicht bewusst wahrnehmen können.

Alles in allem ‚klingt' ein gesunder Körper wie ein riesiges Symphonieorchester mit Millionen von verschiedenen Musikinstrumenten. Alle Krankheitsprozesse beginnen mit einer Verzerrung dieser Klänge und können zu einem fast vollständigen Verlust der Körper-Synchronität führen, wie es bei Krebs und AIDS der Fall ist. Können Sie sich ein sinfonisches Orchester mit Millionen von Instrumenten vorstellen, die alle verstimmt spielen? Benötigt werden ein paar Meistermusiker und ein Dirigent, der alle anderen Musiker leiten und koordinieren kann.

Die Beziehung zwischen Namen und Form

Es gibt mehrere ‚Meisterklänge', welche die Hauptfunktionen der Organe und Körpersysteme steuern, andere steuern das Gewebe und wieder andere sind für die Energiezentren des Körpers verantwortlich. Diese Klänge sind identisch mit den Grundschwingungen, welche die unterschiedlichen Bereiche des Körpers erzeugen, wenn sie sich in vollkommenem Gleichgewicht befinden. Ayurveda, die uralte Wissenschaft des Lebens, ist eine der überlieferten Wissenschaften, die den therapeutischen Wert solcher primordialen Klänge kennen.

Aus der Hirnforschung wissen wir, dass der Gedanke an ein Objekt, wie z. B. einen Apfel oder einen Elefanten, und der tatsächliche Anblick dieses Objekts im Gehirn die gleichen Veränderungen in der chemischen Zusammensetzung des Gehirns und den Gehirnwellen hervorruft. Mit anderen Worten: Es macht keinen Unterschied, ob Sie ‚nur' an einen Elefanten denken oder ihn leibhaftig sehen – die entsprechenden biochemischen Vorgänge in Ihrem Körper bleiben gleich. Alle materiellen Objekte haben ihre Grundlage in immateriellen Schwingungen, d. h. in Klängen. Die Wahrheit ist: Beide sind untrennbar miteinander verbunden. In nicht allzu ferner Zukunft werden wir in der Lage sein, diese intime Beziehung von Namen (oder Klang) und Form zu nutzen und ganz spontan ein Objekt wie zum Beispiel einen Apfel, einen Elefanten oder bei Bedarf sogar einen Diamanten materialisieren zu können (siehe auch den Abschnitt über die primordialen Klänge der Siddhis). Das, was heute noch ein Wunder ist, wird morgen zur Realität.

Ähnlich verhält es sich mit den primordialen oder Ur-Klängen. Mit diesen Klängen können Sie die ursprüngliche Form und Funktion der Gewebe, Organe und Systeme wiederherstellen. Die regelmäßige Anwendung der Klänge kann in Körper, Geist und Seele tiefe Heilprozesse fördern, weil sie aus unserem eigenen, reinen Bewusstsein oder Höheren Selbst heraus projiziert werden. Die Klänge werden zu Kanälen oder Energiestrahlen unseres Höheren Selbst und können eingesetzt werden, um deren zugewiesene Aufgaben und Verantwortlichkeiten zu erfüllen. Die regelmäßige Anwendung löst nicht nur spezifische Heilreaktionen aus, sondern stabilisiert auch das reine Bewusstsein und macht es im Alltag zunehmend besser verfügbar.

Urklangtherapie – eine Zusammenfassung

Die Methode der Urklangtherapie, in der die enge Beziehung zwischen Klang und Materie eingesetzt und genutzt wird, kann wie folgt zusammengefasst werden: Jedes noch so kleine Stück Materie, ganz gleich, ob es sich um einen Stein, eine Bakterie oder eine komplexe menschliche Nervenzelle handelt, erzeugt spezifische und einzigartige Schwingungsfrequenzen oder Klänge.

Das Zellgewebe der verschiedenen Organe und Körpersysteme unterscheidet sich insofern voneinander, als dass sie Klänge mit unterschiedlichen Frequenzen erzeugen. Die niederfrequenten Klänge, die von Toxinen, Viren, schädlichen Bakterien, Schadstoffen, unterdrückten negativen Emotionen und Stressreaktionen produziert werden, stören und senken die körpereigenen Frequenzen und führen zu Schwäche und Instabilität. Eine Krankheit tritt immer dort auf, wo ein bestimmter Teil des Körpers von seinen ursprünglichen (primordialen) Schwingungen getrennt wurde, die im Gesunden wichtige Informationsimpulse übertragen. Der Kontaktverlust zu diesen inhärenten Schwingungsinformationen führt zu Chaos und Verwirrung, wie es bei isolierten und bösartigen Tumorzellen der Fall ist. Im Gegensatz hierzu können die hohen Frequenzen von Urklängen entstehendes Ungleichgewicht bereits im Anfangsstadium korrigieren und somit eine tief greifende Heilwirkung erzielen. Primordiale Klänge stellen die ursprünglichen Frequenzen der betroffenen Körperteile wieder her und können mit regelmäßiger Anwendung auch die gesunde Funktion wiederherstellen. In Kombination mit der bewussten Atmung und/oder der ‚Ener-Chi-Kunst'[8] bieten sie unschätzbare Ressourcen für die ausgewogene Entwicklung von Körper, Geist und Seele. Ich schätze mich glücklich, die Gabe der *Sacred Santémony* zu besitzen, der Fähigkeit, aus alten Sprachen spezielle heilende Klänge zu erzeugen. In den acht Jahren, in denen ich die *Sacred Santémony – Divine Chanting for every occasion* angewendet habe (Stand Feb. 2010), bin ich immer wieder erstaunt über die sofortigen und dauerhaften Vorteile dieser Methode.

Es gibt aber auch eine ganze Reihe von Urklängen, die jeder Mensch für sich selbst erzeugen kann, um die Energiezentren und Gewebesysteme des Körpers auszugleichen. Im Gegensatz zu den Gesängen, die zum Beispiel während einer *Sacred-Santémony*-Sitzung zum Einsatz kommen (siehe auch nächster Abschnitt), können Sie diese Klänge in jeder Umgebung laut singen, also drinnen im Haus oder draußen, während Sie zum Beispiel einen Spaziergang machen. Die folgenden Urklänge können schnell gelernt und täglich geübt werden:

Die Urklänge der sieben Chakren

1. **Lam** *Laaaammm…:* befindet sich an der Wurzel oder Basis der Wirbelsäule; *Lam* steuert Beine, Füße, Genitalien, Anus, die untere Wirbelsäule, Nieren; die Lebenskraft des Körpers.
2. **Vam** *Vaaammm…*: zwischen Nabel und Leiste gelegen, steuert *Vam* Becken, Bauch, Geschlechtsorgane, Nervensystem, untere Wirbelsäule, Nebennieren und Sexualdrüsen (Eierstöcke oder Hoden).
3. **Ram** *Raaammm…*: befindet sich am Sonnengeflecht und steuert Magen, Leber, Zwerchfell, Gallenblase, Milz und Bauchspeicheldrüse.
4. **Yam** *Yaaammm…*: in der Herzgegend gelegen, steuert *Yam* Herz und Brust, den Kreislauf, Lunge, Arme, und Hände; die Thymusdrüse.
5. **Hum** *Hummm…*: im Halsbereich lokalisiert, steuert *Hum* den Hals, die Stimme, Lunge und Brust, den Mund; Schilddrüse und Nebenschilddrüse.

8 Ener-Chi Art besteht aus 32 von Licht durchtränkten Bildern, die der Autor für Heilungszwecke geschaffen hat. Sie sollen Hindernisse zur Heilung von Körper, Verstand und Seele beseitigen.

6. **Om** *Oooommm...*: zwischen den Augenbrauen, über dem Nasenrücken platziert, steuert *Om* Ohren, Nase, linkes Auge, Nervensystem und Schädelbasis; Hypophyse.
7. **So-hum** *Sooo-hummm...*: an der Krone oder dem Scheitelpunkt des Kopfes gelegen, steuert So-hum den oberen Schädel, das Gehirn und das rechte Auge; die Zirbeldrüse.

Die fünf Hr....Töne

1. **Hrim** *Hreeemmm*: Kehle
2. **Hrum** *Hrooommm*: Leber, Milz
3. **Hraim** *Hraheemmm*: Nieren (harntreibend)
4. **Hraum** *Hrowmmmm*: Eliminierungsorgane inkl. Blase, Dickdarm, Haut
5. **Hrah** Hrah: Herz, Brust

Anleitung: Beim Singen resonieren die obigen Töne mit den entsprechenden Körperbereichen und beleben und erhalten so deren einwandfreie Funktion. Sie können jederzeit und überall praktiziert werden, am besten aber auf nüchternen Magen. Beginnen Sie mit einem tiefen Atemzug und singen Sie beim Ausatmen alle sieben Töne in der oben aufgeführten Reihenfolge. Sie entspricht den sieben Energiezentren des Körpers. Wiederholen Sie die Reihenfolge sooft wie Sie möchten. Es wird Ihnen helfen, Ihre Chakren und die Funktion Ihrer Hormondrüsen aufeinander abzustimmen und Ihre Atmung zu verbessern. Die Töne reinigen den *ätherischen Körper* von unreinen Einflüssen und geben Ihnen mehr Wohlbefinden und Selbstzufriedenheit.

Sollten Sie eine zusätzliche Heilung für bestimmte Körperregionen benötigen, können Sie die 5 *Hr...Töne* auf die gleiche Weise einsetzen. Atmen Sie tief durch und singen Sie beim Ausatmen. Wiederholen Sie das mindestens fünfmal. Wenn es die Umstände Ihnen nicht erlauben, die Töne laut zu singen, können Sie diese auch mental für sich im Stillen nutzen.

Die Urklänge der Siddhis

Es gibt knapp zwei Dutzend Urlaute, die in früheren Zeiten eingesetzt wurden, um körperliche und geistige Fähigkeiten zu entwickeln, die *außerhalb der normalen Erfahrung* liegen. Diese Erfahrungen oder übernatürlichen Kräfte werden *Siddhis* genannt. *Siddhis* stimulieren bestimmte Hirnregionen, die für außergewöhnliche Wahrnehmungen und Fähigkeiten und bisher unzugängliches Wissen zuständig sind.

Man übt und praktiziert die *Siddhi*-Urklänge, um das eigene unendliche Potenzial zu entfalten und das reine und grenzenlose Bewusstsein im täglichen Leben zu stabilisieren. Die Fähigkeit, eigene Wünsche spontan durch bloßes Denken erfüllen zu können, entsteht ganz von selbst, solange man sich regelmäßig in bewusster Atmung und Urklangtherapie übt. Die Klänge wirken auf den *Fasciculus arcuatus*, auch *Bogenstrang* genannt, der sich im *Großhirn* befindet und unter anderem die sensorische Wahrnehmung und die Willkürmotorik steuert.

Es gibt bestimmte *Siddhis*, die speziell dafür gedacht sind, die Wahrnehmung des Göttlichen zu fördern. Diese Übungen verfeinern die fünf Sinne so weit, dass sie die tiefsten und millionenfach facettenreicheren Bereiche von Farbe, Form, Klang, Geruch und Geschmack ergründen können. Sie können uns für die fünfte und sechste Dimension der Realität öffnen, wo jeder Gedanke umgehend Wirklichkeit wird. Andere *Siddhis* sind darauf ausgerichtet, die Qualitäten des Herzens zu entfalten, z. B. Mitgefühl, Liebe und Glück. Wiederum andere *Siddhis* beschäftigen sich mit dem Erwerb von Wissen und der direkten Wahrnehmung des Körperinneren und dessen Zustandes sowie des Sehens von Objekten, die nicht sichtbar oder sehr weit weg sind. Es gibt auch *Siddhis*, die dazu dienen, konkrete, aber kurze Einblicke in die Struktur und den Zweck des Universums zu geben. Diese Einblicke finden im Bruchteil einer Sekunde und blitzartig statt.

Einige andere *Siddhis* dienen der Entfaltung der intuitiven Kräfte und der körperlichen Kraft, der Erkenntnis des Geistes und des Höheren Selbst sowie der Beherrschung der fünf Elemente Erde, Wasser, Feuer, Luft und Äther. Ein sehr mächtiges *Siddhi* verleiht die Fähigkeit, physisch zu schweben.

Es ist nicht ratsam, *Siddhis* aus Büchern zu lernen. Um *Siddhis* richtig zu lernen und mühelos zu üben, ist die Begleitung durch einen in dieser alten Kunst – die aus den *Yoga-Sutren des Patanjali*, des Leitfadens zur Praxis des Yoga, stammt – erfahrenen Lehrer zwingend notwendig. ***Siddhi***-Kurse kann man bei Organisationen belegen, die sich der Verbreitung der transzendentalen Meditation widmen, sie sind dort aber in der Regel sehr teuer. Vielleicht gibt es auch andere Gruppen, die diese Methode unterrichten.

Nach 25 Jahren der *Siddhis*-Praxis habe ich die ***Sacred Santémony*** entwickeln können, ein großes Channeling-Geschenk. Wie bereits erwähnt, bestehen die von meinen Stimmbändern erzeugten Töne aus urzeitlichen Klängen alter Sprachen. Diese Klänge haben unterschiedliche Heilkräfte. Für weitere Details über die ***Sacred Santémony*** verweise ich auf die Kontaktdaten am Ende des Buches.

7 Die fünf Sinne – ein Jungbrunnen

Gesunde Sinne für ein gesundes Leben

Über unsere fünf Sinne Sehen, Hören, Berühren, Schmecken und Riechen halten wir Kontakt zur Außenwelt. Die Sinne ‚nähren' unseren Geist, was wiederum als Triebfeder für unseren Körper dient. Wir brauchen gesunde Sinne, um gesund leben zu können. Jede Störung in der Sinneswahrnehmung, z. B. schlechtes Sehen, führt zu Störungen in Körper und Geist. Alles, was über die Sinne in unser Nervensystem gelangt, das heißt Nahrung, Luft, Wasser, alles, was wir sehen, hören, riechen, schmecken und ertasten, Wärme und Kälte, Trockenheit, Raues und Weiches, wird im Gehirn in einen entsprechenden Neurotransmitter oder eine verwandte Substanz umgewandelt und verändert unverzüglich die Funktionsweise unseres Geistes und unseres Körpers.

So kann beispielsweise eine schöne Landschaft oder ein Sonnenuntergang einen erhöhten Blutdruck senken, ein nervender Lärm ihn dagegen steigen lassen. Ein gewalttätiger Film oder schlechte Nachrichten im Fernsehen können Stresshormone freisetzen, das Immunsystem schwächen und sogar Panikattacken auslösen. Die damit verbundene verringerte Widerstandsfähigkeit gegen Krankheiten kann einen Menschen anfälliger für Infektionen, Herzerkrankungen oder Krebs machen. Im Gegensatz dazu können gesunde und wohlschmeckende Lebensmittel die Produktion von Verdauungsenzymen anregen. Verdorbene Lebensmittel und schlechte Gerüche hemmen diese Enzyme und den Appetit und erhöhen die Herzfrequenz usw. Im Ayurveda gilt die Regel, dass Körper und Geist nur dann gesund bleiben können, wenn es dem Menschen gelingt, über alle fünf Sinne positive Gefühle, Freude und Glück aufzunehmen. Sowohl ein *Zuviel* als auch ein *Zuwenig* an Sinneserfahrung erzeugt ein Ungleichgewicht in Körper, Geist und Seele.

Damit Körper und Geist gesund und leistungsfähig bleiben, müssen auch die Sinne gesund und leistungsfähig sein. Durch natürliche und einfache Techniken und Übungen können wir die Sinne stärker als üblich entwickeln und so unser inneres Glück und Vergnügen steigern – die Voraussetzungen für lange Gesundheit, Jugendlichkeit sowie materiellen und spirituellen Erfolg.

1. Inneres und äußeres Sehen

Eine eingeschränkte Sehkraft (sowohl kurzsichtig als auch weitsichtig) verringert den Genuss und die Freude am Leben und bewirkt chemische Veränderungen im ganzen Körper. Unsere Sehkraft ist jedoch nur ein Teil dessen, was wir als Vision bezeichnen. Der andere Teil der Vision hat damit zu tun, wie wir andere und uns selbst im nicht physischen Sinne sehen. Innere und äußere Visionen sind eng mit allem verbunden, was sich in unserem Leben abspielt, sei es außerhalb oder innerhalb von uns. Schlechtes Sehvermögen ist ein Ausdruck für ein Ungleichgewicht auf einer tieferen Ebene unserer Persönlichkeit und auch einer unzureichenden Funktion von Organen wie Leber, Nieren und Darm. Dieses Ungleichgewicht erzeugt oder zieht entsprechende Umstände und Situationen im Leben an. Dann machen wir uns möglicherweise abhängig von bestimmten Substanzen oder Lebensmitteln oder weigern uns, eine schädliche Lebensführung aufzugeben. Die mangelnde ‚Ein-Sicht' in unser wahres Wesen – welches aus unbegrenztem Potenzial besteht – kann auch unser körperliches Sehvermögen beeinträchtigen.

Vielleicht gibt es Menschen in unserem Leben, denen wir aus dem Weg gehen. Vielleicht ignorieren wir aber auch unser Bauchgefühl, das wir jedes Mal haben, wenn etwas passiert, was wir nicht sehen wollen oder uns nicht passt. Schlechtes Sehvermögen hat aber nicht nur damit zu tun, dass wir uns weigern, dringenden Fragen oder Problemen nachzugehen. Sehstörungen kommen auch dann, wenn wir zu viel sehen wollen oder mit unserem Leben zu ungeduldig sind. In allen Fällen wird die Augenmuskulatur belastet, was zum einen die Ernährung neuer Augenzellen unterbindet und gleichzeitig den Abtransport von abgestorbenen Zellen und Stoffwechselprodukten aus den Augen verhindert. Die Anhäufung von Stoffwechselprodukten und Zellablagerungen in und um das Auge herum ist eine der wichtigsten Ursachen für Augenbeschwerden. Diese Stauung führt zu Steifheit, Spannung und Schmerzen in der Augenmuskulatur. Die Augen können auch überempfindlich gegen Sonnenlicht werden, was zu übermäßiger Belastung und Kopfschmerzen führt, oder sie werden zu trocken, was Infektionen begünstigt. Manchmal beginnen die Augen auch zu tränen, was das Sehen undeutlich werden lässt.

Die Bedeutung der Leberreinigung und einer ausgewogenen Ernährung

Bei der Entstehung von Augenbeschwerden spielt die Ernährung eine große Rolle. Die Augen benötigen große Mengen an Sauerstoff, Glukose und Mikronährstoffen wie zum Beispiel Vitamin A. Wenn AGNI – das Verdauungsfeuer – geschwächt ist, werden Verdauung und Aufnahme dieser Nährstoffe beeinträchtigt und die Ausscheidung von Stoffwechselprodukten über Kot, Urin und Schweiß gestört. Saure und toxische Verbindungen häufen sich über die Toleranzgrenze hinaus an, bis das Blut nicht mehr in der Lage ist, diese Abfallprodukte adäquat aufzulösen und effizient zu entfernen. Sie bilden dann eine klebrige Kolloidsubstanz (AMA), welche die winzigen Blutgefäße (Kapillaren) in den Augen verstopft oder verschließt. Dies führt zu einer mangelhaften Durchblutung der Augen, verhindert eine adäquate Versorgung mit Nährstoffen und beeinträchtigt deren normale Funktion (in vielen Fällen sind die Augen dann gerötet oder ‚blutunterlaufen').

Ein schwaches Verdauungssystem ist die Ursache der meisten Augenbeschwerden. Vitamin A ist das wichtigste Vitamin für eine gesunde Hornhaut. Bei einer gesunden Verdauung und normaler Nährstoffaufnahme ist dieses Vitamin reichlich vorhanden. Wenn Leber, Gallengänge und Gallenblase mit Gallensteinen verstopft sind, kann die Nahrung nur unzureichend verdaut und verstoffwechselt werden und die Sehkraft verschlechtert sich. Um Vitamin A und andere Nährstoffe für die Augen ausreichend verfügbar zu machen und das Sehvermögen wiederherzustellen, empfehle ich mit einer Leber- und Gallenreinigung zu beginnen, damit alle Gallensteine beseitigt werden können. Wird die Leberreinigung mit einer ausgewogenen Ernährung und Augenübungen kombiniert, verschwinden die Augenbeschwerden in der Regel sehr schnell. Gute vegetarische Quellen für Vitamin A sind Karotten, Butter, Kürbis, grünes Blattgemüse, Ananas und Erbsen. Da unser Körper zu 70–80 % alkalisch ist, sollten Obst, Gemüse und Salate – die Schlüsselkomponenten basischer Lebensmittel – den größten Teil unserer Ernährung ausmachen. Der Verzehr von zu viel *säurebildenden Lebensmitteln* wie tierisches Protein, Milchprodukte, Weizen und Weizenprodukte, andere Getreidesorten, Zucker, Fett, Öle, Nüsse usw. verdickt das Blut und wirkt sich schädlich auf den ganzen Körper, einschließlich der Augen, aus. Für Menschen mit Augenbeschwerden ist es besser, wenn sie sich an eine Ernährung halten, die *Pitta* beruhigt, d. h. sie sollten vor allem Tomaten, Essig, Gurken, Zwiebeln, Joghurt, Käse, Fleisch, Schweinefleisch, Fisch, Eier und scharfe Gewürze meiden.

Augenübungen können helfen, die gesunde und vollständige Sehkraft wiederherzustellen, solange die ursächlichen Faktoren zuerst oder zur gleichen Zeit beseitigt werden. Die folgenden einfachen Augenübungen (A1–7) stimulieren die Zellen der Netzhaut und machen sie empfänglicher für Weißlicht, verbessern die Farbwahrnehmung, erhöhen die Flexibilität der Linse und der Augenmuskulatur und können Sehstörungen korrigieren. Menschen mit Katarakt (Trübung der Linse) profitieren insbesondere von der Speichel-Augenmassage.

Bei den Augenübungen (B1–8) zur Stärkung der Augenmuskulatur werden die Augen in bestimmten Positionen gehalten. Das kräftigt nicht nur die Muskulatur, sondern verbessert auch das visuelle Erinnerungsvermögen und das Gedächtnis für Musik, Düfte, Geschmack, Klang und Stimmen usw. EEG-Messungen haben gezeigt, dass nicht nur die Hirnströme harmonischer schwingen, wenn diese Augenpositionen für 20–30 Sekunden gehalten werden, sondern auch der gesamte Körper positiv beeinflusst wird und dabei Kreativität, Konzentration und Lernfähigkeit gesteigert werden. Beachten Sie bitte folgende Anleitung.

Hinweis: Bei allen Übungen sollten Brillen und Kontaktlinsen zuerst entfernt werden.

Übungen für die Augen

A1–7

Diese Übung verbessert die sensorische Wahrnehmung, das Sehvermögen und die Wahrnehmung von Farben. Sie wirkt gedächtnisfördernd, regt die Kreativität an und stärkt Konzentration und Lernfähigkeit.

1. Schauen Sie mit geschlossenen Augen etwa 20 Sekunden lang in die Sonne oder in Vollspektrum-Tageslicht. Dadurch werden die Zellen der Netzhaut stimuliert und lichtempfindlicher gemacht.
2. Massieren Sie anschließend die Augäpfel circa 20 Sekunden lang sanft mit den Fingerspitzen und bewegen Sie dabei Ihren Kopf langsam von der Lichtquelle weg und wieder zurück. Vor Ihrem inneren Auge – also in Ihrem Bewusstsein – werden Sie eine oder mehrere Farben wahrnehmen. Halten Sie Ihre Aufmerksamkeit auf diese Farbe(n) gerichtet, bis sie verblassen. Die subtilen Farben stimulieren die für die Farbwahrnehmung zuständigen *Zapfen* und lassen die Farben in Ihrer Umgebung satter und lebendiger werden. Das stärkt auch die heilende Wirkung dieser Farben. In gewisser Weise kann diese Übung als ganz persönliche Farbtherapie betrachtet werden.
3. Um die Linse geschmeidig zu machen, schauen Sie bitte auf ein Objekt in Ihrer Nähe und anschließend auf ein Objekt in der Ferne. (Zum Beispiel auf Ihre Hand vor dem Gesicht und dann auf den Horizont). Wiederholen Sie diese Übung 15- bis 20-mal.
4. Befestigen Sie ein mit Schrift bedrucktes Blatt Papier an der Wand. Treten Sie so weit von der Wand zurück, bis Sie den Text noch bequem lesen können. Entfernen Sie sich jeden Tag ein Stück weiter von der Wand, aber bleiben Sie immer noch nah genug, um gut lesen zu kön-

nen. Wiederholen Sie diese Übung täglich. Gehen Sie schrittweise vor und Sie werden Ihre Fernsicht deutlich verbessern können.

5. Lesen Sie den an der Wand angehefteten Text aus der Entfernung, die für Sie angenehm ist. Bewegen Sie sich jeden Tag ein Stückchen näher auf die Wand zu, bis Sie den Text mühelos lesen können, auch wenn er direkt vor Ihrer Nase hängt.
6. Starren Sie 30 Sekunden lang auf das Mondlicht, ohne zu blinzeln (oder so lange, wie es für Sie angenehm ist). Das Mondlicht hat eine beruhigende, entspannende und stärkende Wirkung auf die Augen und das Nervensystem.
7. Putzen Sie sich die Zähne und waschen Sie die Hände. Stellen Sie sich nun vor, Sie würden in eine Zitrone beißen. Das regt den Speichelfluss an. Benetzen Sie Ihre Finger mit Ihrem Speichel, schließen Sie die Augen und massieren Sie den Speichel großzügig in Ihre Augenlider ein. Tun Sie dies jeden Tag vor dem Zubettgehen, nach dem Aufstehen oder beides. ***Hinweis:*** *Diese Übung ist besonders gut für Katarakte. Der Speichel enthält Enzyme, die das in den Augen angesammelte abgestorbene Protein verdauen können (eine der Hauptursachen für den Grauen Star).*

B1–7

Um die Augenmuskulatur vollständig zu stärken, sollten Sie jede Augenposition 20–30 Sekunden lang halten.

1. Blicken Sie mit den Augen nach links oben und halten Sie diese Position 15–20 Sekunden lang. Diese Bewegung machen Sie immer dann spontan, wenn Sie sich visuell an etwas erinnern wollen (bei Rechtshändern). Die Augenstellung stärkt Ihr visuelles Gedächtnis.
2. Der Blick nach links unten greift auf das auditorische Gedächtnis und das Erinnerungsvermögen durch Hören zu. Diese Position wird Ihr Gedächtnis für Gespräche und Musik stärken.
3. Der Blick nach unten und rechts stellt den Bezug zum taktilen Erinnerungsvermögen her und stärkt das Gedächtnis für Berührung.
4. Der Blick nach rechts oben stärkt Ihre Fähigkeit, neue visuelle Formen zu schaffen, was für Künstler besonders nützlich ist.

5. Wenn Sie geradeaus und nach rechts schauen, kräftigen Sie Ihre Wahrnehmung für neue Formen des Klangs und für Sinfonien, wie sie ein Musiker komponieren würde.
6. An der Nase entlang schielen stärkt das olfaktorische Gedächtnis, also die Erinnerung an Düfte und Gerüche und steigert so den Genuss beim Essen.
7. Wenn Sie Ihre Augen in Richtung Lippen bewegen und sich vorstellen, Ihre Augen seien auf Ihre Zunge gerichtet, können Sie Ihren Geschmackssinn beleben und kräftigen und so Ihre Verdauung stärken.
8. Drehen Sie die Augen nach oben und innen und blicken Sie auf die Stelle zwischen Ihren Augenbrauen. Diese Übung öffnet das ‚dritte Auge' oder den sechsten Sinn, auch Intuition genannt.

Diese Positionen wirken sich positiv auf die Kohärenz der Hirnströme aus und verbessern somit auch die multisensorische Wahrnehmung. Es ist aber entscheidend, die Augen 20–30 Sekunden lang in den entsprechenden Positionen zu halten.

Augenbehandlungen mit Sonnenlicht

Die Sonne, die uns das natürliche Sehen und die Wahrnehmung der Farben erst ermöglicht, bietet die größte Hilfestellung bei der Bewältigung aller Arten von Augenbeschwerden. Von der Entfernung von Gallensteinen einmal abgesehen, gibt es keine bessere Methode zur Stärkung der Sehkraft als das natürliche Sonnenlicht. Die Augen können ohne ausreichende und regelmäßige Sonneneinstrahlung nicht richtig funktionieren und die meisten Augenbeschwerden sind das Resultat mangelnder Sonneneinstrahlung. Lebewesen, die unter der Erde leben – ein Beispiel sind die Regenwürmer – besitzen keine Sehorgane. Wo es kein Licht gibt, ist auch kein Sehvermögen vonnöten. Fische, die in dunklen Höhlen leben, brauchen kein Augenlicht und werden daher blind.

Die meisten Minenarbeiter entwickeln Sehstörungen und entzündliche Augenerkrankungen. Tatsächlich wird bei allen Menschen, die sich überwiegend an dunklen Orten, in Innenräumen oder unter künstlicher Beleuchtung aufhalten, die Sehkraft deutlich geschwächt. Der Aufenthalt unter diesen Bedingungen lässt die Lichtrezeptorzellen des Auges nach einer gewissen Zeit verkümmern. Alle Zellen im Körper, auch die des Auges, brauchen Sonnenlicht und insbesondere ultraviolette Strahlen, um eine gesunde Zellteilung und damit Zellwachstum anzuregen. Wie das Sprichwort ‚Wer rastet, der rostet' andeutet, werden auch Augen, denen es an regelmäßiger Sonneneinstrahlung fehlt, verwelken wie Blumen, die ausschließlich in Dunkelheit gehalten werden.

Ähnlich wie bei Fischen, die in dunklen Meereshöhlen leben, entwickeln Augen, die keine angemessene Sonneneinstrahlung mehr erfahren, eine buchstäbliche Abneigung gegen die Sonne. Normale Sonneneinstrahlung wird schädlich für sie und verursacht Verbrennungen, Verletzungen und Risse. Es gibt Menschen, deren Augen so empfindlich auf Sonnenlicht reagieren, dass sie diese beim Aufenthalt im Freien schützen oder schließen müssen. Sonnenbrillen bieten Schutz und bringen vorübergehende Erleichterung, machen die Situation aber im Grunde genommen noch schlimmer. Die Augen müssen mit der Zeit mit immer dunkleren Brillen geschützt werden, was die Zellen der Augen zusätzlich schwächt und das Sehvermögen zunehmend beeinträchtigt. Um diesem Teufelskreis zu entkommen, empfehle ich die *Leber- und Gallenreinigung* und die im Folgenden beschriebenen Augenbehandlungen. Die Übungen können von jedem durchgeführt werden, der auf Sonnenlicht sensibel reagiert und Augen und Sehkraft stärken möchte:

C1–4

1. Setzen Sie sich im Freien in einer bequemen Position hin und schauen Sie mit geschlossenen Augen in die Sonne. Wiegen Sie Ihren Körper ganz sanft hin und her. Achten Sie darauf, dass Ihre Augäpfel den Bewegungen von Kopf und Körper folgen und sich nicht in die entgegengesetzte Richtung drehen (das Wiegen verhindert, dass Ihre Augen auf einen Punkt starren). Tun Sie dies einige Minuten lang und wenden Sie sich dann von der Sonne ab (Sie können auch in den Schatten gehen). Halten Sie Ihre Augen aber weiterhin geschlossen. Bedecken Sie nun Ihre Augen ungefähr fünf Minuten lang mit Ihren Handinnenflächen. Wenn Sie Ihre Augen öffnen, werden Sie eine sofortige Erleichterung

spüren. Je regelmäßiger und öfter Sie diese Übung machen, desto schneller werden sich Ihre Augen erholen.

2. Sobald sich Ihre Augen wieder an das natürliche Sonnenlicht gewöhnt haben, können Sie Übung Nr. 1 wiederholen, dieses Mal aber mit offenen Augen. Wiegen Sie Ihren Körper hin und her, schauen Sie mit den Augen aber nach unten. Heben Sie langsam den Kopf und wenden Sie Ihre Augen unter häufigem Blinzeln der Sonne zu. Auf keinen Fall dürfen Sie aber direkt in die Sonne schauen. Stellen Sie sich beim Hin-und-Her-Wiegen vor, dass sich die Sonne und andere Objekte in die entgegengesetzte Richtung bewegen. Tun Sie dies ein paar Minuten lang und legen Sie anschließend wieder die Hände über die Augen (ca. fünf Minuten lang). Sollten Ihnen die Sonnenstrahlen immer noch zu stark sein, können Sie Ihre Füße in kaltes Wasser stellen. Das Wasser wird die Wärmestrahlen schnell absorbieren und Ihren Kopf kühl halten. **Hinweis**: Führen Sie diese Übung in den heißen Sommermonaten nicht zwischen 10 und 15 Uhr durch.
3. Schauen Sie ein paar Minuten lang in Richtung der Morgensonne und legen Sie anschließend 30 Sekunden lang die Hände über Ihre Augen. Durch das abwechselnde Zusammenziehen und Größerwerden der Pupille wird die Iris trainiert. Die Lichteinstrahlung stimuliert die Netzhaut und die Dunkelheit entspannt sie wieder.
4. Bei der folgenden Übung werden Wasser und Sonnenlicht kombiniert: Füllen Sie eine Schüssel oder ein Becken mit chlorfreiem Wasser. Tauchen Sie Ihr Gesicht mit geöffneten Augen in das Wasser und blinzeln dabei kräftig. Nehmen Sie das Gesicht aus dem Wasser und atmen Sie tief durch. Schauen Sie dann ein paar Sekunden lang in Richtung Sonne. Wiederholen Sie diesen Vorgang zehnmal oder öfter. Die Sonne kann bei dieser Übung den Augen nicht schaden, weil die Kaltwasserschicht auf den Augen die Wärmestrahlen der Sonne absorbiert. Zusätzlich zu dieser Übung können Sie Ihre (geöffneten) Augen jeden Morgen direkt nach dem Aufwachen bis zu zwanzig Mal mit kaltem Wasser benetzen. Das fördert die Durchblutung der Augen und unterstützt den Abtransport von Toxinen; es kann jederzeit durchgeführt werden, wenn sich die Augen müde anfühlen.

Hinweis: Beginnen Sie die Sonnenlichtbehandlungen immer mit leichter Sonneneinstrahlung und steigern Sie diese langsam und allmählich. Setzen Sie sich bei heißem Wetter nicht direkt in die Sonne. Sollte die Sonne einmal nicht scheinen, können Sie diese durch eine Tageslichtlampe oder starkes elektrisches Licht ersetzen. Halten Sie Ihre Augen etwa sechs Zentimeter von der Lichtquelle entfernt oder so nahe, wie es für Sie erträglich ist. Waschen Sie Ihre Augen nach jeder Behandlung mit kaltem Wasser, das fördert die Durchblutung. Fünf Minuten Sonnenlicht am Tag reichen aus, um Ihre Augen gesund strahlen zu lassen.

Auch die folgenden überlieferten vedischen Übungen helfen Ihnen dabei, Ihre innere Vision zu entwickeln und Ihre Augen zu stärken:

- Stellen Sie eine brennende Kerze etwa 30 cm vor Ihre Augen, der restliche Raum ist dunkel. Schauen Sie auf die Flamme und wiegen Sie Ihren Körper im Rhythmus Ihres Atems sanft nach vorne und nach hinten. Zählen Sie zwischen 25 bis 100 Atemzüge, je nachdem, was für Sie angenehm ist.
- Stellen Sie zwei brennende Kerzen ungefähr 23 cm voneinander entfernt und 30 cm vor Ihren Augen auf. Blicken Sie beim Einatmen auf die Kerze zu Ihrer Linken und drehen Sie sich beim Ausatmen zu der Kerze zu Ihrer Rechten. Atmen Sie ein, während Sie noch auf die rechte Kerze schauen und atmen Sie aus, während Sie sich wieder der linken Kerze zuwenden. Wiederholen Sie diese Bewegung 25- bis 100-mal.

2. Die Welt des Hörens

Hören auf allen Ebenen

Unser Hörsinn befindet sich in unseren Ohren. Das menschliche Ohr ist ein komplexes Organ von bemerkenswerter Empfindlichkeit. Es ermöglicht uns, die Position und Bewegung unseres Kopfes zu erkennen und gibt uns ein Gefühl für die Schwerkraft. Hier ist unser Gleichgewichts- und Bewegungssinn verankert und versetzt uns in die Lage, uns koordiniert und geschmeidig zu bewegen.

Unsere Ohrmuschel kann eine große Anzahl von Schwingungen aufnehmen, von denen einige durch äußerst komplexe Abläufe für uns hörbar gemacht werden. Wir erwerben diese Fähigkeit bereits als viereinhalb Monate alter Fötus im Bauch unserer Mutter. Schon sehr früh können wir recht gut hören und auf Klang reagieren, insbesondere auf Musik.

Schallwellen haben einen ungeheuer breiten Frequenzbereich, der sich von Bruchteilen eines Hz (Zyklus pro Sekunde) hin zu Millionen von Hz erstreckt. Viele Tiere, wie zum Beispiel Delfine, Fledermäuse, Hunde und Katzen können bis zu 200 000 Hz und mehr wahrnehmen. Der Mensch kann auf einen Frequenzbereich zwischen 20 bis maximal 20 000 Hz bewusst reagieren. Töne unter 17 bis 20 Hz können nur als Schwingungen wahrgenommen werden und Töne über 20 000 Hz sind für uns zu hoch. Wir können sie weder hören noch spüren und bezeichnen sie deswegen als Ultraschall.

Unser restlicher Körper kann *alle* Schallfrequenzen erkennen und ist tatsächlich in der Lage, mit den Schallenergien in seiner Umgebung in Resonanz zu gehen. Wir sind ständig einer Vielzahl von Tönen und Klängen ausgesetzt, die wir nicht hören können, auf die wir aber trotzdem unbewusst reagieren. Die nachfolgend beschriebenen Klangübungen helfen uns, diesen Prozess bewusster zu gestalten und unsere Hörfähigkeit weit über das normale Maß hinaus zu verbessern. Wir können uns so mit einem viel breiteren Feld der absoluten und vollständigen Klangwelt und ihrer für uns wertvollen Bedeutungen verbinden. Der Begriff, der ein auf diese Art und Weise erhöhtes Gehör am besten beschreibt, ist das ‚göttliche Gehör', da dieser Begriff die schönsten Kompositionen der Natur auch auf den feinsten Ebenen der Schöpfung umfasst.

Die Wissenschaft der Kymatik beschäftigt sich mit Wellenenergie. Durch ein bildgebendes Verfahren werden die in Klängen verborgenen Muster und Formen sichtbar gemacht. Tatsächlich wird alle existierende Materie und Form aus Klang erschaffen (siehe auch Kapitel 6 über Ur-Klänge). Unser Körper ist nur ein Produkt einer Reihe von Naturgesetzen, die sich durch die Schwingungen der Klänge zum Ausdruck bringen und die enorme Komplexität unserer körperlichen Existenz prägen. Wenn die Zellen unseres Körpers nicht mehr effizient funktionieren, liegt es daran, dass sie ihre Fähigkeit, die in den Klängen der Natur enthaltenen spezifischen Codes und Anweisungen wahrzunehmen und zu befolgen, eingebüßt haben.

Eine Anhäufung von toxischen Rückständen im Körper lässt die Zellmembrane dick werden. Diese Verdickung führt dazu, dass die Rezeptorstellen der Zellen die von den benachbarten Zellen, Organen, Körpersystemen und unserer Umwelt gesendeten Schallinformationen nicht mehr adäquat aufnehmen können. Zunehmend von der Klangwelt abgeschnitten, beginnen die Zellen zu degenerieren. Alterungs- und Krankheitsprozesse werden im Gewebe und in den Organen in Gang gesetzt. Indem wir Reinigungskuren[9] und heilende Klänge einsetzen, welche die toxischen Ablagerungen aus dem Gewebe entfernen, können wir auch unsere Hörfähigkeit verbessern und die Wahrnehmung von Schall in jeder Zelle unseres Körpers steigern. Dies kann durch den sogenannten ‚Bioresonanzeffekt' erzielt werden. Zu den kraftvollsten Klängen, die von unseren Körperzellen aufgenommen werden, gehören die gesprochenen Laute. Zu unserem Sprachschatz gehören fünf Vokale, die in jedem Alphabet der Welt enthalten sind. Das ist kein Zufall, sondern soll unser Überleben und die ständige Regeneration des Lebens sichern. Wir alle verwenden diese Vokale, um mit allen Zellen im Körper in Resonanz zu treten und sie so energetisiert und lebendig zu halten. Die folgenden Übungen sind sehr hilfreich, um die ‚schlafenden' Zellen im Körper zu wecken und wieder ins Gleichgewicht zu bringen.

Klangübungen

Die Kraft der Vokale

A wie in *Atem,* **E** wie in *Erde*, **I** wie in *Ich*, **O** wie in *ohne*, **U** wie in *Du*.

Beginnen Sie mit einem tiefen Atemzug. Atmen Sie tief ein und tönen Sie alle fünf Vokale während Sie ausatmen: **ah … eh … ii… oh … uh …** Sie können die Vokale auch einzeln tönen. Wiederholen Sie die Tonfolge drei- bis fünfmal. Es wird Ihnen helfen, das Gleichgewicht in allen 60-100 Billionen Zellen Ihres Körpers wiederherzustellen. Beste Ergebnisse erzielen Sie, wenn Sie jeden Tag üben. Die folgenden Töne können auf die gleiche Art und Weise praktiziert werden, nur ist die Wirkung auf verschiedene Körperregionen spezifischer:

9 Siehe auch *‚Zeitlose Geheimnisse der Gesundheit und Verjüngung'.*

Summen

Einer der besten Töne, die wir produzieren können, ist das einfache ‚Summen'. Wir summen vor uns hin, wenn wir uns zufrieden, glücklich und in Harmonie mit uns selbst und anderen fühlen. Es gibt drei natürliche Wege zu summen.

1. **‚Mmm'** … die Lippen sind geschlossen und die Zunge ruht oben am Gaumen. Beim Tönen werden Sie die Vibrationen am Gaumen und in der Mundhöhle spüren. Dieser Klang geht in Resonanz mit Lunge, Nase, Nebenhöhlen und Schädel und wirkt sich wohltuend auf alle Beschwerden in dieser Körperregion aus, einschließlich Asthma, Sinusitis und Stirnkopfschmerz. Außerdem belebt und harmonisiert dieser Ton beide Gehirnhälften und verbessert Gedächtnis, Konzentration und Lernfähigkeit.
2. ‚**Nnn**'… wenn die Zunge am harten, vorderen Teil des Gaumens liegt. Die von diesem Ton erzeugten Schwingungen breiten sich zum Ohr hin aus und helfen bei allen Ohrproblemen, einschließlich Ohrenschmerzen und Schwerhörigkeit.
3. ‚**Ngngng**' … wenn Sie die Oberseite Ihrer Zunge gegen den weicheren, hinteren Teil des Gaumens drücken. So entsteht ein nasales Summen. Diese Schwingungen wandern in den Hals und den Nacken und sind hilfreich bei Halsbeschwerden, Schmerzen oder Steifheit im Nacken.

Kiefer-Töne

Yaa wie in *Ja,* **Yuu** wie in *Jung*, **Yay** wie *Yäi.*

Diese Töne gehen in Resonanz mit dem Kiefer und helfen Spannungen und Steifigkeit zu lösen. Sehr hilfreich bei Migräne und Spannungskopfschmerz.

Kehlkopf-Töne

Kaa wie in *Kahn,* **Gaa** wie in *Garten,* **Ha** wie in *Hals.*

Die Töne bringen das Gewebe im Hals und im Sprachzentrum zum Schwingen. Gut geeignet bei Hals- und / oder Sprachstörungen.

Magen-Töne

Ha Ha Ha …. wie beim Lachen.

Lachen geht in Resonanz mit den Magenzellen und hilft bei allen Magenbeschwerden wie Übelkeit, Übersäuerung, Magengeschwür und Krebs. Dieser Klang erzeugt Glücksgefühle und löst bekanntermaßen starke Immunreaktionen aus, die sich bei jeder Erkrankung positiv auswirken.

Hinweis: Diese Töne haben eine starke körperliche und seelische Wirkung. Zusätzlich wird beim Tönen am Ende der Ausatmung das Kohlendioxid fast vollständig aus der Lunge ausgestoßen, was die Lungenfunktion stärkt und die Sauerstoffversorgung aller Körperzellen anregt.

Klangtherapie

Klangtherapeuten und Biologen haben die Auswirkungen von Schallschwingungen auf lebendige Zellen eingehend untersucht. Aus der Forschung ist bekannt, dass sich Form und Farbe von roten Blutkörperchen verändern, wenn man mit Stimmgabeln musikalische Töne in verschiedenen Oktaven mit unterschiedlichen Frequenzen erzeugt und die Blutkörperchen damit beschallt. Die musikalische Note ‚C' zum Beispiel, die Teil unserer natürlichen Sprachmelodie ist, lässt die Blutkörperchen länger werden, das ‚E' macht sie kugelförmig und bei der Note ‚A' ändern sie ihre Farbe von Rot zu Rosa. Die Vermutung liegt nahe, dass die Frequenzen der Noten den Eigenfrequenzen der Zellen ähnlich sind, aber nicht zu 100 % übereinstimmen. Die Gemeinsamkeiten bringen die Blutkörperchen dazu, ‚mitzuschwingen', sobald sie die Noten ‚hören', verstärken deren Resonanz und brechen störende Interferenzmuster auf.

Dieser Effekt kann auf unterschiedliche Art und Weise genutzt werden. Vor einigen Jahren wurde nachgewiesen, dass Krebszellen in Reagenzgläsern platzen, wenn man sie mit summenden Tönen beschallt. Jüngere Forschungen auf diesem Gebiet haben gezeigt, dass Krebszellen, die im Vergleich zu normalen Zellen schwach, schlaff und übergewichtig sind, allmählich gestört werden und zerfallen, wenn sie einer Abfolge von steigenden Frequenzen bei 400–480 Hz (entspricht dem Bereich A–B über dem eingestrichenen C der Tonleiter) ausgesetzt sind. Die Resonanz scheint gesunde Zellen und Gewebe zu stärken, hemmt aber das Wachstum von kranken Zellen. Die Forschung hat spezifische Klangfrequenzen identifiziert, die bestimmten Körperregionen entsprechen und diese beeinflussen können. Es kommt dabei nicht darauf an, ob die Klänge nun gesanglich oder mit einem Instrument erzeugt werden, beides kann eine tief greifende Heilwirkung haben.

Note ‚C': bei Darmproblemen wie Verstopfung und Durchfall, Blasenentzündung, Prostataproblemen, allen Kreislaufproblemen einschließlich kalter Füße, geschwollener Knöchel, Füße und Beine, Knieproblemen, Gelenksteifheit, Kreuzschmerzen, Ischias, Eisenmangel, Anämie, Melancholie, schwachem Geruchssinn.

Note ‚D': bei Lungen- und Bronchialproblemen wie Asthma und Bronchitis, Fettleibigkeit, Gicht, Gallensteinen, Verstopfung von Lymphgefäßen und Lymphknoten, Problemen bei der Entgiftung und Abtransport von Stoffwechselprodukten, Nieren- und Blasenproblemen, Lethargie und Passivität, schwachem Geschmackssinn.

Note ‚E': bei Darmerkrankungen, allen Beschwerden des Magens, der Leber, der Bauchspeicheldrüse, der Milz und der Haut, Verstopfung, Kopfschmerzen, Husten, Langeweile, Trägheit, Sehschwäche.

Note ‚F': für Herzerkrankungen, Bluthochdruck, Immunprobleme, Heuschnupfen und Allergien, Geschwüre, Kopfschmerzen, Trauma und Schock, Verspannungen, Rückenschmerzen, Koliken, Erschöpfung, trockener Haut, schwachem Tastsinn.

Note ‚G': bei Augenbeschwerden, Kopfschmerzen, Kehlkopfentzündungen, Mandelentzündungen und Racheninfektionen, Hautproblemen und Juckreiz, Erbrechen, Muskelkrämpfen, Menstruationskrämpfen, Fieber, schwachem Gehör.

Note ‚A': bei allen Beschwerden des Nervensystems, Gleichgewichtsstörungen, Schwindel, Atembeschwerden, Krämpfen, Zwangsstörungen, übermäßigen Blutungen und anderen Blutstörungen, Schwellungen, mangelndem Vertrauen in die eigene Intuition.

Note ‚B': für alle Drüsenerkrankungen, Kropf, niedrige Immunität, Krebs, mangelnde Vitaminaufnahme und -verarbeitung, Nervenstörungen, Krämpfe und entzündliche Schmerzen, geringes Selbstwertgefühl.

Musiktherapie

Naturgeräusche sind äußerst wichtig, um das Gleichgewicht auf allen Ebenen der Existenz zu halten, d. h. Geist, Körper, Verhalten und Umwelt. Solange wir nicht gehörlos sind, können wir uns nicht einmal ansatzweise vorstellen, wie diese Welt ohne Geräusche und Töne aussehen würde. Eine Welt ohne das Rauschen eines Wasserfalls, ohne den Gesang der Vögel, das Summen der Bienen, ohne das Rascheln von Blättern und Gras, das Plätschern eines Baches oder das Zirpen der Grillen scheint, gelinde gesagt, eher unattraktiv. Ohne die Klänge der Natur könnten die lebenswichtigen Frequenzen, die die kontinuierliche Weiterentwicklung und somit das Überleben der natürlichen Welt sichern, nicht erzeugt werden. Auch wir sind Produkte dieser natürlichen Evolution. In den Klängen der Natur sind alle Informationen und Anweisungen enthalten, die zur Erschaffung und Organisation der gesamten Materie, einschließlich unseres Körpers, notwendig sind. Der Gesang der Delfine und Wale hält das Wachstum und die Evolution auf unserem Planeten seit Urzeiten aufrecht, ebenso wie die ‚winzigen' Klänge, die von Insekten, Amöben und Mikroben erzeugt werden. Die Klänge der Natur bilden die Grundlage für alles Leben in diesem Universum.

Wir können diese natürlichen Klänge nutzen, um Leben wiederherzustellen, wo immer es durch negative Schwingungen verzerrt oder beschädigt wurde. Das Leben zerfällt überall dort, wo die Klänge der Natur unterdrückt werden. Pflanzen, Tiere und der Mensch brauchen die ‚Musik' der Natur, um gesund wachsen zu können. Es ist dieses innere Bedürfnis nach den ‚Sinfonien' der Natur, das in jeder Kulturform den Wunsch geprägt hat, eine individuelle und traditionelle Musikform, unter dem direkten Einfluss der besonderen geografischen Bedingungen und spezifischen Klimazonen der unterschiedlichsten Regionen der Erde, zu schaffen. Wie alle anderen Lebewesen sind auch die Menschen in der Lage, Musik zu erschaffen, und manche sind sogar sehr gut darin. Musik gleicht Unterschiede aus und bringt den Menschen und ihrem Umfeld Freude und Glück. Die Frequenzen von Glück und Liebe sind die stärksten Antidote gegen Krankheiten, Zwist, Kriminalität und Umweltzerstörung. Treibhaus- und

Ackerpflanzen wachsen zum Beispiel schneller, wenn man ihnen leise Musik vorspielt. Gewissenhaft durchgeführte, kontrollierte Studien mit Pflanzen haben gezeigt, dass Schallwellen Keimung, Wachstum, Blüte, Frucht und Samenertrag besonders dann beeinflussen, wenn ihnen Musik in den tiefen Frequenzen von 100 bis 600 Hz vorgespielt wird. Kühe reagieren ebenfalls auf Musik und geben mehr Milch. Auch der Mensch profitiert: Musikhören entspannt, normalisiert den Blutdruck und gleicht die Stimmung aus. Schon einmal am Tag Musikhören reicht aus, um das innere Gleichgewicht zu finden und es auch zu halten.

Dafür gibt es unterschiedliche Wege. Suchen Sie sich einen ruhigen Ort irgendwo in der Natur und fokussieren Sie sich auf die natürlichen Klänge und Geräusche, die Sie umgeben. Sie können auch schriftlich festhalten, welche Geräusche Sie hören und welche Reaktionen Sie dabei empfinden. So werden die Geräusche und Klänge für Sie konkreter und bedeutungsvoller und das hilft Ihnen, sich dieser Klänge bewusst zu werden. Es gibt Klänge, die deutlicher zu hören sind als andere. Hören Sie lieber die lauten und dominanten Klänge oder die Geräusche im Hintergrund? Empfinden Sie tiefe Töne als beruhigend oder liegen Ihnen die hohen Töne mehr? Wenn wir uns der Klänge und Geräusche, die uns umgeben, bewusst werden, können wir etwas über uns lernen, denn diese Klänge spiegeln, wie wir über uns selbst denken. Sie helfen uns, Ungleichgewichte in uns selbst zu korrigieren. Wenn Klänge Sie langweilen, dann heißt das lediglich, dass Sie sich selbst langweilen. Lauschen Sie den Klängen so lange, bis das innere Unbehagen vorbei ist. So haben Sie die Möglichkeit, Ihrem wahren Wesen näher zu kommen, welches niemals langweilig ist. Die Klänge und Geräusche der Natur sind wunderbare Therapeuten, die uns immer zur Verfügung stehen, wenn wir sie brauchen. So kann der Klang eines Flusses im Zuhörer Geduld und Frieden wecken, der Gesang eines Vogels aufheitern und das sanfte Geräusch einer leichten Brise den Kopf frei machen.

Auch Musikhören kann das innere Gleichgewicht wiederherstellen. Die besten Ergebnisse erzielen Sie, indem Sie Ihrer Lieblingsmusik volle Aufmerksamkeit schenken, d. h. ihr mit geschlossenen Augen, am besten im Liegen oder im Sitzen, lauschen. Musik kann ein sehr wirkungsvolles therapeutisches Werkzeug sein. Lauschen Sie ihr mit ganzem Herzen und Verstand. Wenn Sie großartige Musik mit voller Konzentration hören und sich von ihr auf vielfache Art und Weise berühren lassen, kann es Sie in einen tiefen Zustand der Glückseligkeit versetzen, der mentalen Stress, emotionale Spannungen und Krankheiten beseitigen kann. Lassen Sie sich von Ihren Gefühlen leiten, wenn Sie ein bestimmtes Musikstück auswählen: Orientieren Sie sich nicht an populären Trends. ‚Saugen' Sie die Melodien auf und lassen Sie diese buchstäblich ‚unter die Haut gehen', bis in Ihr Blut, Ihre Knochen und Ihre Nerven. Die Musik wird Ihre Zellen neu ausrichten und sie stärker und gesünder machen.

Auf Heilung eingestimmt

Ein gesunder Körper besteht aus zahlreichen rhythmischen Mustern, die alle miteinander in Harmonie verbunden sind, solange wir glücklich und zufrieden sind. Wenn wir wütend werden, verzerrt sich unsere innere Melodie und führt zu körperlichen Problemen. Das Gefühl der Wut ist nicht nur ein Gedanke, sondern eine Empfindung, die den ganzen Körper durchdringt und jede einzelne Zelle dazu zwingt, ihre normale Funktion aufzugeben. Wenn wir wütend werden, sind wir buchstäblich ‚verstimmt'. Im Ergebnis verkrampft sich unsere Augen- und Gesichtsmuskulatur, unsere Haut wird gerötet oder blass, unser Herzschlag wird schneller und unsere Körperhaltung verändert sich, weil sie unseren inneren Zustand widerspiegelt. Diese mikromuskuläre Reaktion auf emotionale Zustände wurde in Kapitel 5 unter ‚Körpersprache' beschrieben. In gewisser Weise versucht unser Körper in seinem natürlichen Rhythmus zu bleiben und den natürlichen – und glücksbringenden – Klängen zu folgen, aber sobald er aus dem Gleichgewicht geraten ist, signalisieren die harschen Worte, die erhobene Stimme und die negative Ausstrahlung, dass wir nicht mehr auf der Wellenlänge unserer inneren Melodie der Ausgeglichenheit und Gesundheit schwingen. Das schwächt auch unsere Verbindung zur Natur und macht uns arm, einsam und spirituell unwissend.

Dr. David Aldrich, Leiter eines klinischen Teams, das auf dem Gebiet der Musiktherapie forscht, konnte nachweisen, dass es Patienten mit

Herzerkrankungen besonders schwerfällt, die Rhythmen von Musikern nachzuvollziehen und sich darauf einzulassen. Die therapeutische Bedeutung von Musik ist seit Langem bekannt, aber es wird zunehmend deutlich, dass Musik ein essenzieller Bestandteil unserer Gesundheit ist und nicht nur als Mittel zur Freude dient.

Dr. Ralph Spintge leitet in Deutschland eine Schmerzklinik und hat eine Datenbank erstellt, in der die therapeutische Wirkung von Musiktherapie auf über 90 000 Patienten dokumentiert wurde. Alle Patienten zeigten messbare Verbesserungen sowohl in der Schmerzintensität als auch in der Dauer der Genesung. Zu den weiteren therapeutischen Effekten der Therapie gehören eine 50%ige Reduzierung der empfohlenen Dosierung von Beruhigungs- und Schmerzmitteln bei chirurgischen Eingriffen, für die normalerweise eine starke Narkose nötig ist. Es gibt mittlerweile sogar Verfahren, in denen Narkosemittel erfolgreich durch Musik ersetzt werden können. Zum Teil hilft die Musik natürlich dabei, den Patienten von seiner Krankheit oder seinen Schmerzen abzulenken. Aber die wichtigste Funktion dieser Therapie ist die Wiederherstellung der essenziellen biologischen und neurophysiologischen Rhythmen, die die Vitalfunktionen des Körpers steuern. Musik beruhigt, baut Ängste ab, setzt natürliche Schmerzmittel im Gehirn frei und verbessert die Leistungsfähigkeit und Klarheit des Verstands.

Aus Studien wissen wir, dass Musik den rechten Schläfenlappen aktiviert, in dem Emotionen, Bewegung und Sinngehalt verankert sind. Das ist in unserer Links-Hirn-Gesellschaft besonders wichtig, in der Logik, rationales Verhalten und analytisches Denken als Schlüssel zum Erfolg gelten. Musik ist in der Lage, unsere rechte Gehirnhälfte und damit unsere intuitiven und künstlerischen Begabungen zu stimulieren. Das wiederum kann Stress und Anspannung in Potenzial für positive Veränderungen im Leben verwandeln. Schließlich wurden wir nicht mit nur einer Hirnhälfte geboren. Unser rechter Temporallappen hat viele erstaunliche Fähigkeiten in petto, aber unser überwiegend linkshirnorientiertes Bildungssystem hat dessen Entwicklung bislang nur unzureichend gefördert. Musik kann diese Lücke schließen. In unserer Gesellschaft müssen wir dringend Möglichkeiten schaffen, auch die rechte Hirnhälfte zu fördern und zu entwickeln, was ein

Hauptgrund dafür ist, dass junge Menschen den ganzen Tag damit verbringen, Musik zu hören.

Tony de Blois ist ein typisches Beispiel eines musikalischen Genies, das über die rechte Hirnhälfte entstanden ist. Im Alter von 21 Jahren konnte der von Geburt an blinde, autistische und hirngeschädigte Tony noch nicht einmal seine Schnürsenkel binden, hatte aber ein bemerkenswertes Gedächtnis für über 7000 Songs. Seine Fähigkeit, unglaublich komplexe Jazzimprovisationen zu spielen und zu singen, gleicht seine fehlenden intellektuellen Fähigkeiten aus. Sein musikalisches Gedächtnis ist außergewöhnlich. Er kann jedes der 7000 Werke in seinem Kopf in jedem erdenklichen Stil fehlerlos spielen und meisterhaft zwischen klassischer Musik und modernem Pop hin und her springen. Tonys Mutter schenkte ihrem damals kleinen Sohn eine erste elektronische Tastatur in der Hoffnung, ihn damit in irgendeiner Weise stimulieren zu können. Zuerst war sie enttäuscht, als er nur zufällige Töne und ein paar Kombinationen produzierte. Nach etwas sechs Wochen spielte er die ersten Noten von ‚Twinkle, Twinkle Little Star' und seine außerordentliche musikalische Begabung war geboren.

Das Musizieren hat einen tief greifenden Einfluss auf den Interpreten selbst und ich rate Ihnen, ein Musikinstrument zu spielen, wenn es in Ihrer Macht liegt. Mann muss keine außergewöhnliche künstlerische Begabung haben oder übermäßig intelligent sein, um ein Musikinstrument zu spielen. Auch Tony hat die Musik aus dem Stegreif gelernt. Die zufälligen und scheinbar bedeutungslosen Noten, die er als kleines Kind zustande brachte, reichten aus, um seine rechte Hirnhälfte zu stimulieren. Jeder Mensch, der einen rechten Hirnlappen besitzt, ist von Natur aus musikalisch und künstlerisch begabt. Beim Erlernen eines Musikinstruments kann sich diese ungeheuer wichtige Hirnhälfte entfalten und entwickeln. Man muss auch kein guter Interpret sein, um aus den Melodien und Klangfolgen einen Nutzen zu ziehen, die Klänge allein haben eine profunde Wirkung auf das Gehirn. Musizieren schafft Glück und ein Gefühl der Zufriedenheit, beides unerlässlich für einen gesunden Geist und intakten Körper. Künstler wie Tina Turner, Barbara Streisand, Andrea Bocelli, David Bowie, Cliff Richard und Diana Ross sowie zahlreiche andere Künstler sind der lebendige Beweis dafür, dass Musik jung hält. Sie haben schon vor Jahren aufgehört zu altern.

3. Gesund durch Berühren

Berührungen wirken um ein Vielfaches stärker als verbaler oder emotionaler Kontakt. Die Haut ist eines unserer größten Reservoire für Immunzellen und Hormone und der Tastsinn gehört zu den wichtigsten unserer Sinne. Untersuchungen mit frühgeborenen Kindern, auch ‚Frühchen' genannt, haben gezeigt, dass regelmäßiges Streicheln dreimal am Tag – die sogenannte ‚kinästhetische taktile Stimulation' – die tägliche Gewichtszunahme der Frühchen um 49 % steigert.

Wachstumsfaktoren wie zum Beispiel Wachstumshormone sind in der Haut reichlich vorhanden. Im Ayurveda gibt es tägliche Do-it-yourself-Massagen, mittels derer ein wahrer Regenguss an heilenden Substanzen in den Blutkreislauf ausgeschüttet wird und so Krankheiten nicht nur vorgebeugt, sondern diese auch geheilt werden können. Die Massagen entfernen unter anderem schädliche Fettsäuren und andere toxische Stoffwechselprodukte aus dem Gewebe und der Haut, verbessern die allgemeine Durchblutung, machen die Gelenke flexibler und haben sich wirksam bei der Umkehrung der Arteriosklerose (Verhärtung der Arterien) erwiesen. Die Techniken, auf die ich mich hier beziehe, sind das ‚Trockenbürsten' und ‚Abhyanga' oder tägliche Ölmassage[10].

Bürsten Sie Ihren ganzen Körper zuerst mit einer trockenen Körperbürste aus Naturborsten oder einer guten natürlichen Luffa ab. Das regt die Durchblutung an, stärkt und verjüngt die Haut und unterstützt die Lymphdrainage. Außerdem öffnet sich durch das Abbürsten die Haut und erhöht die Wirksamkeit der Ölmassage. Massieren Sie sich anschließend fünf bis zehn Minuten lang (von Kopf bis Fuß) mit Sesam- oder Kokos- oder Olivenöl (alles kalt gepresst und unraffiniert, erhältlich in Reformhäusern),

10 Siehe *‚Zeitlose Geheimnisse der Gesundheit und Verjüngung'*.

um Giftstoffe abzuziehen und die Durchblutung zu verbessern, gefolgt von einem warmen Bad oder einer Dusche.

Eine dritte wichtige ayurvedische Körpertherapie ist die *Marma-Therapie*, die im Folgenden beschrieben wird.

Marma-Therapie

Marmas sind Knotenpunkte zwischen Bewusstsein und Körper. Im Ayurvedischen werden 108 Punkte beschrieben, an denen die Prana-Energie oder Lebenskraft am stärksten konzentriert ist. Oft werden diese Stellen auch als Akupunkturpunkte bezeichnet. Auf dem Körper gibt es drei große ‚Kreuzungsbereiche', auch Maha-Marmas genannt, die alle anderen Funktionen im Körper steuern. Diese Stellen können Sie ganz sanft mit kalt gepresstem, unraffiniertem Sesamöl (für *Vata*- und *Kapha*-Typen) oder mit Jojoba-, Kokos- oder Mandelöl (*Pitta*-Typen) und kreisförmigen Bewegungen im Uhrzeigersinn massieren. Massieren Sie jeweils wenige Minuten und üben Sie dabei keinen Druck aus. Diese Massage fördert die gesunde Beziehung zwischen Verstand und Körper und damit auch die Gesundheit. Massieren Sie also mit ein wenig Öl für jeweils zwei bis drei Minuten:

- *die Stelle zwischen den Augenbrauen.* Versetzt in einen Zustand der absoluten Ruhe, der erholsamen Wachsamkeit und regt tief greifende biochemische Veränderungen im ganzen Körper an;
- *den zentralen Bereich über dem Herzen.* Gleicht Emotionen wie Wut, Ungeduld und Traurigkeit aus;
- *den Bereich über dem Bauch.* Verbessert die Verdauung, regt den Appetit an und reduziert Heißhunger.

Andere wichtige Marma-Punkte befinden sich auf den *Fußsohlen.* Mit sanfter Massage wirken sie ausgleichend auf das gesamte Nervensystem und stimulieren alle anderen Funktionen im Körper. Morgens angewendet, trägt die Marma-Massage an den Füßen zur Verbesserung der Sensomotorik bei. Abends regt sie das Schlafzentrum im Gehirn an und fördert den gesunden und erholsamen Schlaf (dies ist besonders gut für Kinder und Erwachsene, die Schwierigkeiten beim Einschlafen haben). Andere wichtige Marma-Punkte sind im Nacken, am Scheitel, an den Handflächen, den Innenseiten der Ellbogen, in den Kniekehlen und im Steißbeinbereich lokalisiert. Massieren Sie diese Punkte zwei bis drei Minuten lang (oder so lange, wie es für Sie angenehm ist) mit ein wenig Öl. Massieren Sie in kreisförmigen Bewegungen und drücken Sie nicht in die Haut hinein. Die Marma-Punkte sind sehr empfindlich. Für *Vata-* und *Kapha*-Menschen ist Sesamöl am besten geeignet, *Pitta*-Menschen mit empfindlicher Haut verwenden am besten Jojoba-, Kokos- oder Mandelöl. Die fetten Öle können in ihrer Anwendung durch spezifische ätherische Öle ergänzt und auf die unterschiedlichen Doshas abgestimmt werden:

Vata-Öle: Basilikum, Rosengeranie, Orange, Lavendel, Neroli, Patchouli und Weihrauch.

Pitta-Öle: Sandelholz, Lavendel, Pfefferminze, Jasmin und Ylang-Ylang.

Kapha-Öle: Eukalyptus, Senföl, Nelke, Kampfer, Majoran, Wacholder und Bergamotte.

Sollten Sie sich nicht sicher sein, welches ätherische Öl für Sie am besten geeignet ist, können Sie die Öle entweder kinesiologisch austesten oder pendeln.

Körperarbeit

Es gibt heutzutage viele verschiedene Körpertherapien, mit denen das energetische Gleichgewicht von Körper und Geist wiederhergestellt werden kann. Dazu gehören unter anderem Shiatsu, Aromatherapie, Reflexzonenmassage, Metamorphose, Bowen, Osteopathie, kraniosakrale Therapie , Rolfing, Trager-Methode, Thai-Massage, biodynamische Therapie, angewandte Kinesiologie, Tuina, tibetische Massage, Chi Nei Tsang und die *neuronale Organisationstechnik* usw.

Ich habe festgestellt, dass die Menschen ganz unterschiedlich auf verschiedene Techniken reagieren. Nicht jeder Mensch profitiert von allen Therapieformen. Wenn Sie sich nicht sicher sind, welche Therapieform zu Ihnen passt, lassen Sie sich am besten von Ihrer Intuition leiten. Fragen Sie sich einfach, ob die jeweilige Methode, an die Sie denken, Ihnen helfen könnte. Wenn Sie einen positiven Impuls spüren, suchen Sie sich am besten einen erfahrenen und qualifizierten Therapeuten. Wenn dann Ihr Körper Fortschritte macht, kann es sein, dass Sie nach einer Weile zu einer anderen Therapie wechseln müssen, um andere Lücken in Ihrem Körpersystem zu schließen.

Allen Therapien sollte eine Leber-, Gallen-, Nieren- und Dickdarmreinigung vorausgehen, erst dann werden Sie wirklich in den Genuss dieser Anwendungen kommen. Steine in Gallenblase, Leber und Nieren gehören zu den Hauptursachen für Schmerzen und Krankheiten[11]. Sobald diese Hindernisse beseitigt sind, kann die Energie im Körper freier fließen und der Therapeut kann die notwendigen körperlichen Anpassungen leichter vornehmen.

Eine sehr tiefgreifende und umfassende Selbstheilungsmethode, die ich erlernen durfte, ist die aus China stammende und sehr alte Heilmethode des Chi Lel Qigong. Diese Methode umfasst eine Reihe von über 5000 Jahre alten Chi-Kung-Praktiken, die traditionell als Familiengeheimnisse und in Tempeln überliefert wurden. Im Jahr 1980 wurde diese Heilmethode der breiten Öffentlichkeit vorgestellt und hat seitdem weltweit über acht Millionen Menschen geholfen, ihre Krankheiten zu überwinden, von denen viele als unheilbar galten.

Das Huaxia Zhineng Qigong Center in der Nähe von Peking, China, das weltgrößte alternativmedizinische und komplett medikamentenfreie Krankenhaus, hat bisher über 100 000 Patienten mit 180 verschiedenen Krankheitsbildern behandelt und dabei eine Erfolgsquote von 95 % erreicht. Unter dem wachsamen Auge der modernen Ultraschalltechnologie konnten selbst große Tumoren mittels Chi Lel innerhalb einer Minute aufgelöst werden und verschwanden vollständig. Langjährig gelähmte Patienten erlangten wieder vollständige Mobilität, blinde Menschen konnten wieder sehen und gehörlose Patienten wieder hören. Am bemerkenswertesten ist es jedoch, dass Chi Lel die Seele der Menschen zu heilen scheint.

Chi Lel Qigong kann von jedem geübt werden. Es gibt verschiedene Medien, mit denen die Übungen erlernt und trainiert werden können.

11 Siehe *‚Zeitlose Geheimnisse der Gesundheit und Verjüngung'*.

Menschen, die an einer unheilbaren Krankheit leiden und die Möglichkeit haben, in das Chi Lel Center in China zu reisen, können mit den gleichen Behandlungserfolgen rechnen wie Menschen, die an einer gewöhnlichen Grippe leiden. Viele andere Formen des Chi Kung haben ähnliche Wirkungen.

4. Der Geschmackssinn – eine intime Quelle des Vergnügens

Der Geschmackssinn bietet uns eine der schönsten Erfahrungen im Leben: das ‚Essen' – etwas, was wir alle tun müssen, um am Leben zu bleiben. Die Freude am Essen hat sich als entscheidend für die Erhaltung der Gesundheit erwiesen. Der Genuss, der bei dem Verzehr von und durch den Geschmack der Speisen entsteht, löst die Ausschüttung von ‚Glückshormonen' aus, darunter *Endorphine* – ein körpereigene, natürliche Opiate und Schmerzmittel – sowie *Interleukin* und *Interferon*, die natürlichen Krebsmedikamente des Körpers. Verliert man die Lust am Essen, werden auch weniger dieser Substanzen ausgeschüttet, was zu den Hauptursachen von Krankheit zählt, von der einfachen Erkältung bis hin zu malignen Tumoren. Appetitverlust kann sich negativ auf die Verdauungsorgane und den Stoffwechsel auswirken, Gewichtsprobleme verursachen und Energie und Vitalität dämpfen.

Der Geschmackssinn ist auf der Zunge lokalisiert und reguliert die Sekretion von Verdauungsenzymen im ganzen Körper, indem er das Gehirn genau darüber informiert, was wir zu uns nehmen, wie viel davon und wie viele Nährstoffe wir benötigen. Die Zunge beherbergt sechs verschiedene Arten von Geschmacksnerven, die sechs verschiedene Geschmacksrichtungen erkennen können: *süß, sauer, salzig, scharf, bitter und adstringierend*. Wir haben Geschmacksnerven, weil wir jeden Tag mindestens einmal alle sechs Geschmacksrichtungen schmecken und verarbeiten sollten. Der regelmäßige Verzehr von Mahlzeiten mit allen sechs Geschmacksrichtungen versorgt den Körper mit allen wertvollen Nährstoffen, die er braucht. Lebensmittel, die nur wenig natürlichen Geschmack enthalten,

z. B. Lebensmittel, die chemisch gedüngt, veredelt, verarbeitet, konserviert, künstlich gewürzt werden usw., haben entweder einen geringen Nährwert für den Körper oder gar keinen. Im Körper gibt es kein Schaltsystem, das in der Lage wäre, Kalorien zu zählen oder die genaue Menge der täglich benötigten Aminosäuren, Vitamine, Minerale oder Spurenelemente zu bestimmen. Trotz dieser ‚Schwäche' – oder vielleicht gerade deshalb – existiert das menschliche Leben seit Millionen von Jahren weiter. Der Körper weiß genau, was er braucht, um sein Gleichgewicht zu halten. Wenn wir uns nicht von ‚maskierten' Lebensmitteln täuschen lassen würden, würden wir selten an Ernährungsmangel leiden und instinktiv wissen, welche Art und Menge von Lebensmitteln wir benötigen, um ein gesundes Wachstum zu gewährleisten.

Wenn Ihr Körper zum Beispiel nach bitter schmeckenden Lebensmitteln und deren blutreinigender Wirkung verlangt, würden Sie Appetit auf bitteres Blattgemüse wie Endivien-, Kopfsalat etc. verspüren. Oder Ihr Körper sehnt sich nach Tonic Water, Zitronenschalen und Gewürzen wie Kurkuma oder Bockshornklee. Kaffee und Schokolade zählen auch zu den bitteren Lebensmitteln, sind aber in Rohform ungenießbar. Der bittere Geschmack dieser Lebensmittel wird durch die Zugabe von Zucker und Milch ‚versüßt' und bekömmlicher gemacht. Das kann jedoch auch zu einer Überdosierung an Bitterstoffen führen und den Körper buchstäblich vergiften, was eine starke Immunantwort auslöst (die fälschlicherweise als Energieschub gedeutet wird). Eine solche Situation kann nur entstehen, weil die Geschmacksknospen in die Irre geführt wurden mit der Annahme, man hätte etwas Süßes (in Wahrheit aber Bitteres) zu sich genommen und das in größeren Mengen, als für den Körper zuträglich ist.

Fehlt eine oder mehrere der sechs Geschmacksrichtungen, gerät die Ernährung aus dem Gleichgewicht und erzeugt Unwohlsein und Krankheiten. Wenn zum Beispiel ein *Pitta*-Mensch nur süße, saure und salzige Nahrung zu sich nimmt und auf bittere, adstringierende und scharfe Speisen komplett verzichtet, reagiert der Körper mit starkem Verlangen auf bestimmte Speisen, um die eigenen Bedürfnisse befriedigen zu können. Da die Geschmacksnerven der Zunge aber nur mit den ersten drei Geschmacksrichtungen in Berührung gekommen sind, werden sie Signale an den Körper senden, noch mehr Süßes, Salziges und Saures zu essen, wie beispielsweise einen Hamburger mit Pommes frites und Tomatenketchup. Hält dieser Mangel an den anderen drei Geschmacksrichtungen an, wird das Defizit an Grundnährstoffen immer größer und verursacht Abhängigkeiten von bestimmten Lebensmitteln und Substanzen.

Im Ayurvedischen gibt es ein klares Verständnis der sechs Geschmacksrichtungen und wie viel davon ein jeder Mensch benötigt (jeder Mensch hat einen individuellen Körpertypus, was zu unterschiedlichen Ernährungsbedürfnissen führt). Die regelmäßige Zufuhr aller sechs natürlichen Geschmacksrichtungen ermöglicht es dem Körper, die richtige Menge an Grundnährstoffen wie Vitaminen und Mineralen zu extrahieren, alle Funktionen zu erhalten und so Mangelzustände jeglicher Art zu vermeiden. Sobald sich der Körper in einem ausgeglichenen Zustand befindet, wird er instinktiv nach der richtigen Nahrung suchen, um dieses Gleichgewicht zu erhalten. Das macht Ernährungsvorschriften überflüssig. Um an diesen Punkt zu gelangen, müssen wir jedoch möglicherweise erst ein paar einfache Regeln in puncto Essen beachten.

Einfache Regeln für eine gesunde Ernährung

Unser Geschmackssinn ist dafür verantwortlich, dass wir unser Essen genießen können. Gewichtsprobleme und andere körperliche Beschwerden sind auf mangelnde Freude am Essen zurückzuführen. Solange wir gerne essen, unsere Speisen genießen und Befriedigung daraus ziehen, werden wir keine Gewichtsprobleme haben. Die im Folgenden beschriebenen Übungen zur Sensibilisierung können unseren Genuss bei der Nahrungsaufnahme steigern, die Verdauung und den Stoffwechsel verbessern und mehr Energie und Vitalität spenden.

- **Wann immer Sie etwas essen oder trinken – selbst wenn es nur ein Happen oder ein Schluck sein sollte – tun Sie das am besten im Sitzen**. Nur wenn wir im Sitzen essen, können wir unsere Nahrung richtig verdauen. Im Liegen zu essen hemmt die Blutzirkulation im gesamten Magen-Darm-Trakt und das Essen im Gehen oder Stehen verursacht Verdauungsstörungen.

- **Tun Sie beim Essen nichts anderes, wie z. B. Radio hören, fernsehen, lesen oder Auto fahren.** Die Geschmacksnerven liegen deshalb auf der Zunge, damit sie umgehend Signale an das Gehirn senden können, welche Art und Menge an Nahrung gerade in das Verdauungssystem aufgenommen wird. Auf diese Weise kann der Körper alle unterschiedlichen Enzyme in den richtigen Mengen produzieren und freisetzen, die für die Verdauung der Nahrung benötigt werden. Wenn wir diesen Rückkopplungseffekt nicht hätten, würde unser Verdauungssystem wahllos Enzyme produzieren, was einer Verschwendung gleichkäme, die sich unser Körper nicht leisten kann. Wenn wir uns beim und vom Essen ablenken, können unsere Geschmacksknospen nicht ‚bewusst' mit den Lebensmitteln und deren Geschmacksrichtungen in Kontakt treten. Das führt dazu, dass für die verschiedenen Geschmacksrichtungen nicht genügend Enzyme freigesetzt werden und das AGNI, also das Verdauungsfeuer, reduziert wird. Auch unser Körper wird verwirrt, weil er nicht mehr weiß, wann der Sättigungspunkt für einen bestimmten Geschmack erreicht ist, z. B. für salzig oder süß. Als Folge kommt der Heißhunger auf bestimmte Lebensmittel, was damit zu tun hat, dass die Lebensmittel nicht ausreichend verdaut und absorbiert werden und auch nicht genügend ‚Genusshormone' ausgeschüttet werden, wie das normalerweise der Fall ist, wenn wir achtsam und bewusst essen. Wenn uns das Essen schon so viel Freude bereiten kann, sollten wir es mit ungeteilter Aufmerksamkeit tun. Es gilt die goldene Regel, dass alles, was wir mit Freude und Aufmerksamkeit tun, uns Vorteile bringt, und alles, was wir mit Unmut oder mangelnder Aufmerksamkeit verrichten, uns nichts als Probleme bereiten wird.
- **Essen Sie nur, wenn der Magen leer ist**, weil die Speisen sonst nicht voll und ganz genossen werden können. Solange der Magen noch voll ist und die Verdauung in vollem Gange, sind die Geschmacksnerven desensibilisiert, damit der Mensch nicht auf die Idee kommt,

mehr als nötig zu essen. Natürlichen Hunger empfinden wir nur, wenn der Magen leer ist. Andererseits werden falscher Hunger und Heißhunger gefördert, wenn wir uns über lange Zeit über gesunde Essensregeln hinwegsetzen und/oder emotionale Probleme haben. Beide unterdrücken die gesunden Sättigungssignale des Magens und der Geschmacksnerven oder lenken sie in die falsche Richtung. Essensgelüste, die auftreten, während der Magen noch verdaut, stehen oft in Verbindung mit Gallensteinen und verschwinden meistens, wenn diese durch eine wiederholte Leberreinigung entfernt wurden.

- **Nehmen Sie erst den nächsten Bissen zu sich, wenn der erste im Magen angelangt ist**. Das Essen bietet eine einmalige Gelegenheit, sich in Achtsamkeit und Geduld zu üben. Wenn man ausgiebig und so lange kaut, bis ein süßlicher Speisebrei entsteht, wird man die Speisen deutlich mehr genießen können und im Hier und Jetzt verweilen können, was wir als den Schlüssel zum Glück betrachten können. Mahatma Gandhi appellierte an die Menschen, ihre Speisen zu ‚trinken' und ihre Getränke zu ‚essen'. Achtsame Nahrungsaufnahme ist einer der besten Wege, um emotionale Probleme im Leben überwinden zu können.
- **Sprechen Sie nicht mit vollem Mund**. Wenn man mit vollem Mund spricht, schluckt man, bevor das Essen richtig gekaut wurde, und der Genuss am Essen geht verloren. Sprechen Sie erst, wenn der ganze Bissen heruntergeschluckt worden ist.
- **Tun Sie sich nicht zu viel auf den Teller auf. Zwei Handvoll sind für den Anfang genug**. Diese Menge füllt etwa ein Drittel des Magens aus. Der Rest des Magens bleibt leer, damit er den Nahrungsbrei verdauen und genug Magensäure produzieren kann. Wenn Sie immer noch Hunger haben, warten Sie am besten fünf Minuten. Sollte das Hungergefühl dann immer noch nicht nachgelassen haben, können Sie noch etwas essen. Den Tisch mit einem leichten Hungergefühl zu verlassen, trainiert die Willenskraft und Ausdauer und schafft Selbstvertrauen. Ist der Magen komplett voll, sind Verdauungsstörungen, Trägheit, Lethargie und Heißhungerattacken die Folge.

- **Sie sollten mindestens einmal am Tag alle sechs Geschmacksrichtungen zu sich nehmen**. Das beugt einem Nährstoffmangel vor und verhindert Heißhungerattacken. Achten Sie auf einfache Lebensmittelkombinationen (nicht mehr als 3–4 Hauptbestandteile) und essen Sie nur eine Sorte Kohlenhydrate und Protein pro Mahlzeit.

Zur Verbesserung des Geschmacksempfindens

Man kann die Geschmacksnerven auf zwei unterschiedlichen Wegen stärken, sie geschmeidig machen und sensibilisieren, um den Genuss beim Essen zu steigern.

1. Wenn Sie einen weißen oder gelben Belag auf Ihrer Zunge haben, sollten Sie diese jeden Morgen nach dem Aufstehen und jeden Abend vor dem Zubettgehen mit einem Zungenschaber oder einem Esslöffel reinigen. Dadurch wird klebrige Kolloidmasse (AMA – enthält Milliarden von Bakterien) entfernt, was die Geschmacksnerven entlastet.
2. Das Ölziehen. Ziehen Sie jeden Morgen (eventuell auch abends vor dem Schlafengehen) ein bis zwei Esslöffel kalt gepresstes und unraffiniertes Sonnenblumenöl drei bis vier Minuten lang durch Ihre Mundhöhle. Das Öl zieht und absorbiert Giftstoffe und Mikroben aus Rachen, Mandeln, Ohren, Augen, Blut, Brust usw. Spucken Sie es anschließend aus und spülen Sie Ihre Mundhöhle mit Wasser. Solange die Zunge sauber und unsere Geschmacksnerven frei sind, neigen wir dazu, weniger zu essen, weil wir schneller satt werden und mehr Befriedigung aus dem Essen ziehen. Menschen, die zu viel essen oder rauchen, haben abgestumpfte Geschmacksnerven. Ihre Genussschwelle ist deutlich erhöht, d.h. sie brauchen stark schmeckende und anregende Lebensmittel, um überhaupt etwas spüren und genießen zu können. Dadurch werden Tendenzen zu ungesunder Ernährung und auch Drogenabhängigkeit gefördert.

5. Das Riechen als Sinnesempfindung

Unser Geruchssinn ist eng mit dem Geschmackssinn verbunden. Den Geschmack unserer Nahrung nehmen wir mit bis zu 80 Prozent über unseren Geruchssinn wahr. Deshalb wird der Genuss, den wir beim Essen empfinden, auch von diesem Sinnesorgan gesteuert. Der Geruchssinn hat eine direkte Wirkung auf den Hypothalamus, also das Gehirn des Gehirns, wo die meisten unserer Körperfunktionen reguliert werden. Über diesen Weg kann ein gut funktionierender Geruchssinn die ganze Physiologie positiv beeinflussen. Im Ayurvedischen wird der Geruchssinn bewusst eingesetzt, um unsere ‚Genuss-Fähigkeit' zu erhöhen und so die natürliche Widerstandsfähigkeit des Körpers gegen Krankheiten zu stärken. Dazu werden für jeden Körpertyp spezifische Aromen eingesetzt, die die natürlichen Selbstheilungskräfte des Körpers anregen und das allgemeine Wohlbefinden steigern.

Wie Sie Ihren Geruchssinn stärken können

Massieren Sie die innere Schleimhaut der Nase ein- bis zweimal täglich sanft mit etwas Sesamöl. Sie können einen Wattebausch oder die Kuppe des kleinen Fingers dafür nehmen. Die sanfte Massage macht die Rezeptoren in der Nase geschmeidiger und sensibler, wodurch Gerüche und Düfte bewusster wahrgenommen werden können. Gleichzeitig wird die Anfälligkeit für Erkältungen reduziert. Besonders auf Langstreckenflügen hat sich die Massage vorbeugend gegen Jetlag und Krankheiten bewährt und kann in kürzeren Abständen durchgeführt werden. Ätherische Öle senden spezifische Signale an den Hypothalamus und wirken ausgleichend auf *Vata*, *Pitta* und *Kapha*:

Vata wird reguliert durch eine Mischung aus warmen, süßen und sauren Düften wie Basilikum, Orange, Rosengeranie, Nelke und andere Gewürze.

Pitta benötigt zum Ausgleich süße und kühle Aromen wie Sandelholz, Rose, Pfefferminze und Jasmin.

Kapha reagiert positiv auf eine Mischung aus warmen Düften mit würzigen Untertönen wie Wacholder, Eukalyptus, Kampfer, Nelke und Majoran.

In aller Kürze:
Blumige Düfte wirken ausgleichend auf *Vata* und *Pitta*,
Minz-Aromen regulieren *Pitta* und
Moschusaromen bringen *Kapha* wieder ins Gleichgewicht.

Hinweis: Sie können ein oder zwei Tropfen dieser Aromen in Ihr Massageöl geben, sie als Parfum tragen (mit einem Basisöl wie z. B. Jojoba mischen) oder sie in einer Duftlampe verdunsten lassen.

8 Spirituelle Weisheit – das höchste Lehrstück von Mutter Natur für uns Menschen

Die Frequenz der Liebe entdecken

Unser Hauptzweck hier auf der Erde ist es, die Liebe im reinsten Sinne des Wortes zu entdecken, zu leben und auszudrücken. Die Liebe ist der Schlüssel zu einem wahren Schatz an Informationen, die das Potenzial besitzen, den Himmel auf Erden zu erschaffen – ein Paradies von unvorstellbarer Pracht und Schönheit. Der Mensch ist zu Größerem bestimmt als nur seine Zeit mit dem Erwerb von Reichtum und Besitz zu vergeuden oder nur ein wenig Spaß haben zu wollen. Alles, was hier auf der Erde geschieht, wirkt sich ganz automatisch und simultan auch auf den Rest des Universums und jede andere dimensionale Realität aus. Alle Lebewesen, die auf den verschiedenen Bewusstseinsebenen des universalen Lebens existieren, warten sehnsüchtig auf den Tag, an dem unser kollektives, spirituelles Bewusstsein erwacht.

Die Natur unterstützt diesen Prozess des Erwachens. Sie dient uns als perfekter Spiegel, der uns zeigt, wer wir sind, was wir mit anderen und uns selbst machen und welche Veränderungen wir aktuell vornehmen müssen. Wenn wir uns selbst nicht mögen, werden wir die Natur als langweilig, unzuverlässig oder sogar lebensbedrohlich wahrnehmen. Wenn wir uns aber selbst lieben, wird sich die Natur um alle unsere Bedürfnisse kümmern, wie es auch ein liebevoller Elternteil mit seinen Kindern tut.

Die meisten von uns wissen, wer Adolf Hitler oder Stalin ist, die mit ungeheuer destruktiver Kraft ihr eigenes Leben und das vieler anderer Menschen zu einer Hölle auf Erden machten. Andererseits haben einige von uns vielleicht auch Menschen getroffen, die uns Einblick gegeben haben in eine andere Form der Macht, nämlich die Kraft und die Schwingungen der Liebe. Mutter Meera ist ein Beispiel dieser reinen und bedingungslosen Liebe. Als Avatara (göttliche Inkarnation) strahlt sie die wärmste und durchdringendste, kraftvollste Form der Liebe aus. Ihr Dienst an der Menschheit kann nicht in Worte gefasst und der Wert ihrer Arbeit (die in vollständiger Stille stattfindet) entzieht sich dem Verständnis des menschlichen Intellekts. Es gab und gibt viele andere Menschen, die die Schwingungen der Liebe meisterhaft beherrschten oder beherrschen. Dazu gehören Persönlichkeiten wie Jesus Christus, Sri Aurobindo, Mahatma Gandhi, Albert Schweitzer, Mutter Theresa, Bruno Gröning und viele mehr. Auch Prinzessin Diana berührte zu Lebzeiten die Herzen vieler Menschen mit Liebe. Die Auswirkungen sind heute noch spürbar. Millionen von Menschen haben sich von diesen Persönlichkeiten inspirieren lassen und sind ihrem Beispiel gefolgt. Die Welt wäre heute eine andere, wenn sie mit ihrer ‚liebevollen Ausstrahlung' nicht zum Erleuchtungsprozess der Menschheit beigetragen hätten. Vielleicht hätten wir uns schon selbst zerstört.

Weniger bekannt und verstanden sind die Beiträge der großen Zivilisationen der Vergangenheit, einschließlich der Mayas, Inkas, Indianer und Ägypter, von denen einige auf unserem Planeten nur für kurze Zeit zu Besuch waren. Die Zeit reichte jedoch aus, um die Frequenz der Liebe in vielen Teilen dieser Erde aufrechtzuerhalten. Diese Zivilisationen mussten entstehen, um die Menschheit auf den Tag vorzubereiten, an dem sie als Ganzes bereit sein wird, das Wesen der Liebe zu entdecken und die gleiche Entwicklungsstufe zu erreichen, wenn nicht sogar eine höhere. Die großen Meister der Vergangenheit haben uns an diesen Punkt gebracht, aber im Moment entsteht der Eindruck, die Menschheit sei ins tiefe Wasser geworfen worden und müsse jetzt lernen, selbstständig und ohne die Hilfe von (außenstehenden) Lehrern zu schwimmen.

Wir alle haben durch unsere Lehrer oder Bildungssysteme und ihre verschiedenen Disziplinen viel über unsere materielle Welt gelernt. Doch wenn wir herausfinden wollen, wer **wir** wirklich sind, müssen wir uns ausschließlich auf uns selbst verlassen. Relativ hilflos und unselbstständig, wie wir waren, waren wir im Laufe unseres Lebens auf externe Führungspersönlichkeiten angewiesen. Die Ära der Lehrer-Schüler-Beziehung aber geht nun zu Ende. Die wahren Lehren des Lebens lernen wir ausschließlich in uns selbst.

Als menschliche Rasse haben wir uns von der Natur distanziert, indem wir die Natur als minderwertig betrachteten, und glaubten, wir wären ihr überlegen. So benahmen wir uns auch. Uns wurde beigebracht, dass wir die Natur unterwerfen oder bekämpfen müssen, um unser Überleben zu sichern. Indem wir Tiere wie Sklaven behandeln und sie ohne Respekt und Wertschätzung für das Leben schlachten, haben wir uns von der restlichen Natur abgespalten. Indem wir Wälder niederbrennen und Luft und Wasser verschmutzen, haben wir den Zugang zu der Weisheit verloren, die in genau diesen Bäumen, Pflanzen, Blumen, Insekten und sogar den Bergen und Bächen verborgen ist. Es gibt nur wenige Menschen, die noch wissen, dass die Indianer und andere alte Zivilisationen mit allen Lebewesen auf diesem Planeten kommunizieren konnten wie wir es mit unserer Familie und unseren Freunden tun. Die Vorstellung einer überlegenen oder untergeordneten Natur existierte für sie nicht, sie erlebten sich als gleichwertig oder eins mit allen Tieren, Blumen, Vögeln und Bäumen. Ihr tiefer Respekt vor allen Lebensformen spiegelte den Respekt wider, den sie vor sich selbst und voreinander hatten.

Das Bewusstsein durchdringt jede Faser der Schöpfung. **Alles**, was existiert, trägt dieses Bewusstsein in sich. Da die meisten Menschen aber nicht wissen, wer oder was sie sind, projizieren sie den Schleier der Ungewissheit, der sie davon abhält, ihre wahre Identität zu sehen, auch auf äußere Objekte oder Lebewesen. Sie leben mit der Vorstellung, dass auch die Katzen, Hunde, Kühe, Ameisen, Blumen, Bäume, Körperzellen, Atome usw. nicht wüssten, wer sie sind und dass sie überhaupt existieren. Dieser selbst geschaffene Kommunikationsmangel mit der Natur hat unseren Glaubenssatz gestärkt, der besagt, dass der Mensch nicht in der Lage sei, mit anderen Lebewesen wie Tieren oder Pflanzen zu kommunizieren. Es liegt jedoch in der Natur des Bewusstseins selbst, diese Bewusstheit zu haben und das gilt für alles, was existiert.

Der Schlüssel liegt im Bewusstsein

Das universelle Bewusstsein, oft als Gott bezeichnet, ist in allem enthalten und kann per definitionem auch in bestimmten Ausdrucksformen nicht wichtiger oder wertvoller sein als in anderen. Dabei ist es unerheblich, ob es sich um ein hochentwickeltes menschliches Gehirn handelt oder das relativ einfache Nervensystem einer Ameise. Die gesamte Existenz wird ausschließlich durch die Intelligenz des Bewusstseins zusammengehalten. Erst seine Manifestation in unserem Körper erlaubt es uns, überhaupt körperlich zu existieren. So ist es auch dieses Bewusstsein, welches den Körper einer Ameise zum Leben erweckt.

Die Intelligenz in der DNA einer Ameise oder Amöbe unterscheidet sich nicht sonderlich von der unseren. Der Grund dafür ist, dass die Intelligenz des Bewusstseins, die in einer Ameisenzelle aktiv ist, fast so viel Wissen besitzen muss wie die einer menschlichen Zelle, um in der Welt überleben zu können. Beide speichern in ihrer DNA riesige Datenmengen nicht nur über die komplexen Funktionen ihres eigenen Körpers, sondern auch über die komplizierten Verbindungen, die zwischen Makrokosmos und Mikrokosmos bestehen, und über die Evolution, die seit Millionen von Jahren auf diesem Planeten stattfindet.

Wir glauben im Allgemeinen, dass Tiere und Pflanzen oder Insekten sich dessen nicht bewusst sind. Aber auch die meisten von uns sind sich dessen nicht bewusst. Wir verwenden intellektuelle und wissenschaftliche Konzepte, um ein Verständnis von Realität zu entwickeln, was uns aber im Grunde genommen daran hindert, sie tatsächlich zu erleben. Eigentlich sind sich Pflanzen, Mineralien, Insekten, Vögel, Quellen, Ozeane und Berge ihrer Existenz und Verbundenheit viel bewusster und wissen, wie alles miteinander verbunden ist, eben weil sie keinen Verstand oder Intellekt einsetzen, um ihre Welt besser verstehen zu können.

Die Realität, wie sie ist, kann nicht mit dem Intellekt erfasst werden. Jedes intellektuelle Rahmenkonzept und jede Theorie werden immer zu klein sein, um die Weite und Komplexität zu beschreiben, die in jedem Körnchen der Schöpfung enthalten ist. Vor Kurzem haben australische Wissenschaftler den ersten *Biosensor* vorgestellt, der erfassen kann, ob ein Patient an Verdauungsstörungen oder einem Herzinfarkt leidet. Alles, was sie zur Diagnose einer bestimmten Krankheit benötigen, ist ein einziger Tropfen Blut oder Speichel. Ein Blutkörperchen enthält also alle körpereigenen Daten. Auch das kleinste subatomare Teilchen enthält den Bauplan des gesamten Universums, denn es muss die ganze Geschichte kennen, um zu wissen, wo es hingehört und was es tun soll. Ohne diese innere Weisheit würden der Kosmos und wir in uns zusammenfallen wie ein Kartenhaus. Diese innere Ordnung oder Weisheit kann als ‚die Natur' bezeichnet werden.

Wenn wir sagen: „Die Natur weiß am besten, wie man sich organisiert", sprechen wir von ihr wie von einem Wesen mit Bewusstsein, also einer Form von Intelligenz. Alle Tierarten, Pflanzen, Blumen, Insekten, Minerale und sogar Atome haben ihre eigene intelligente Form oder Seele. In unseren Märchen werden verschiedene Wesen beschrieben, die für uns nicht mehr wirklich existieren. Feen, Naturgeister und Engel scheinen durch unsere Unfähigkeit, sie wahrzunehmen und mit ihnen zu kommunizieren, in die ‚unwirkliche' Welt buchstäblich verbannt worden zu sein. In unserem Versuch, realistisch und wissenschaftlich zu klingen, sagen wir vielleicht mit Nachdruck: „Ich glaube nur, was ich sehen kann!" Doch das Gegenteil ist der Fall: „Ich kann nur sehen, was ich glaube." Mein Gehirn erlaubt mir nur das wahrzunehmen, was ich bereits weiß und was ich für echt und real halte. Alle restlichen Informationen werden herausgefiltert. Das, was in mein Bewusstsein vordringt, wird nur das bestätigen, was ich für wahr halte.

Es ist an der Zeit, sich **aller** Glaubenssätze zu entledigen, die unsere Wahrnehmung beschränken, denn sie sind nur Luftschlösser. Sich auf das zu verlassen, was wir als echt und wahr erachten, bedeutet, in der Vergangenheit zu leben, die im Hier und Jetzt – der **einzigen** Realität, die es gibt – von Bedeutung sein kann oder auch nicht. Die Gegenwart erfindet sich in jedem Moment neu und kann nicht durch die Erinnerungen an die Vergangenheit ergründet, erlebt oder verstanden werden. Glaubenssätze sind lediglich Erinnerungen an das, was wir zuvor gelernt oder erlebt haben. Das Erleben ist immer zuerst da, gefolgt von einem intellektuellen Konzept oder Verständnis, das versucht, uns eine Erklärung zu geben für das, was geschehen ist. Aber weil das intellektuelle Verständnis die eigentliche Erfahrung nicht noch einmal erleben kann, wird es immer außerhalb der Realität liegen.

Tiere wissen Dinge, die wir nicht wissen

Tiere hingegen scheinen viel klüger zu sein als wir. Sie verhalten sich nicht so, als bedeute der Tod das Ende ihrer Existenz. Ihnen ist es egal, wo sie sterben, und sie organisieren auch keine Beerdigungen für andere Tiere, ganz gleich, wie stark und mächtig diese in der Vergangenheit gewesen sein mögen. Außerdem sparen Tiere nicht für die Rente und legen kein Geld beiseite für die Zeit, in der sie sich nicht mehr selbst versorgen können. Die Tiere, Pflanzen, Bäume usw. teilen unsere Angst vor dem Sterben nicht, also die Angst, die uns Menschen dazu bringt, um ein Stück Land zu kämpfen oder Macht und Reichtum zu erlangen. Sie stehen in Kontakt mit ihrer Quelle und müssen daher keiner bestimmten Religion folgen, die ihnen sagt, dass ihre Seele von Gott kommt.

Tiere, Pflanzen, Insekten, Wälder, Wolken, Flüsse, Ozeane, die Sonne, der Mond und die Sterne sind alle durch das Element des Bewusstseins miteinander verbunden. Solange wir uns nicht unserer eigenen Bewusstheit bewusst sind, können wir nur deren dreidimensionale, körperliche Erscheinungsformen wahrnehmen, erkennen aber nicht das allem zugrunde liegende Bewusstsein, das sich nicht von unserem eigenen unterscheidet. Wir sind uns vielleicht der enormen Arbeit nicht bewusst, an der jeder Aspekt der Schöpfung auf den inneren Ebenen der Existenz beteiligt ist, aber ohne ihren Beitrag würde sich das Rad der Evolution nicht mehr drehen. Unter Umständen glauben wir sogar, dass wir Tieren, Pflanzen oder Mineralen und anderen Menschen überlegen sind. Dieses verzerrte Verständnis der Realität ist die Ursache der aktuellen sozioökonomischen Probleme der Menschheit.

Wir sind gleichberechtigt und eins mit allem, nicht überlegen. Tiere leben diese Einheit. Sie schwingen in der Frequenz der Liebe, auch wenn es heißt, andere Tiere töten zu müssen. Sie wissen instinktiv, dass sie zum ökologischen Gleichgewicht, zur Harmonie und zur Entwicklung des Ganzen beitragen, wenn sie durch ihr Verhalten die eigene Spezies oder andere vermehren oder dezimieren. Ihre wichtigste Bestimmung liegt darin, uns zu lehren, es ihnen gleichzutun, auch wenn es bedeutet, dass sie ihr Leben opfern müssen, um uns zu helfen. Ein Hund, der sein Herrchen gefunden und gelernt hat, es zu lieben, wird es auch nach einer Misshandlung weiterhin bedingungslos lieben. Kühe, Hühner und andere Tiere wissen genau, in welcher Weise und wie lange ihre Arten missbraucht wurden, und doch geben sich die meisten von ihnen dem Menschen hin. Es gibt aber immer mehr Tiere, die den Missbrauch nicht länger ertragen können und es vorziehen, diese Erde zu verlassen, indem sie sich Krankheiten zuziehen, die sie für den menschlichen Verzehr ungeeignet machen. Es kann noch eine Weile dauern, bis Wissenschaftler erkennen, dass z. B. BSE bei Rindern sich auf gleiche Art und Weise in diesen Tieren manifestiert, wie psychische Probleme beim Menschen zu psychosomatischen Krankheiten führen.

Das kollektive Verschwinden ganzer Tierspezies lehrt uns das zu lieben, was wir für selbstverständlich halten. Wir haben diese Tiere nicht wertgeschätzt, als sie noch bei uns waren, aber wir werden ihren Wert erkennen, wenn sie verschwunden sind. Ein Planet ohne Tierwelt wäre ein sehr einsamer Planet. Die Tiere verschwinden in massiven Zahlen, weil sie nichts mehr auf diesem Planeten hält, außer uns Menschen eine letzte Lektion zu erteilen. Viele Menschen beginnen zu verstehen, welche Tragödie sich hier abspielt, und spüren, in welcher Notlage sich die Tiere auf dieser Erde befinden, und das sie zurzeit die allergrößten Schwierigkeiten haben, diese Erde mit uns Menschen zu teilen. Über 50 Prozent der Arten, die unsere Erde seit Jahrtausenden als Lebensraum nutzen, sind bereits ausgestorben, und immer mehr sind akut gefährdet und stehen kurz vor der Ausrottung. Diese drastische Veränderung im Schwingungsmuster des Planeten hat beunruhigende Auswirkungen auf die Menschheit als Ganzes. Aber auch hier bietet sich die Möglichkeit für einen großen Lernzugewinn.

Die Botschaft der Wale und Delfine

Unter den Tieren, die den kollektiven Entschluss gefasst haben, diesen Planeten zu verlassen, gehören Wale, Delfine und Kühe zu den am höchsten entwickelten. Wale und Delfine sind die am höchsten entwickelten Lebewesen der Welt. Anders als der Mensch, der alles, was er benötigt, immer noch von außen beschaffen muss, erschaffen Wale und Delfine alles, was sie brauchen, im Inneren. Wale leben seit 500 Millionen Jahren auf diesem Planeten und sind das Gedächtnis der Erde. Ohne Wale würden alle Lebensformen auf diesem Planeten einfach aufhören zu existieren. Delfine sind nicht weniger entwickelt als Wale, leben aber erst seit etwa 35 Millionen Jahren auf dieser Erde.

Wale und Delfine sind Säugetiere, keine Fische, und haben eine erstaunliche Beziehung zum Menschen. Sie unterscheiden sich von uns durch die Funktion ihres Gehirns, denn bei Delfinen sind beide Gehirnhälften voll funktionsfähig, während wir Menschen lediglich zwischen fünf und zehn Prozent unserer Hirnkapazität nutzen und nur eine Gehirnhälfte auf einmal einsetzen können. Die enormen Hirnkapazitäten der Delfine und ihr 24-Stunden-Einssein-Bewusstsein ermöglichen es ihnen, mit allen Lebensformen auf dieser Erde jederzeit in engem Kontakt zu stehen. Durch ihren direkten Zugang zu den höheren Dimensionen (spirituellen Sphären) können sie ihre Gedanken sofort materialisieren.

Wale und Delfine produzieren die höchsten Frequenzen der Liebe, die auf der Erde existieren. Die meisten Menschen empfinden ihnen gegenüber die gleiche Zuneigung wie für ihre Brüder und Schwestern (was sie auch sind). Auch aus diesem Grund ist das Schwimmen mit Delfinen und Walen sehr beliebt geworden. Viele Delfine sind außergewöhnliche Seelenheiler und können durch Berührung Menschen helfen, emotionale und psychische Probleme auf tiefster Ebene zu überwinden.

Weil Wale und Delfine nicht an ihre körperliche Existenz gebunden sind, werfen sich viele von ihnen nun an Meeresstrände und in Fischernetze. Indem sie sich auf diese Weise in den Tod stürzen, wollen sie uns daran erinnern, dass wir dasselbe tun, wenn wir die Tiere auf dem Land und im Wasser weiterhin abschlachten und die Wälder und unsere natürliche Umwelt vernichten. Delfine und Wale werden getötet oder töten sich selbst, weil sie die Verantwortung für diesen Planeten in unsere Hände legen wollen. Wir sind die Hüter dieser Erde.

Die Frequenz der Liebe muss nun zur treibenden Kraft hinter all unseren Gedanken und Handlungen werden. Durch ihr gemeinsames Verschwinden speisen die Delfine, Wale und Kühe diese Botschaft direkt in unser Unterbewusstsein ein, was uns dabei hilft, diese starke Kraft allmählich in unseren eigenen Herzen zu entfachen. Diese Botschaft teilt uns mit, dass es nun in unserer Macht steht, die Erde zu heilen, umzugestalten und wiederherzustellen. Uns wurde der Zugang zu unseren unbegrenzten Ressourcen gewährt, aber es obliegt jedem von uns, dieses Geburtsrecht in Anspruch zu nehmen. Je mehr wir darauf vertrauen, dass es so ist, desto leichter und reichlicher werden wir das Wissen und die nötigen organisierenden Kräfte in Empfang nehmen können, die das Leben auf dieser Erde verändern können. Die äußeren Veränderungen, die wir heute erleben, spiegeln nur die inneren Veränderungen wider, die wir jetzt durchlaufen. Das ‚Dilemma der Kühe' kann diesen Transformationsprozess näher beleuchten.

Vielleicht *sind* die Kühe ja doch heilig

Kühe gehören zu den intelligentesten und gutmütigsten Tieren überhaupt. In ihnen ist die Frequenz der Liebe zu einem hohen Grad entwickelt und sie strahlen diese auch aus. Kühe reagieren hoch sensibel auf die Art und Weise, wie man sie behandelt. Ihr unschuldiger Gesichtsausdruck und ihre Gestik sind der Inbegriff von Sanftmut und Friedfertigkeit. Nur in Ländern wie Indien, wo Kühe als heilig gelten, werden Kühe mit dem gleichen Respekt behandelt wie Menschen. In der eher praktisch orientierten und sogenannten ‚zivilisierten' Welt gelten Kühe weitgehend als pure Rohstofflieferanten, als Maschinen, die Lebensmittel oder Leder liefern, was aber überhaupt nicht ihrer eigentlichen Bestimmung entspricht. Abgeschlachtet und als Fleischlieferant missbraucht zu werden, ist eine große Demütigung und das Schlimmste, was ihnen überhaupt passieren kann. Und trotzdem arbeiten diese Tiere gerne für uns Menschen, solange sie mit Respekt und Liebe behandelt werden.

Kühe haben einen starken und positiven Einfluss auf ihre Umgebung. Sobald wir die Kuh als ein wichtiges und wertvolles Geschöpf Gottes betrachten, übertragen wir ihre Sanftmut und Gutmütigkeit auf unsere Neurotransmitter und können so tief greifende Heilungsprozesse im Körper anstoßen. Selbst das bloße Betrachten von Kühen kann den Blutdruck senken, regulierend in den Hormonhaushalt eingreifen, Körper und Geist zur Ruhe bringen und die Entspannung fördern. Kühe tun jedoch weitaus mehr, als der Umwelt zu gefallen. Ihre bedingungslose Liebe zur Menschheit hat dazu beigetragen, einige der schwersten Katastrophen der Welt abzuwenden.

Die Kühe sind hier, um uns mit ihrer Frequenz der Liebe zu ‚nähren', was symbolisch und praktisch durch ihre Fähigkeit, Milch zu geben, zum Ausdruck kommt. Die Milch von Kühen, die in Massentierhaltung ohne Sonnenlicht und Auslauf gehalten werden, die mit Hormonen und Antibiotika gemästet und nicht mehr von Hand gemolken werden, ist jedoch nicht mehr für den menschlichen Verzehr geeignet. Die so **verunreinigte** Milch ist für viele Beschwerden unserer Zeit verantwortlich, darunter Nieren-, Herz- und Gelenkerkrankungen. Aus diesem Grund ist eine alarmierende Anzahl von Menschen nicht mehr in der Lage, Milcheiweiß oder Milchzucker (Laktose) abzubauen, sie werden dagegen allergisch. Unglückliche und eingesperrte Kühe können keine gesunde Milch mehr geben. Unter normalen Umständen produziert eine Mutterkuh nahrhafte und gesunde Milch, weil sie eine tiefe Zuneigung empfindet für ihr neugeborenes Kalb oder die Familien, die sie ‚auserwählt' hat und die sie mit ihrer Milch versorgen möchte. Wenn die Milch einer Kuh aber kein Produkt der Liebe mehr ist, sondern durch die Erfahrung von Missbrauch, Angst und Gefangenschaft verdorben wird, ist sie für uns schädlich.

Was für die Milch gilt, trifft auch auf das Fleisch der Kühe zu, nur dass Krankheiten, die durch den Verzehr von Fleisch entstehen, so furchtbar sein können wie AIDS. Eine davon ist die tödliche *Creutzfeldt-Jakob-Krankheit*, das menschliche Äquivalent zu BSE (*Bovine Spongiforme Enzephalopathie*). Die moderne Schulmedizin ist machtlos gegen diese Krankheit, deren Ursache unbekannt ist und für die es keine zuverlässigen diagnostischen Verfahren gibt. Die Krankheit verbreitet sich durch infiziertes, aber gesund aussehendes Fleisch und vielleicht sogar über Milch.

Aber wie bei so vielen anderen Krankheiten (einschl. AIDS) auch, neigen wir auch hier dazu, die Schuld für diese gefürchtete Infektionskrankheit bei einem Virus zu suchen. Es ist aber viel wahrscheinlicher, dass Kühe, die durch chemische Düngemittel, Medikamente, tierische Futtermittel und Hormone zunehmend vergiftet werden, eher an BSE erkranken als Tiere, die artgerecht gehalten werden. Bei jedem Tier, das über lange Zeit hinweg mit Futtermitteln und Substanzen gefüttert wird, die nicht seinen physiologischen Bedürfnissen entsprechen, finden genetische Mutationen statt, die schließlich in tödlichen Krankheiten enden.

Auf die harte Tour lernen

Dass Kühe in Massen verenden und uns ‚unfreiwillig' verlassen, ist für uns nicht nur eine Botschaft, sondern auch ein Geschenk. Kühe spiegeln uns unser eigenes Verhalten wider und zeigen uns, wie wir uns selbst behandeln, indem wir verunreinigtes Fleisch essen und giftige Substanzen zu uns nehmen. Menschen, die in der Lage sind, diese Botschaft zu entschlüsseln, werden ihre Einstellung zu den Kühen und anderen Tieren ändern und sich weigern, sich an dem kollektiven und individuellen *Karma* zu beteiligen, das entsteht, wenn sie grundlos und ohne Not geschlachtet werden. Alle anderen werden weiterhin den Regierungen, Wissenschaftlern oder Landwirten die Schuld in die Schuhe schieben, weil sie unsere Kühe vernichten, deren Wert für uns nur daran gemessen wird, wie viel Milch, Fleisch und Geld sie uns einbringen.

Viele Menschen rechtfertigen ihr Handeln mit dem alten Mythos, dass wir Fleisch zum Leben brauchen. Doch der Großteil der Weltbevölkerung lebt ohne Fleisch sehr gut. In meiner Jugend glaubte ich, dass Fleisch uns stark und vital macht. Doch bald schon fiel ich diesem Aberglauben zum Opfer und wurde schwer krank. Heute, nachdem ich über 30 Jahre lang kein Fleisch, keinen Fisch oder kein Ei mehr gegessen habe, fühle ich mich so jung, gesund und stark wie eh und je.

Kühe stehen symbolisch für die Liebe und haben nicht die Absicht, uns Menschen zu töten oder uns krank zu machen. Sie fühlen sich deshalb ‚missverstanden', weil ihre Bestimmung hier auf Erden eine ganz andere ist. Sie sind hier, um das ökologische Gleichgewicht zu erhalten und Harmonie, Glück und Zufriedenheit unter allen Lebewesen zu fördern. Die tägliche Massenvernichtung von Millionen von Kühen ist ein ausgesprochen hässlicher Weg, deren Leben zu beenden. Diese hoch entwickelten Lebewesen haben eine solche Behandlung nicht verdient.

Tiere brauchen genauso viel Liebe und Respekt wie wir Menschen auch. Weil sie uns ebenbürtig sind, wollen sie auch wie Ebenbürtige behandelt werden. Sobald sich die Frequenz der Liebe als Triebfeder all unserer Gedanken und Handlungen durchgesetzt hat, werden die Tiere ihre große spirituelle Weisheit und Verbindungen zu den verschiedenen Dimensionen mit uns teilen.

Respekt vor allem Leben

Auf meiner ersten Reise nach Marokko sah ich eine Gruppe von Kamelen durch die Wüste schreiten. Einer der Kamelreiter sprach mit mir über die Empfindlichkeit der Kamele und warum sie mit Sorgfalt und Respekt behandelt werden müssen. Er sagte, dass ein Kamel nie die Person vergisst, die einmal auf ihm geritten ist. Kamele erinnern sich an jeden, der sie schlecht behandelt hat, auch vierzig Jahre später noch. Aus Furcht, missbraucht zu werden, wird es den Täter treten, wenn er sich dem Kamel nähert. Auf die gleiche Weise wird das Kamel immer einen freundlichen Reiter erkennen und ihm für den Rest seines Lebens mit Gehorsam und Treue folgen.

Die Tiere lieben uns immer noch, aber die meisten haben Angst vor der menschlichen Rasse. Ihre Angst vor dem Menschen kann sie defensiv, feindselig oder aggressiv machen. Bevor der Mensch anfing, Tiere zu missbrauchen (vor etwa 25 000 Jahren), waren sie sehr friedfertig und selbst Büffel und Löwen waren zahm. Jede unnötige Tötung eines Tieres irgendwo auf dieser Welt erhöht die Angst und Feindseligkeit in der restlichen Tierpopulation. Im Gegensatz zu uns sind sie in der Lage, alles zu spüren und aufzunehmen, was mit den anderen Tieren auf der Erde geschieht.

Pflanzen sind nicht weniger entwickelt. Sie können globale Ereignisse wie Radiosender ‚ausstrahlen'. Sogar in den Felsen – dem Skelett der Erde – sind riesige Datenmengen gespeichert, die zugänglich sind für alle, die auf der Frequenz der Liebe schwingen. Die Steine, die in den großen Pyramiden von Ägypten, der Akropolis in Athen, in Stonehenge und an den heiligen Stätten der Zivilisation in Südamerika, wie Machu Picchu in Peru, verbaut wurden, wissen mehr über das Universum, als wir uns vorstellen können. Sie wurden quasi als ‚urzeitliche Computerchips' wegen ihrer hohen Dichte, ihrer stabilen und geordneten Struktur und ihrer langen Lebensdauer ausgewählt.

Insbesondere Kristalle sind hoch entwickelte Speicherdepots. Ihre fantastische Fähigkeit, große Mengen an Informationen zu speichern, wird irgendwann einmal unsere heutigen Mikrochips ersetzen. Bisher finden Quarzkristalle nur in Uhren und Kommunikationsgeräten Verwendung, aber bald wird man die Kristalle wegen ihrer Fähigkeit schätzen, Informationen aufzunehmen und zu verarbeiten. Das tun sie schneller als die derzeit verfügbaren

Computer. Eines Tages werden wir Informationen in Kristallen speichern und nur kraft unserer Gedanken abrufen können. Technische Hilfsmittel werden dafür nicht mehr notwendig sein.

Wir erkennen und erfahren zunehmend, dass wir eins sind mit der Erde. Dieses Wissen wird uns zeigen, wer wir wirklich sind. Wir werden das geheime Wissen nutzen können, das auch die alten Zivilisationen groß gemacht hat. Deren mentale Kräfte waren weitaus fortschrittlicher als unsere modernen Technologien es sind. Sie wussten, wie Materie durch bloßes Nachdenken erschaffen werden kann. Die Ironie ist, dass **wir** diese alten Zivilisationen waren, aber keine oder nur wenig bewusste Erinnerung daran haben. Doch allmählich beginnen wir, einen Einblick in die wahre Natur der Dinge zu bekommen.

Wie jeder aufmerksame Mensch sehen kann, ist nicht nur der Mensch ein intelligentes Wesen, sondern alles andere im Universum ist ebenfalls ein Ausdruck von Intelligenz. ‚Sein' bedeutet automatisch, dass eine Intelligenz vorhanden ist. Ansonsten könnte und würde es nicht existieren. ‚Sein' ist überall, auch wenn es für unsere Sinne vielleicht nicht zugänglich ist. Das ‚Sein' ist im Sandkorn ebenso enthalten wie in einer Amöbe oder einem Löwen. Die Mikroteilchen eines Steines bewegen sich nicht weniger stark in seinem Inneren hin und her als die Teilchen unserer eigenen Körperzellen. Koordiniert und zusammengehalten von demselben allgegenwärtigen Bewusstsein oder ‚Sein', spielen sie in der Schöpfung eine sehr wichtige Rolle. Wir sind dem in der Erde enthaltenen Wasser in keiner Weise überlegen, denn ohne dieses Wasser wären wir nichts anderes als ein Haufen zerfallener, ausgetrockneter Zellen. Jeder Teil der Schöpfung spielt eine wichtige Rolle für die Erhaltung des gesamten Planeten. Der Mensch nimmt dabei keine übergeordnete Rolle ein. Der Schlüssel zur Erleuchtung oder zum spirituellen Erwachen liegt in der intuitiven und kognitiven Erkenntnis, dass alle Existenz notwendig ist. ‚Sich selbst zu kennen' bedeutet auch, die eigene Bestimmung und die eigene Rolle zu kennen. Wenn wir uns selbst als im Wesentlichen gleichwertig mit allem anderen begreifen, wird sich in uns eine glückselige Einheit entwickeln, die alles Leben und dessen Ausdrucksformen mit tiefem und liebevollem Respekt behandelt. Dann fassen Demut und innerer Frieden Fuß – der wichtigste Schlüssel zu den Geheimnissen des Lebens.

Die Erde weiß alles

Die Erde ist sich all dessen bewusst, was in der Welt geschieht. Sie kann die Menschen, die sich auf ihr bewegen, lesen wie ein Buch, und zeichnet alle Informationen wie ein Computer auf. Alles wird in den Felsen, dem Boden, im Wasser, im Feuer und sogar in der Luft gespeichert, nichts bleibt unbemerkt. Unter strikter Einhaltung der Naturgesetze gibt Mutter Erde uns alles zurück, was wir ihr gegeben haben. Wenn wir sie ignorieren und sie vernachlässigen, wird auch sie uns ignorieren und vernachlässigen. Wenn wir sie lieben und ehren, wird sie uns mit Gesundheit, Fülle und Weisheit belohnen. Da wir aus einer Quelle stammen, nämlich dem universalen Bewusstsein, gibt es keine wirkliche Trennung zwischen der Erde und uns.

Der Zustand der Erde spiegelt einfach den Zustand unseres kollektiven Bewusstseins wider. Ein kranker Mensch erschafft auch auf der Erde Krankheit, so wie ein gesunder Mensch die natürliche Immunität der Erde stärkt. Alles, was außerhalb von uns selbst geschieht, geschieht auch in uns, weil sich das Bewusstsein innen und außen nicht unterscheidet. Die Gefahren, die uns in Form von Naturgewalten bedrohen, sind eine direkte Folge von den Bedrohungen, die wir gegen andere und uns selbst geschaffen haben. Aber genauso spiegelt die Fülle der natürlichen Ressourcen der Erde den Stand unserer inneren Fülle wider. Je großzügiger wir werden und je mehr wir geben, desto freier wird die Erde uns geben, was wir brauchen und was wir uns wünschen.

Zurzeit besteht das kollektive Bewusstsein der Menschheit noch aus einer bunten Mischung von Werten, die von der destruktiven Kraft der Zerstörung bis hin zu bedingungsloser Liebe reicht, was auf dem Planeten eine Vielzahl von Naturphänomenen entstehen lässt. Das mangelnde Gefühl des Einsseins und die fehlende Nähe zur Natur sind die Ursachen aller Konflikte und Katastrophen. Jetzt ist es an der Zeit, jedes Gefühl der Überlegenheit gegenüber der Natur oder anderen Wesen aufzugeben und zu erkennen, dass wir als Bewusstseins-Wesen der gesamten Existenz gleichgestellt und mit ihr vereint sind.

Die heilende Kraft der Mutter Erde

Mutter Erde leidet unter einem globalen Fieber, ausgelöst durch Schadstoffe, die sich in ihrer Lunge, ihren Venen und ihrem Fleisch angesammelt haben. Wir alle haben direkt oder indirekt zu der Zerstörung ihrer Regenwälder beigetragen, um der Rinderzucht Platz zu machen oder Papier herzustellen, Häuser zu bauen usw. Jedes Mal, wenn wir Produkte kaufen, die giftige Chemikalien enthalten, tragen wir zur Verunreinigung des Grundwassers, der Flüsse und der Ozeane bei. Tag für Tag verschmutzen wir unsere Luft und verursachen so sauren Regen und andere Formen der Umweltverschmutzung. Wir beuten auch die natürlichen Bodenschätze der Erde wie Öl, Gold, Minerale, Edelsteine und Halbedelsteine aus, die sie eigentlich braucht, um ihr elektromagnetisches Gleichgewicht zu erhalten. Kristalline Ablagerungen in der Erde halten über die Ley-Linien alle elektromagnetischen Kräfte im Gleichgewicht. Indem wir diese Ablagerungen aus dem Erdinneren entfernen, bringen wir das Energienetz des Planeten durcheinander. So entstehen in der Erde ‚Sollbruchstellen', an denen es gehäuft zu ‚Unglücken' wie Verkehrsunfällen oder Flugzeugabstürzen kommt. Wir haben unseren Respekt vor Mutter Erde verloren und sie wie eine Sklavin behandelt. Mutter Erde ist jedoch bei Weitem nicht hilflos oder krank, genauso wenig wie ein an Fieber erkrankter Mensch. Unser Planet macht zurzeit eine schwere Entgiftungs- bzw. Heilkrise durch.

Auf den ersten Blick sieht die Erde nicht wie ein lebendiger Organismus aus. Aber weil jede noch so kleine Zelle in unserem Körper von diesem Planeten stammt und Leben nur von Lebewesen am Leben gehalten werden kann, ist es eine logische und notwendige Schlussfolgerung, dass es sich bei der Erde um ein lebendiges Wesen handeln muss. Die gleichen Naturgesetze, die den Organismus unseres Planeten steuern, wirken auch auf unseren eigenen Organismus. So wie unsere Knochen die Masse unseres Körpers mit all seinen Bindegeweben und Blutgefäßen trägt, tragen die Felsen und Gesteine der Erde die Erdmasse, Ozeane und Flüsse. Die Atome, die man in einer Handvoll Sand findet, haben nicht weniger Leben in sich als diejenigen, die unser Herz oder unser Gehirn bilden. Wenn Gott allgegenwärtig ist, dann ist Er, Sie oder Es in den subatomaren Teilchen eines

Gesteinsbrockens genauso vorhanden wie Er, Sie oder Es in einer Mikrobe, in der Luft, die wir atmen, oder in den Zellen eines Elefanten existiert. Ob ein Kohlenstoff-, Sauerstoff- oder Wasserstoffatom in einem Stück Obst, meinen Augen oder einer Holzfaser sitzt, macht es nicht mehr oder weniger lebendig.

Die unglaublich komplexen Vorgänge, die innerhalb der Struktur eines Atoms stattfinden, ähneln den kollektiven Aktivitäten, die sich auch in unserem Körper und sogar im ganzen Universum abspielen. Billionen von subatomaren Teilchen wie das Tau-Lepton, das schwerste der Elementarteilchen, zerfallen in weniger als einer Sekunde in andere Teilchen. Sie alle reagieren mit anderen Billionen von Teilchen innerhalb eines Atoms und bilden eine unendliche Anzahl von möglichen Kombinationen, Permutationen und Anwendungen, wie es sich in der kontinuierlichen Erschaffung und Zerstörung der sichtbaren Welt zeigt. In einem Atom steckt unendliche Energie, weil es nie in Isolation auftritt, sondern immer mit dem Rest des Universums verbunden bleibt. Außerdem gibt es eine unendliche Intelligenz, die all diese komplexen Vorgänge in enger Abstimmung mit allem, was in der Schöpfung vor sich geht, überwacht und steuert.

Um dem Leben Sinn zu geben, muss selbst im kleinsten Teilchen jedes einzelnen Atoms eine höchste Form der Intelligenz enthalten sein, die viele Menschen als Gott bezeichnen. Schon der kleinste Fehler auf dieser Ebene der Existenz könnte den gesamten Kosmos zerstören. Unser Planet ist jedoch weit davon entfernt, träge oder leblos zu sein. Die gleiche höchste Intelligenz, die ein winziges Teilchen aufrechterhält, erhält auch das ganze Universum und bewegt alles in Richtung höherer Entwicklungsstufen. Sie entfaltet ihre Kraft nicht nur, um das Gleichgewicht auf unserer Erde wiederherzustellen, sondern auch, um eine viel höhere Lebensform zu schaffen, als es bisher möglich war.

Der Planet lebt

Wir stecken in einem veralteten Glaubenssystem fest, welches der Materie jegliches Leben oder Bewusstsein abspricht. Aus diesem Grund haben wir nicht wahrhaben wollen, dass unser Planet genauso lebendig ist wie wir. Menschen, die sich selbst als Körper ohne Seele oder Geist sehen, werden auch in unserem Planeten nur eine Ansammlung von Materie ohne jegliches Sein erkennen. Es gibt aber immer mehr Menschen, die wissen, dass in jedem physischen Objekt auch ein nicht-physischer Aspekt, also eine Lebensform mit Bewusstsein oder Sein, steckt. Viele Menschen empfinden zunehmenden Respekt, Bewunderung und Liebe für das Große Wesen, das wir Erde nennen.

Jedes einzelne der unvorstellbar vielen Atome (es ist eine schwindelerregende Zahl), die auf wundersame Weise in diesem Raum, der von unserer Erde eingenommen wird, zusammengehalten werden, befindet sich zu jeder Zeit am richtigen Ort, mit dem Zweck, dem einen großen Leben zu dienen. Der Natur ist kein Fehler unterlaufen, als sie bestimmte Atome an bestimmten Stellen der Erde so anordnete, dass große Vorkommen an Gold, Silber und Smaragden entstanden sind. Andere Atome dienen den Pflanzen als Nahrung oder sorgen für eine optimale Zusammensetzung der Luft, die wir atmen und die uns mit lebenswichtigem Sauerstoff versorgt. Ein Organismus, der in der Lage ist, eine fast unendliche Anzahl von Atomen miteinander zu koordinieren und der dabei keine Fehler macht, ist sicherlich mehr als super intelligent. Wir können uns nicht einmal ansatzweise vorstellen, was in einem Verstand vor sich geht, der die genaue Anzahl an Photonen im Auge behalten muss, die in den Farben des Sonnenlichts enthalten sind und die jede Pflanze und jede Blüte mit der richtigen Dosis Sonnenlicht versorgen, damit diese wachsen und in vielen verschiedenen Farben blühen können.

Damit die Erde auch weiterhin ein bewohnbarer Ort bleibt, muss auch der kleinste Aspekt in und auf ihr im Gleichgewicht sein. Aus diesem Grund kümmert sich unsere höchste intelligente Lebensform, auch Mutter Erde genannt, mit unglaublicher Präzision um jedes noch so kleine Detail. Alle Spezies – Mikroben, Insekten, Pflanzen, Tiere und der Mensch in seinen unterschiedlichen Rassen – sind Teil des Ganzen, jeder Einzelne unentbehrlich, wichtig und gleichberechtigt. Zusammen bilden sie im Laufe der Evolution immer höhere Lebensformen. Die Erde toleriert Eingriffe in diese universale Organisation nur bis zu einem gewissen Grad. Danach ist die Sättigungsgrenze erreicht und die Heilkrise folgt.

Nicht nur unser Körper, sondern auch der Planet Erde wurde so konzipiert, dass er Zeiten des Umbruchs und Heilkrisen durchlaufen kann, die ihm helfen, das ihm aufgelastete Ungleichgewicht wieder zu korrigieren. Diese Krisen lösen im Immunsystem der Erde starke Reaktionen aus. Die zunehmend unberechenbaren Temperatur- und Klimaschwankungen sind nichts als Reinigungskuren, die der Planet in Übereinstimmung mit der Sonnenaktivität durchführt.

Wenn unser Körper Fieber hat, beginnt er zu zittern und zu schwitzen. Solche Selbstheilungsreaktionen folgen den Gesetzmäßigkeiten der Natur und treten in Kraft, sobald die natürlichen Gegebenheiten aus dem Gleichgewicht geraten sind und sich nicht mehr regulieren können. Es ist falsch anzunehmen, die aktuellen dramatischen Veränderungen in den Wettersystemen der Erde und die daraus resultierenden Katastrophen seien Anzeichen von globalem Zerfall und Zerstörung, obwohl dies für manche Menschen und auch für ganze Bevölkerungsgruppen so aussehen kann. Vielmehr handelt es sich hierbei um Versuche der ganzheitlich handelnden Erde, sich des Stresses, der Anspannung und der Gifte zu entledigen, die die Menschheit ihr über lange Zeit hinweg zugemutet hat.

Alle Veränderungen auf dieser Erde sind zum Wohle des Lebens

Wenn wir die aktuellen Veränderungen auf unserem Planeten als das verstehen könnten, was sie wirklich sind, würden wir nicht in Panik geraten oder versuchen, uns den Selbstheilungskräften der Erde zu widersetzen. Unser Stress und unsere Ängste produzieren Frequenzen von destruktiver Energie, die das für das Gleichgewicht der Erde notwendige Magnetfeld empfindlich stören. Dadurch werden die Auswirkungen dieser Heilkrise destruktiver, als es sonst der Fall wäre. Wenn man ein Fieber unterdrückt, das eigentlich den Körper dabei unterstützt, eine große Anzahl an Immunzellen und Antikörpern zu produzieren, die Giftstoffe oder Krankheitserreger entsorgen können, dringen diese Gifte nur tiefer in den Organismus ein und können bestimmte Körperteile oder Organe buchstäblich ersticken. Diese Situation und die zunehmend negativen Einflüsse von Reizüberflutung, Ängsten und ungesunder Lebensführung rufen zunehmend schwere und toxische Krisen hervor. Diese Krisen äußern sich oft in Form von Krebs, AIDS oder MS und erfordern drastische Entgiftungsmaßnahmen. Auch die Erde, die tagtäglich mit ‚Geschossen' aus Wut und Angst bombardiert wird, deren Gesetze Tag für Tag von Millionen von Menschen missachtet werden, sieht sich gezwungen, mit immer stärkeren Gegenmaßnahmen auf die disharmonischen Einflüsse des Menschen zu reagieren.

Es sind nicht die Erde, die Sonne oder das Leben als solches, vor dem wir uns fürchten sollten, sondern die anhaltende und ständige Verletzung der Naturgesetze, die allein verantwortlich ist für alle Probleme, denen wir heute in der Welt begegnen. Viele Wissenschaftler und Experten sagen uns, dass die globale Erwärmung und andere Phänomene das Leben auf unserem Planeten gefährden. Das klingt, als ob unser Planet in schlechter Verfassung wäre. Das ist jedoch nicht wahr; der Planet und wir befinden uns einfach in einer heilenden Krise.

Je mehr Menschen an die beängstigende Vorstellung glauben, unser Planet befände sich in einem schlechten Zustand, und die Theorien derer unterstützen, die ein düsteres Bild zeichnen, desto schlimmer werden die Nebenwirkungen des globalen Heilungsprozesses sein. Jedes Mal, wenn ein Mensch Angst empfindet, wird diese Emotion in das globale Energienetz eingespeist und fördert Negativität und Angst. So wird die bevorstehende Genesungsphase für viele Teile der Bevölkerung zur echten Herausforderung werden. Im Zuge seiner Beobachtungen im Pflanzen- und Tierreich formulierte Darwin seine Theorie der natürlichen Auslese als ‚Überleben der Stärkeren'. Diese Gesetzmäßigkeit gilt auch für unsere Zeit der globalen Umwälzungen und Transformation. Nur in diesem Fall bedeutet ‚stärker' *angstfrei, ehrlich, spirituell orientiert, sich an die Naturgesetze haltend und gesund in Geist und Körper*. In diesem Sinne wäre es für uns alle von Vorteil, wenn wir unsere globale Situation positiver sehen würden, als es die Theorien der modernen Wissenschaft und die Prognosen von Hellsehern und Wahrsagern im Allgemeinen tun.

Die magnetischen Pole der Erde verschieben sich

Die Annahme, dass die Sonne eine Gefahr für uns Menschen darstelle, wird mittlerweile nicht nur von Wissenschaftlern vertreten, sondern verankert sich immer mehr im Bewusstsein der Menschen. Solche Aussagen untergraben die eigentliche Aufgabe und den eigentlichen Wert der Sonne. Alles Wachstum auf unserem Planeten ist auf die Sonne ausgerichtet. Wenn wir alle gemeinsam eine Abneigung gegen die Sonne entwickeln, wird die dadurch erzeugte Frequenz der Angst die elektromagnetischen Frequenzen der Sonne stören und essenzielle Wachstumsprozesse auf der Erde negativ beeinflussen.

Die Sonne kann jede Schwingung auf unserer Erde lesen und absorbieren. Die enormen Veränderungen, die sich in der Sonne abspielen, bleiben für die meisten Wissenschaftler ein großes Rätsel. Im Dezember 1994 startete die *NASA* das Raumschiff *Ulysses*, um die magnetische Aktivität der Sonne zu messen. Zu ihrem Erstaunen entdeckten die Wissenschaftler, dass die gemessenen Werte am Nord- und Südpol der Sonne identisch waren und die Polarität der Sonne nicht mehr existiert. Darüber hinaus scheint es zu immer mehr Sonneneruptionen zu kommen. Die Sonnenenergie wird explodieren und brennen und uns massive Mengen an Gammastrahlen und Solarplasma schicken. Die Veränderung in der von der Sonne kommenden Strahlung ist eine direkte Reaktion auf die (positiven) Veränderungen, die in unserem kollektiven Bewusstsein stattfinden. Die *NASA* erwartet bis 2012/13 starke Störfelder in unseren Stromnetzen, die einen Zusammenbruch aller stromabhängigen Aktivitäten zur Folge haben könnten.

Die Eruptionen auf der Sonne wirken sich direkt auf die Polarregionen unseres Planeten aus. Man kann diese Eruptionen mit mächtigen nuklearen Explosionen vergleichen, die starke Stromwellen in den Weltraum senden. Als starke Magnetfelder können die Pole der Erde diese Energie aufnehmen und weiterleiten – entweder entlang des Äquators um die Erdkugel herum oder nach innen Richtung Erdkern. Im Moment befinden sich die Magnetpole nicht an der richtigen Stelle und können daher nicht die gesamte Energie aufnehmen. Die aktuelle Polausrichtung kann so nicht als passender ‚Blitzableiter' fungieren und würde zu einem Kurzschluss führen, der den ganzen Planeten verbrennen ließe, sollten sie in ihrer jetzigen Stellung bleiben. Um eine Vernichtung zu vermeiden, verschieben sich die Magnetpole. Dieser Vorgang hat in der Tat bereits begonnen.

Am 4. Juni 1996 entdeckten Wissenschaftler große Abweichungen im Magnetfeld der Erde. Seitdem haben sich die Magnetpole zwischen fünf und dreizehn Grad verschoben, was in räumlicher Entfernung eine Verschiebung von 600 bis 1000 Meilen von ihrer normalen Position bedeutet. In jüngster Zeit berichten die Medien, dass sich der magnetische Nordpol mittlerweile in Sibirien befindet. Obwohl dieses Phänomen in den Nachrichten und wissenschaftlichen Publikationen als sehr ungewöhnlich beschrieben wird, sind Polverschiebungen auf dem Planeten nichts Neues. Sie treten alle 12 500 bis 13 000 Jahre auf, was in Hinblick auf das Alter der Erde als recht häufiges Ereignis bezeichnet werden kann. Es gab Zeiten, in denen sich die Pole komplett umkehrten und die Polkappen am Äquator zu finden waren. Aus diesem Grund gibt es überall auf der Welt Muscheln, selbst auf den Gipfeln der Rocky Mountains oder im Titicacasee in 3000 Meter Tiefe. Die wissenschaftlichen Erkenntnisse über die Verschiebung der Erdpole stammen meist aus Bodenproben, die aus dem Meeresgrund genommen und wie Baumringe gelesen werden können.

Dieses Mal wird die Verschiebung der magnetischen Pole erheblich sein. Wenn die Verschiebung, die bereits begonnen hat, vollzogen sein wird, werden sich die Erdbewohner auf ganz neue Energien einstellen müssen oder sie werden ‚ausbrennen'. Bei manchen Menschen passiert das bereits. Es trifft diejenigen, die nicht mit sich selbst im Reinen sind und nicht in Harmonie mit der Natur leben können. Sie werden von ihren eigenen Gedanken ‚vergiftet' und verursachen Chaos in ihrem Körper, weil diese neuen Energieformen jegliche Erfahrung und Empfindung verstärken – mental, körperlich und emotional. Die Verschiebung der magnetischen Pole lässt unser Denken und Sprechen extrem mächtig werden. Wut, Eifersucht, Hass, Aggression und Angst werden zu Selbstzerstörungswaffen und erzeugen durch die Verbindung von Körper und Geist verschiedene Formen von Krankheiten. Solange wir auf die Sonne und die Elemente um uns herum mit Angst und negativer Energie reagieren, laden wir noch mehr Zerstörung in unser Leben ein. Oberflächlich betrachtet mag es sein, dass die Sonne Hautkrebs verursacht, aber in Wahrheit ist die Angst dafür verantwortlich, die im Hintergrund der Krankheit ein genetisches Chaos anrichtet.

Mit anderen Worten: Bald schon werden wir erkennen, dass Liebe, Ehrlichkeit und Vertrauen die einzigen wirksamen Mittel zum Erfolg im Leben sein werden, wozu auch vollkommene Gesundheit, Wohlstand und spirituelle Weisheit gehören. Die Sonne unterstützt die Menschheit dabei, sich auf neue Lebensformen einzustellen, die im Einklang mit den Gesetzen der Natur existieren und die Umwelt nicht verschmutzen. Die Sonne ist alles andere als unser Feind, auch wenn es vielen Menschen so erscheinen mag. Die Verschiebung der magnetischen Erdpole wird große Kräfte freisetzen, die über die gesamte Erde fegen werden. Die heftigen Stürme, die bereits heute in verschiedenen Regionen der Erde wüten, können sich noch verstärken. Wir wissen, dass das Element Feuer die Eigenschaften von Wasser und Feuer in sich vereint. Die intensiver werdende Sonnenenergie stärkt das Wasserelement und damit auch dessen enormes Reinigungspotenzial. Obwohl wir diese Kraft vielleicht als eine überwiegend zerstörerische erleben, hat sie die Aufgabe, die planetarischen Schwingungen auf ein so hohes Niveau zu heben, dass jeder, der auf diesem Planeten lebt, ausschließlich von Liebe motiviert wird.

Wissenschaftler führen das aktuelle dramatische Schmelzen der Eiskappen in der Antarktis auf die globale Erwärmung zurück und erkennen nicht, dass diese und viele andere Klimaveränderungen und Naturkatastrophen Teil eines tieferen Umstrukturierungsprozesses der Erde sind. Unsere Umwelt ist so hochgradig vergiftet, dass wir unseren Planeten nicht mehr aus eigenen Anstrengungen heraus reinigen können. Dazu brauchen wir die Unterstützung der Sonne und der Erde selbst.

Die Übergangsphase, in der sich unsere Erde aktuell befindet, erfordert eine völlig andere Zusammensetzung der Sonnenstrahlen als je zuvor. Erdregionen mit dünner Ozonschicht lassen dieses neue und ganz andere Spektrum von Licht und Strahlung in die Erdatmosphäre eindringen. Wir alle werden davon beeinflusst. Das neue Lichtspektrum wird von unserem Körper auf der tiefsten Ebene unserer Physiologie in chemische Reaktionen übersetzt. Diese Ebene liegt im subatomaren Bereich und wird unsere

Gene nachhaltig verändern. Da unsere DNA bereits damit begonnen hat, sich von zwei Strängen auf zwölf oder mehr zu erweitern und zu verbessern, wird unser Körper mit großen Veränderungen und Anpassungen reagieren.

Eintritt in eine neue Welt

Diejenigen, die den Quantensprung in das neue Zeitalter aller Möglichkeiten machen werden – in dem die Frequenz der Liebe vorherrscht – befinden sich derzeit in einem massiven Wandel, der auf körperlicher, emotionaler und spirituеller Ebene stattfindet. In dieser Phase der Transformation können bestimmte Begleiterscheinungen auftreten: Chaos, ein allgemeines Gefühl der Unsicherheit, der Zerfall langfristiger Beziehungen oder/und Verwirrung über den wahren Sinn des Lebens. Die meisten Menschen – und besonders diejenigen, die mit Spiritualität arbeiten – werden jetzt ungewöhnliche körperliche Anpassungsprozesse bemerken. Verdauungsstörungen und Krankheitssymptome, die plötzlich auftauchen und schnell wieder verschwinden, sind Anzeichen dafür, dass sich unser Körper im ‚Übergang' befindet – einer Zeit der Transformation und der Umstrukturierung, die von Instabilität gekennzeichnet ist.

Alte Wertvorstellungen sind im Begriff, überflüssig zu werden, während sich neue noch nicht vollständig etabliert haben. Derzeit leben wir in einer Art ‚Niemandsland', in dem unsere Ich-Identität von unserer Seelenidentität getrennt wird und wir uns sozusagen noch nicht entschieden haben, welches das wahre Selbst ist. Die Natur scheint unsere Ängste, Verwirrungen und unsere Instabilität in den aus den Fugen geratenen Jahreszeiten und Klimaveränderungen widerzuspiegeln. Die aktuellen instabilen Wetterverhältnisse, das Rumoren von bisher ruhenden Vulkanen und die Verschiebung der Kontinentalplatten zeigen uns, dass Mutter Natur quicklebendig und aktiv ist. Ihre Erdbeben, Flutwellen und Stürme lassen uns wissen, wie verletzlich und oberflächlich unsere Sicherheit wirklich ist, wenn wir nur auf Geld und Beton setzen und immer wieder nur die Notbremse ziehen.

Damit wir lernen, nicht mehr allein auf materielle Dinge zu vertrauen und uns stattdessen auf die Gesetze der Natur zu verlassen, müssen wir möglicherweise einige drastische globale Veränderungen durchlaufen.

Die Erde verändert sich, weil wir uns (kollektiv betrachtet) verändern. Sie spiegelt das Chaos und die Turbulenzen wider, die wir zurzeit durchleben, aber auch den gewaltigen spirituellen Fortschritt, den wir bisher gemacht haben. Nicht jeder ist sich dieser Veränderungen bewusst. Die Erde will uns mit Sicherheit keine Angst einflößen. Ihre Bestimmung ist es – wie die der Sonne, der Delfine oder der Kühe auch – das Leben zu erhalten. Deshalb will sie vollständige Heilung erreichen und die Menschen auf eine höhere Bewusstseinsebene führen. Der Planet soll ein riesiges Kommunikationszentrum für alle Lebensformen im Universum werden. Um diese ungemein komplexe Aufgabe erfüllen zu können, müssen alle Hindernisse beseitigt werden, die der Entstehung von Liebe, Fortschritt und Glückseligkeit im Wege stehen.

Unser Planet befindet sich in einem außergewöhnlichen Wandel und wird eine Energiequelle anzapfen, die auf der Erde bislang nicht bekannt ist. Alle Schadstoffe, die unsere Luft, unser Wasser und unseren Boden verunreinigt haben, werden innerhalb kürzester Zeit entfernt. Die ‚Beförderung' des menschlichen Bewusstseins in höhere Dimensionen, nämlich in die vierte und fünfte, wird unsere wahre spirituelle Natur und unseren Ideenreichtum offenbaren. Sie wird uns auch in Bezug auf Energie und andere Ressourcen autark machen. Wir werden feststellen, dass all unsere Gedanken, sobald wir sie denken, unverzüglich Gestalt annehmen.

Menschen wie Sri Sathya Sai Baba, die im Laufe ihres Lebens immer wieder in der Lage sind, jedes gewünschte Objekt aus dem Äther zu erschaffen, sind hier, um uns zu zeigen, dass der Zugang zu den höheren Dimensionen unserer Existenz sowohl praktisch als auch real ist. Wann immer Sai Baba einen großen Diamanten, eine Uhr oder etwas Asche durch die bloße Kraft seiner Gedanken materialisierte, erschütterte er das Fundament unserer materialistischen Erfahrung und unseres Weltbildes. Solche Demonstrationen können uns lehren, dass wir wirklich eins sind mit dem Geist oder der Essenz von allem und dass wir alles aus dem Geist heraus erschaffen können, sobald wir den Schleier der Unwissenheit lüften und die Illusion beseitigen, getrennt von der Natur zu existieren. Die Menschen werden erkennen, dass sie die wahren Wächter der Erde sind und nicht ihr Meister.

Die eigentliche Transformation in diese Dimension wird sehr schnell stattfinden. Man kann sie mit der Senderauswahl im Fernsehen vergleichen. Wenn Sie Ihr Fernsehgerät auf eine andere Wellenlänge einstellen, sehen Sie ein anderes Bild. Die Welt sieht in verschiedenen Bewusstseinszuständen immer anders aus. Unser aktueller Bewusstseinszustand lässt nur eine zwei- und dreidimensionale Sicht auf die Welt zu. Das bedeutet aber nicht, dass das die einzige Realität ist, die es gibt. Die Welt existiert in allen verschiedenen Dimensionen und Zeitlinien gleichzeitig – und davon gibt es eine unendlich große Zahl. Sobald wir in der Lage sind, andere Wellenlängen wahrzunehmen als die, die die meisten Menschen derzeit wahrnehmen können (7,21 cm), werden wir immer noch in derselben Welt leben, aber in einem anderen Aspekt der Realität.

Der Grund für die Schwierigkeiten, die wir in der dreidimensionalen Welt haben, ist, dass unsere Gedanken und Herzenswünsche so viel Zeit in Anspruch nehmen, bevor sie sich verwirklichen. Die Tatsache, dass wir unsere Wünsche nicht schnell und mühelos erfüllen können, lässt uns frustriert, ängstlich oder anderen gegenüber gar feindlich werden. Oft geben wir anderen Menschen die Schuld, wenn wir unsere Ziele nicht erreichen. Die Wurzeln der Ausbeutung und Zerstörung unserer natürlichen Ressourcen, der damit verbundenen Umweltverschmutzung und der vielen Konflikte überall sind in unserer eigenen Unfähigkeit, unsere Wünsche direkt und sofort erfüllen zu können, zu finden. Die sofortige Gestaltwerdung unserer Gedanken ist Teil einer höheren Dimension, die wir gemeinsam betreten werden. Die dominante Technologie wird dann die ‚Gedankentechnologie' sein, und die Notwendigkeit, für materielle Dinge zu kämpfen oder das Leben unter Kontrolle zu haben, wird einfach verschwinden. Wann genau dies geschehen wird, hängt von den Entscheidungen ab, die wir (alle Menschen auf dem Planeten) jeden Tag treffen, und ist daher nicht vorherzusagen.

Es ist an der Zeit, Entscheidungen zu treffen

Die Zeit ist jetzt gekommen, in der wir uns entscheiden müssen, ob wir uns für das Leben einsetzen wollen, anstatt für Tod und Zerstörung der Erde. Die

Erde wird diejenigen von uns schützen, lieben und ehren, die jetzt anfangen, sich selbst zu lieben und sich um ihren wertvollsten Besitz – den menschlichen Körper – zu kümmern. Diese Menschen werden in die Welt der spirituellen Weisheit eingeweiht werden. Manchmal wird dieser Prozess die ‚Wiederkunft Christi' oder ‚das Zeitalter der Erleuchtung' genannt. Andere sprechen vom ‚Himmel, der auf die Erde hinabsteigt', dem ‚Zeitalter des Wassermanns' oder ‚dem Ende des Zeitalters der Ignoranz'. Es ist nicht wichtig, welchen Namen wir dieser neuen Zeit geben werden. Wichtig ist, dass die Erde zu einem wahren Zuhause wird für die, die bereit sind zu leben und ihre Liebe zum Ausdruck zu bringen.

Die unsrige ist vielleicht die wichtigste Zeit, die die Menschheit je erlebt hat, denn die Entscheidungen, die wir jetzt treffen, werden unsere Zukunft auf dramatischere Art und Weise beeinflussen, als es jemals zuvor der Fall gewesen ist. Die heutige Zeit ist eine Zeit des Lernens: Lernen Sie, Ihrem Körper, Ihrem Herz, Ihren Freunden, den Tieren, den Pflanzen, allen Lebensformen und diesem Planeten selbst zu dienen, wo immer Sie auch können. Dadurch intensivieren Sie die Frequenz der Liebe, die in Ihnen und in Ihrer unmittelbaren Umgebung steckt. Das ist die wichtigste Aufgabe, die wir Menschen in diesem Moment haben. Schon viele Millionen Menschen haben die Notwendigkeit und die Kraft dieses Dienstes bereits erkannt. Selbst in einem hoch vernetzten Medium der Massenkommunikation wie dem Internet findet man zahlreiche Menschen, die ohne finanzielle Vorteile und auf ihre eigenen Kosten sehr hilfreiche (spirituelle) Informationen an zahlreiche Abonnenten weitergeben. Ihr einziger Beweggrund ist der Wunsch, die Frequenz der Liebe, die sie selbst empfangen, an andere weiterzugeben. Diese ‚*Arbeiter des Lichtes und der Liebe*' werden **nach** dem *Großen Übergang* reichlich belohnt werden.

Viele Menschen scheinen den Eindruck zu haben, die Arbeit an sich selbst sei schwierig und erfordere viel Disziplin und Geduld. Die Wahrheit ist jedoch weit davon entfernt. Alles, was wir in unserem Leben tun, ist Arbeit an uns selbst. Die meisten Menschen erkennen diese Selbstarbeit jedoch nicht. Unsere Gedanken, Gefühle, Meinungen und Wünsche usw. treten auf vielen Ebenen gleichzeitig auf. Im Körper existieren sie beispielsweise als Neurotransmitter, die tief greifende physiologische Veränderungen auslösen. Im

Äther werden sie zu mächtigen Energiefeldern, die sich auf unser gesamtes Umfeld auswirken – auf den eigenen Körper, andere Menschen und die Umwelt. Wenn Sie also Ihren Kleiderschrank ausmisten und Dinge entsorgen, für die Sie keine Verwendung mehr haben, wenn Sie in Haus, Garten oder Keller ein Großreinemachen veranstalten, dann tun Sie das auf allen Ebenen der Existenz. Wenn es in Ihrem Haus immer eine Ecke gibt, in der es unordentlich ist und Dinge aufbewahrt werden, für die Sie keine Verwendung mehr haben und die Sie aber nicht loslassen können, existiert auch in Ihrem Körper und in Ihrem Verstand eine solche Ecke, um die Sie sich kümmern müssen. Der Zustand des Umfeldes spiegelt den Zustand von Körper und Geist wider. Wenn Ihre gegenwärtige Umgebung nicht mehr zu Ihnen passt, liegt das daran, dass Sie sich weiterentwickelt haben – physisch, emotional und spirituell. Möglicherweise müssen Sie eine neue Umgebung schaffen oder in eine neue Umgebung wechseln, die eher Ihrem ‚neuen' Ich entspricht.

Unter den Menschen auf dieser Erde herrscht im Moment eine große Unruhe, die in dem großen Verlangen nach Veränderung zum Ausdruck kommt: Viele Menschen haben den Wunsch, ihr Zuhause, ihren Arbeitsplatz und/oder ihren Partner zu wechseln. Wenn auch Sie diese Unruhe verspüren, ist es am besten, Sie folgen Ihren Instinkten und lassen die **alten** Glaubenssysteme und Prinzipien bezüglich der Lebensgestaltung hinter sich. Lassen Sie das Glück zum obersten Gebot in Ihrem Leben werden. Das Glück kommt von selbst, wenn Sie sich darauf konzentrieren, anderen Menschen, Ihrem Körper und der Natur auf jede nur erdenkliche Weise zu dienen. Wenn Sie zum Beispiel Müll auf dem Boden liegen sehen, dann haben Sie die Wahl, ihn liegen zu lassen, weil es ja nicht Ihr Müll ist, oder ihn aufzuheben und ihn in den nächsten Abfallbehälter zu werfen. Wenn wir uns dafür entscheiden, den Müll aufzuheben, den andere Leute so achtlos liegen lassen, üben wir uns in Demut, entziehen unserem Ego falschen Stolz und schaffen ein kraftvolles Energiefeld im Äther, das andere Menschen dazu inspirieren wird, dasselbe zu tun (ähnlich dem Phänomen des hundertsten Affen).

Wenn Sie achtsam mit Ihrem Körper umgehen, ihn rein halten, richtig ernähren und seine subtilen Botschaften beachten, wenn Sie also lernen, Ihren Körper als göttliches Instrument zu betrachten, wird in Ihnen ganz automatisch der Wunsch wachsen, andere dabei zu unterstützen, dasselbe zu tun. Das ist es, was mit dem Begriff ‚dienen' gemeint ist. Als Belohnung werden Sie die Erde in einem anderen Licht sehen können. Diejenigen, die sich dafür entscheiden, auf der Frequenz der Liebe zu leben, unabhängig davon, ob sie am Strand Müll sammeln oder andere heilen, werden das Beste erhalten, was die Natur zu bieten hat. Der Himmel ist nichts anderes als eine real existierende Form der Wahrnehmung, die wir selbst erschaffen können, indem wir uns den Schwingungen der Glückseligkeit und den Frequenzen der Liebe anpassen. Die gegenwärtige Phase der globalen Transformation erlaubt es uns, diese Frequenzen leichter und schneller zu entwickeln als je zuvor.

Die Weisheit der Natur verinnerlichen

Unser Körper ist der Schlüssel zu unserer Seele. Wenn wir lernen, unseren Körper weise und mit Wertschätzung einzusetzen, wird er sich als unser bester Lehrer und Freund erweisen. Wir sollten ihn mit guten Speisen, gesunder Luft, heilenden Sonnenstrahlen, schönen Sonnenuntergängen, inspirierender Musik, natürlicher Kleidung, angenehmen Düften, Ölmassagen, inneren Reinigungskuren und einer achtsamen Umgebung verwöhnen. Lassen Sie nicht die Angst zur Triebfeder Ihrer Handlungen werden. Sie sind es wert, das Beste zu erhalten, was das Leben zu bieten hat.

Verbringen Sie viel Zeit in der Natur, berühren Sie die Bäume und anderen Pflanzen, spüren Sie den Boden und das Gras unter Ihren Füßen und atmen Sie den Atem der Natur ein. Mutter Erde lebt von Ihrem liebevollen Kontakt mit ihr und schätzt Ihre Anwesenheit sehr. Sie ist auf uns angewiesen als Kanäle oder Medien, durch die sie ihre göttliche Energie senden kann, und leidet, wenn auch nur ein einziger Kanal blockiert ist. Jeder von uns ist ihr gleichermaßen wichtig. Diejenigen, die blockiert sind und Mutter Erde nicht spüren können, die immer noch die Umwelt verschmutzen, haben jetzt die Möglichkeit, sich körperlich, emotional und spirituell zu öffnen. Für sie wird die Erfahrung von Krankheit und Leid ein Weg sein, sich wieder mit den Gesetzen der Natur zu verbinden. Ein Krebsgeschwür, zum Beispiel, kann alle negativen Schwingungen (*Karma*) neutralisieren, die ein Mensch in seinem aktuellen oder früheren Leben angesammelt hat. Gleichzeitig erhöht diese ziemlich drastische Auslöschung eines alten Karmas die planetarischen Schwingungen erheblich.

Eines steht fest: Die Natur ist nie darauf aus zu bestrafen, sondern immer bestrebt zu heilen. Jeder Mensch wird geliebt und gebraucht, ganz gleich, ob er die Rolle eines Heiligen, eines Bettlers oder eines Kriminellen spielt. Jeder, der sich auf seine Art und Weise durch das *Karma* arbeitet, verdient allerhöchsten Respekt und Bewunderung. Be- und Verurteilung ist hier fehl am Platz, denn das wahre, ganze Bild bleibt verborgen und ist meist nicht so, wie es zu sein scheint.[12] Menschen, die ‚niedere' Arbeiten wie Toilettenreinigung oder Müllbeseitigung ausführen, sind Seelen, die der Menschheit mehr helfen, als wir uns das vorstellen können.

Auch junge Menschen oder obdachlose Menschen, die Drogen konsumieren und sehr aggressiv sein können, sind oft sehr weit entwickelte und wunderbare Wesen. Weil sie nicht in der Lage sind, ihre große Sensibilität und emotionale Verwundbarkeit mit dieser Welt der Härte, des sinnlosen Materialismus und des grausamen Konkurrenzdenkens zu vereinbaren, versuchen sie ihren Schmerz mit heftigen körperlichen Sinneserfahrungen wie Drogenmissbrauch, zwanghaftem Sex und Gewalt zu betäuben. Damit verkörpern und verstärken sie auf dramatische Weise die veralteten, aber immer noch mächtigen Konzepte, Einstellungen und Glaubenssysteme, die unsere Gesellschaft noch immer unter Kontrolle haben. Es ist jetzt wichtig, dass die ältere Generation ihnen den Respekt, die Liebe und die Wertschätzung schenkt, die sie verdienen, denn sie sind diejenigen, die die ‚Drecksarbeit' leisten und die unbeugsamen, starren Muster der sozialen Konditionierung destabilisieren müssen. Ein Be- oder Verurteilen hat hier keine Relevanz. Egal, welchen Fehler ein Mensch in der Vergangenheit begangen hat, jetzt hat er Zeit und Gelegenheit, loszulassen und den Neuanfang zu wagen.

12 Siehe *Lifting the Veil of Duality – Your Guide to Living Without Judgment* des Autors.

Mit der Natur ins Gespräch kommen

Stellen Sie sich vor, Sie könnten mit den Pflanzen richtige Gespräche führen. Tatsächlich reagieren Pflanzen auf unsere Gefühle, unsere Gedanken und unsere Berührung, indem sie spezifische Pheromone (hormonähnliche Verbindungen) absondern, die sich in der Luft verteilen und die unmittelbare Umgebung darüber informieren, wer gerade vor Ort ist. Je nachdem, was Sie gerade denken oder fühlen, können diese Botenstoffe entweder feindliche oder freundliche Reaktionen in den anderen Pflanzen, Bäumen, Insekten und Tieren auslösen. Sobald Sie eine Blume sanft berührt und freundlich zu ihr gesprochen haben, wird sie der gesamten Umgebung ‚mitteilen', dass ein Freund oder eine Freundin der Erde anwesend ist.

Eine gesunde menschliche Aura hat einen Radius von ungefähr fünfzig Metern. Unsere Aura ändert ihre Farben, Form und Weite mit der Qualität unserer Gedanken und Gefühle, den Lebensmitteln, die wir zu uns nehmen, der Luft, die wir atmen, der Kleidung, die wir tragen, und zahlreichen andere Faktoren. Wenn wir durch ein Feld oder einen Wald gehen, werden die Pflanzen, Blumen und Bäume um uns herum buchstäblich von unserer Aura berührt. Erfahrungen von Angst und Wut verändern die Farb- und Formmuster der Aura und können bei den Tieren und Pflanzen in der Umgebung Angst und Abwehrreaktionen hervorrufen. Glück und Zufriedenheit hingegen erzeugen auch in unserer Umgebung ein tiefes Empfinden von Frieden. Ein Spaziergang im Wald, ein Bad im Meer, gesunde Lebensmittel oder eine Meditation können alle Verzerrungen in der Aura beseitigen und das Gleichgewicht in Körper und Geist wiederherstellen. Vor allem eine kalte Dusche befreit die Aura von negativen Emotionen und unangenehmen Gedanken.

Pflanzenwesen sind hoch entwickelt und erfüllen hier auf Erden einen wichtigen Zweck. Ihre Art der Kommunikation findet im Stillen statt und es erfordert einen ruhigen, friedlichen Geist, um ihre stillen ‚Worte' zu hören. Sobald uns bewusst wird, dass wir auf der gleichen Wellenlänge schwingen wie sie, werden wir die Weisheit der Pflanzen empfangen und weitergeben können. Pflanzen lieben es, ihr Wissen mit uns zu teilen, und sie können uns auf unserem Weg zu einem höheren Bewusstsein helfen. Sie erwidern unsere Wertschätzung für sie, indem sie unsere Verbindung zur Erde wiederbeleben und neu ausrichten. Dies kann eine tiefe Heilung von Körper, Geist und Seele zur Folge haben.

Blumen und essbare Pflanzen können so gepflanzt und angebaut werden, dass sie mit ihren Kräften Krankheiten heilen können. Pflanzen lieben Musik und reagieren sensibel auf unsere Gedanken und Gefühle. Wenn Sie das Saatgut einer Gemüsesorte vor der Aussaat 9 Minuten lang unter Ihre Zunge legen, ‚lesen' die Samen alle Krankheiten und Mangelzustände, die Sie haben, ab. Wird das Saatgut dann ausgesät (es sollte erst nach drei Tagen bewässert werden, nicht früher) wächst es zu einem individuell auf Sie abgestimmten Lebensmittel heran, also einer ‚personalisierten' natürlichen Arznei, die Krankheiten heilen und Mangelzustände beseitigen kann. Am besten laufen Sie immer wieder einmal barfuß um die wachsende Gemüsepflanze herum, um die medizinische Wirksamkeit der Pflanze zu fördern. Pflanzen können Informationen, die über die Füße in den Boden gegeben werden, sehr gut aufnehmen.

Gemüsepflanzen und Früchte geben sich mit Freude den Menschen und Tieren hin, die ihr ureigenes Wesen respektieren. Es liegt in ihrer Natur, sich zu verbreiten, und wir unterstützen sie darin, indem wir sie essen und ihre unverdaulichen Samen an andere Orte tragen. Das zumindest war der ursprüngliche Plan der Natur. Auch heute noch wird in der traditionellen und biologischen Landwirtschaft Gülle ausgebracht, um Kulturpflanzen zu düngen. Wind und Regen nehmen die Samen mit, tragen sie an fremde Orte und unterstützen so die Ausbreitung neuer Pflanzen, Blumen und Bäume.

Werden Gemüse und Obst aus rein kommerziellen Gründen angebaut, entwickeln sie Resistenzen gegen unsere Verdauungsenzyme. Dies gilt auch für den Anbau in Gewächshäusern, in denen die Pflanzen nur einen sehr begrenzten Kontakt zu den natürlichen Elementen haben. Das Aufbringen von Pestiziden bringt ihre Aura zum Schrumpfen und die Lebensenergie nimmt ab. Sobald ein Feld mit Chemikalien besprüht wird, ziehen sich alle Pflanzenwesen entsetzt aus diesem Feld zurück. Die Pflanzen selbst werden abhängig von künstlichen Düngemitteln, ohne die sie sich gegen Insekten, Schnecken und Krankheiten nicht zur Wehr setzen können.

Mit der Natur und ihren Lebewesen ins Gespräch zu kommen, kann das Leben von Pflanzen und Tieren viel effektiver schützen und fördern. Versuche mit Pflanzen (*siehe Kapitel 2*) haben bereits gezeigt, dass unsere Einstellung ihnen gegenüber ihr Wachstumsmuster ganz erheblich verändern kann. Die Frequenz der Liebe kann alles zu Gold werden lassen. Das gilt auch für Tiere. Selbst wenn wir aus Not ein Tier schlachten und verzehren müssen, wird es sein Leben bereitwillig geben und uns neue Kraft schenken, solange wir ihm in Dankbarkeit verbunden sind und es für die Rettung unseres Lebens segnen. Für die Indianer Nordamerikas war dies selbstverständlich, wenn sie aus Not auf tierische Nahrung zurückgreifen mussten.

Die Vorstellungskraft formt unsere individuelle Realität

Jedes Mal, wenn Sie sich einem Menschen, einem Tier, einer Pflanze oder einer Sache liebevoll zuwenden, werden Sie verjüngt und tanken Energie. Schaut man hinter die körperliche Fassade, sieht man die enorme Intelligenz, die in jedem und allem steckt. Stellen Sie sich vor, in jeder Blüte befände sich ein großes Bewusstsein, das die Blume frisch und perfekt aussehen lässt. Lernen Sie, darauf zu vertrauen, dass alles, was Sie sich gedanklich vorstellen, auch in Wirklichkeit existiert. *Mangelnde Vorstellungskraft ist die Ursache aller unserer Einschränkungen.* Wenn Sie sich nicht vorstellen können, dass eine Blume auf diese Art belebt sein kein, dann gibt es für Sie kein großes Bewusstsein.

Die Vorstellungskraft ist das wunderbarste Werkzeug, das uns zur Verfügung steht, um im Leben etwas zu erschaffen und zu erreichen. Ein Automobilingenieur kann nur dann ein neues und besseres Auto entwerfen, wenn er sich eines bildlich vorstellen kann. Ein Informatiker wird nur dann ein schnelleres und anspruchsvolleres Softwareprogramm entwickeln können, wenn es auch in seinem Kopf existiert. Und ein guter Liedermacher komponiert immer wieder neue Songs, weil ihn seine Fantasie in die unendlich kreative Welt der Musik entführt.

Alles, was Sie erschaffen, entsteht aus Ihrer Vorstellungskraft heraus. Es liegt an Ihnen, Ihren Gedanken freien Lauf zu lassen. Wenn Sie erreichen wollen, was Sie sich vorstellen, müssen Sie einfach nur Ihrer Vorstellungskraft vertrauen und Zeuge sein, wie Ihre Wünsche wahr werden. Seien Sie dankbar für das, was Sie dank Ihrer Vorstellungskraft erschaffen, und bringen Sie diese zum Ausdruck. Dankbarkeit ist der Lohn in energetischer Währung für das, was Sie mit Ihren Gedanken geschaffen haben. Alles muss erst auf energetischer Ebene erschaffen werden, bevor es sich auf der körperlichen Ebene manifestieren kann. Die Erfüllung Ihrer Herzenswünsche hängt einzig und allein davon ab, wie groß Ihr Vertrauen in Sie selbst ist.

Sollten Sie an Ihrer eigenen Fähigkeit, mit Pflanzen und Tieren kommunizieren zu können, zweifeln, kappen Sie selbst Ihre Verbindung zur Natur. Diese Zweifel verstärken nur den Glaubenssatz, der Mensch könne ausschließlich mit anderen Menschen kommunizieren. Das ist aber nur eine Form der Begrenzung, die wir in jungen Jahren geglaubt und als Realität akzeptiert haben.

Zweifel werden aus der Angst heraus geboren und Angst schränkt unsere Vorstellungskraft ein. Erinnern Sie sich noch an Ihre Kindheit, in der Sie Ihrer Fantasie einfach folgen und freien Lauf lassen konnten? Einige von Ihnen haben mit Sicherheit auch Engel, Feen und Gesichter gesehen, die sie aus Blumen und Bäumen heraus anstrahlten; Stimmen, die ihnen durch den Wind zuflüsterten, Wolken, die ihnen zulächelten und Regentropfen, die Lieder sangen. Wer sagt, dass all dies wahr war oder nicht? Ein rational denkender Wissenschaftler würde argumentieren: „Nun, wenn du es nicht beweisen kannst, dann existiert es nicht wirklich, denn nur das, was wissenschaftlich nachweisbar ist, kann als real bezeichnet werden. Kinder stellen sich diese Dinge nur vor, weil sie noch nicht wissen, wie die echte Welt aussieht. Wer glaubt denn schon daran, dass Engel den Regenbogen hinabrutschen oder kleine Elfen um Pilze herumtanzen?" Die Antwort lautet, dass diejenigen, die sich diese und ähnliche vergeistigte Wesen vorstellen können, Menschen sind, die deren Gegenwart tatsächlich sehen oder spüren und von ihnen lernen.

Auf jeder Ebene der Schöpfung gibt es eine Vielzahl von engelhaften Wesen. Ohne deren spezifische Energien und Schwingungen würde alles – von der Karotte bis hin zur Blume und dem menschlichen Körper – zu einem Haufen nutzloser Materie zusammenfallen. Der Unterschied zwischen einer Vitamin-C-Tablette und einer Orange besteht darin, dass in der Vitamin-C-Tablette keine Engelswesen leben, während eine Orange von zahlreichen Engeln bevölkert wird. Die Tablette enthält vielleicht alle typischen Bestandteile von Vitamin C, hat aber keine oder nur eine geringe Lebenskraft. Die

Lebenskraft aller Lebewesen und Dinge hängt immer davon ab, wie viele freie und glückliche Engelwesen darin leben. Eine biologisch angebaute Orange wird von sehr glücklichen, zufriedenen und freien engelhaften Wesen bevölkert, während eine konventionell und chemisch behandelte Frucht nur von ‚gefangenen' Wesen besiedelt ist, die in Ketten gelegt sind oder (geistig gesprochen) in Käfigen gehalten werden. Weil sie so ungeheuer traurig sind, strahlen sie nicht und haben eine sehr unterdrückte Aura, die man der Orange auch ansieht.

Ihr persönliches ‚Passwort' zur **realen** Welt ist Ihre eigene Vorstellungskraft. Wenn wir uns innerlich verändern, werden sich auch die äußeren Umstände ändern. Es gibt so viele verschiedene Welten wie Menschen auf der Erde. Jeder von uns lebt in einem anderen Bewusstseinszustand und hat deswegen eine andere Vorstellung von der Welt. Indem wir alle mehr oder weniger das gleiche Bildungssystem durchlaufen haben, sind wir uns relativ einig, wie die Welt sein soll oder auszusehen hat, aber trotzdem lebt jede/r von uns in seiner/ihrer eigenen persönlichen Realität.

Wenn Sie sich also die Welt als chaotischen, beängstigenden Ort ohne Hoffnung auf Überleben vorstellen, dann wird diese sich Ihnen auch so präsentieren. Es ist viel besser, aber nicht weniger real, sich die Welt als eine große Herausforderung vorzustellen, die das Potenzial eines Paradieses hat. **Ihre persönliche Einstellung** zum Leben macht den Unterschied.

Die Zeit ist gekommen, dass wir alle aufwachen und unser Geburtsrecht in Anspruch nehmen, damit wir alles erreichen können, was unserer Bestimmung hier auf Erden entspricht. Jeder von uns hat eine andere und einzigartige Bestimmung im Leben. Um diese Bestimmung zu finden und zu leben, braucht es vollkommene Gesundheit, Fülle, Wohlstand und spirituelle Weisheit. Nutzen Sie Ihre Vorstellungskraft als Werkzeug, um Ihren persönlichen Himmel auf Erden zu erschaffen. Als Hilfestellung möchte ich Sie bitten, die im nächsten Kapitel beschriebenen *Zwölf Tore zum Himmel auf Erden* tief in Ihrem Bewusstsein zu verankern. Lesen Sie das Kapitel wiederholt, aber ohne Anstrengung und Erwartungshaltung durch. Sobald diese grundlegenden Prinzipien für ein erfolgreiches und erfüllendes Leben in Ihr Bewusstsein eingebettet sind, wird sich für Sie und die Welt ganz spontan eine neue Realität öffnen und es wird der Himmel auf Erden sein.

9 Die zwölf Tore zum Himmel auf Erden

Wenn wir die im Folgenden beschriebenen zwölf Tore zum Himmel auf Erden öffnen und anwenden, können wir – jeder Einzelne, jede Gesellschaft, jede Regierung und jede Nation – dauerhaft ein Leben in Wohlstand und Freiheit führen, ganz ohne Einschränkungen und Probleme.

1. Das Tor des Einsseins

Einssein ist ein Bewusstseinszustand, der keine Angst kennt. Zu wissen, dass alle Dinge und alle Menschen in engstem Kontakt miteinander stehen, ist der natürlichste und mächtigste Bezugspunkt. Wir alle teilen das gleiche Bewusstsein und die gleiche Intelligenz, die alle Lebensformen des Universums steuert. Die natürliche Welt mit ihrer Vielfalt an unterschiedlichen Spezies, Partikeln und Energieformen agiert wie ein zusammenhängendes Ganzes, in dem Liebe und Bestimmung alles zusammenhalten und vereinen. Sie und ich sind aus dem gleichen Seelenbewusstsein entstanden. Wir sind wie Blüten vom selben Baum oder einzelne Wellen im großen Meer. Alles, was uns voneinander trennt, ist die Angst, die entsteht, wenn wir nicht wissen, dass wir aus ein und derselben Herkunft sind.

Nur ein ängstlicher Geist ist konkurrenzorientiert. Der vertrauensvolle Geist weiß, dass es für jeden einen Ort und eine Zeit gibt, und kann deshalb nicht umhin, immer zur richtigen Zeit am richtigen Ort zu sein. Das Wissen und die Erfahrung, mit allem und jedem eins zu sein, nimmt uns die Notwendigkeit, uns messen und verteidigen zu müssen – materiell, physisch, verbal oder emotional. Schutz wird nur dann wichtig, wenn Sie selbst energetische Schwingungen aussenden, die andere Menschen in Ihrem Umfeld als bedrohlich empfinden könnten. Das Aussenden von Angst erzeugenden Signalen ist die häufigste Ursache für Konflikte im Leben. Ein Mensch jedoch, der das Einssein in allen Mitmenschen erkennt, bleibt von der Angst unberührt.

Sobald Sie lernen, sich selbst und alles Leben um Sie herum zu schätzen, werden Sie die spontane Unterstützung aller Naturgesetze erfahren. Ihre Bedürfnisse werden umfassend und ganz selbstverständlich erfüllt werden. Oft bezeichnen wir bestimmte Ereignisse in unserem Leben als ‚schlecht'. Aber in fast allen Fällen erweisen sich schlechte Dinge als gut für uns. Probleme sind nichts anderes als versteckte Chancen. Sie müssen gar nicht entscheiden, was gut oder schlecht ist für Sie. Sie bekommen immer das, was für Sie und Ihr persönliches Wachstum gerade richtig ist, auch wenn es für Sie im Moment ungünstig zu sein scheint.

Es ist jetzt an der Zeit, in Ihr Leben ausschließlich die Dinge zu integrieren, die Sie glücklich und zufrieden machen. Ein Fluss kann nicht stromaufwärts fließen. Der Fluss der Naturgesetze kann uns nur unterstützen, wenn wir andere Menschen und die Natur als gleichwertig betrachten. Alles gehört jedem von uns, weil das universelle Bewusstsein in uns allen zum Ausdruck kommt. Das Einssein ist der natürliche Zustand des Lebens, der es dem Fluss des Lebens ermöglicht, durch Sie hindurch zu fließen. Es wird Ihnen alle Kraft, Nahrung und Weisheit geben, die für die Entwicklung Ihrer Seele zu diesem Zeitpunkt notwendig ist. Wenn Sie sich ins Bewusstsein rufen, dass alles im Grunde genommen eins ist, können Sie sich von dem Schmerz der Einschränkung befreien. Bevor Sie Gestalt (einen menschlichen Körper) angenommen haben, haben Sie sich vielleicht dafür entschieden schwarz, gelb oder weiß zu sein. Ihre Berufswahl spiegelt die Lektionen wider, die Sie lernen müssen, um Ihre Seele in diesem Leben vollständig werden zu lassen. Es spielt keine Rolle, ob Sie Künstler oder Wissenschaftler sind und ich ein Schriftsteller oder Bettler. Wir alle sind Teil desselben ‚Baums des Lebens'. Das Bewusstsein, das uns alle am Leben hält, kennt den Unterschied zwischen Hautfarbe, Religion oder Berufsstand nicht. Es ist nicht wichtig, was Sie sind und zu welcher Religion, welcher politischen Partei oder welchem Staat Sie gehören. Wichtig ist nur, dass Sie **Sie selbst** sind. Einschränkungen, Regeln und Vorschriften gehören nicht zur Essenz Ihrer Seele oder Ihrem höheren Selbst. Allein die Tatsache, **dass es Sie gibt**, genügt, um eins zu sein mit allem anderen. Wir müssen uns nur daran erinnern, dass wir eins sind, also die Erinnerung an den

Zustand des Einsseins wieder in unser Bewusstsein aufnehmen. Versuchen Sie sich diese grundlegende und alles durchdringende Einheit vorzustellen, wenn Sie die Objekte und Menschen in Ihrem Umfeld betrachten. Wenn Ihnen dies gelingt, werden Sie die eingebildeten Schwierigkeiten und Trennungen in Ihrem Leben beseitigen können.

Viele der Atome, die sich zu dem Schmuck zusammenfügen, den Sie vielleicht gerade tragen, verschmelzen im Bruchteil einer Sekunde mit Ihrem Körper. Sie ersetzen die Atome, aus denen Ihre Augen, Ihre Haut, Ihr Herz bestehen und die Luft, die Sie einatmen. Die Luft, die sich zwischen Ihrem Körper und dem Buch, das Sie gerade lesen, befindet, schafft eine direkte Verbindung zwischen Ihnen und dem Buch. Der Fluss des Lebens fließt durch alles hindurch und hält es zusammen, es spielt keine Rolle, ob dieses ‚alles' nun ‚lebendig' ist oder nicht. Sobald wir erkannt haben, dass alles miteinander verbunden ist, werden wir uns bewusst mit allen Lebensformen und -energien verbinden können und in der Lage sein, diesen Lebensfluss auf jede beliebige Art und Weise zu steuern.

Wenn wir uns dem Fluss des Lebens, der uns alle nährt, öffnen, wird die Angst, etwas falsch zu machen oder einen geliebten Menschen zu verletzen, überflüssig. Sobald wir die allem zugrunde liegende Einheit erkennen, werden unsere Ängste nachlassen. Furchtlos zu sein bedeutet frei zu sein. Wenn wir uns frei fühlen, öffnen wir unsere Herzen. Ein offenes Herz verbreitet Liebe und überbrückt Unterschiede. Liebe heilt alte Wunden, beseitigt Hass und Zwietracht und überschüttet alle mit einem Schauer des Glücks, einschließlich desjenigen, der die Liebe gibt. Alles, was keine Liebe verbreitet, ist nicht lebenswert. Machen Sie das Einssein zur höchsten Priorität in Ihrem Leben. Erkennen Sie diese Einheit in jedem Stein, in jedem Insekt, in den Wolken, im Regen, in der Sonne und in Ihnen selbst. Alles, was Sie tun müssen, ist, sich wieder an Ihre Verbindung mit dem Fluss des Lebens zu erinnern.

Öffnen Sie das erste Tor

„Ich öffne das Tor des Einsseins, indem ich meine Aufmerksamkeit zunehmend auf die große Einheit lenke, die alle Menschen, Objekte und die Natur mit mir

selbst verbindet. Ich erkenne, dass es in allem, was mit mir geschieht, eine größere Bestimmung gibt, und dass der Fluss des Lebens durch mich und durch die ganze Schöpfung fließt. Diese tiefe Verbindung macht alle Lebensformen gleichermaßen wichtig, nützlich und wertvoll. In der Vielfalt existiert Einheit und es gibt keinen Grund, Angst zu haben, mich einschüchtern zu lassen oder mich zu verteidigen. Ich konzentriere mich darauf, das Glück im Leben zu vermehren. Dies erlaubt es mir, zum Medium für bedingungslose Liebe zu werden und so zu einer harmonischeren Welt beizutragen. Ich bitte darum, dass das Einssein zur dominierenden Erfahrung meines Lebens wird."

2. Das Tor zur Lösung aller Probleme

Wenn wir im Leben vor einem scheinbar unüberwindbaren Problem stehen, bedeutet das, dass wir vorerst nicht in der Lage sind, das Gesamtbild zu sehen. Probleme sind nicht dazu da, uns leiden zu lassen. In ihnen verstecken sich Lektionen, die uns zeigen können, wo wir falsch gehandelt haben und was wir tun können, um unsere Fehler zu korrigieren.

Probleme in unserem Leben sind ein Hinweis, dass wir uns dem Fluss der Lebensenergie widersetzen. Vielleicht versuchen wir zuerst, unsere Schwierigkeiten zu ignorieren, zu unterdrücken oder dagegen anzukämpfen. Besteht das Problem trotzdem fort, suchen wir nach einer Ursache und tendieren dazu, andere Menschen, die Umstände oder sogar uns selbst dafür verantwortlich zu machen. Wenn ein Baby weint, ertappen wir uns vielleicht dabei, es anzuschreien, damit es endlich aufhört, uns zu ‚stören', oder wir versuchen es zu ‚beruhigen', indem wir ihm Essen in den Mund stopfen. Haben wir Schmerzen im Kopf oder an irgendeiner anderen Stelle im Körper, versuchen wir meistens, das Problem mit einer Schmerztablette zu ‚lösen'. Treten die Schmerzen immer wieder auf, gehen wir zum Arzt, der sie ‚reparieren' soll, genau wie der Mechaniker, der unser Auto auf Vordermann bringt. Vielleicht nehmen wir auch einen Kredit auf, um unsere finanziellen Engpässe zu ‚überwinden'. Ist der Partner auch nicht mehr so, wie er/sie einmal war, trennen wir uns oder reichen die Scheidung ein. Die ungewollte Schwangerschaft wird mit einem kleinen

Eingriff beendet und der Staatsfeind mit Massenvernichtungswaffen bekämpft.

Die Annahme, dass die Ursachen der Probleme, die uns einzeln oder gemeinsam betreffen, in externen Faktoren zu finden sind, die sich unserer Kontrolle und Einflussmöglichkeiten entziehen, scheint auf den ersten Blick logisch zu sein. Doch alle Probleme, denen wir in unserem Leben begegnen, wurden von uns allein oder gemeinsam mit anderen herbeigeführt. Der ‚Faden', der das Symptom eines Problems mit seiner Ursache verbindet, ist für die meisten Menschen jedoch unsichtbar. Dadurch kann der Eindruck entstehen, dass Schwierigkeiten immer von außen kommen. Unsere Haut und unser Blut sind zwar zwei völlig verschiedene Aspekte unseres Körpers, aber trotzdem bricht bei einer Blutvergiftung ein Hautausschlag aus, die Haut altert vorzeitig oder stirbt sogar ab. Der äußere Teil unseres Körpers spiegelt nur das wider, was im Inneren des Körpers vor sich geht. Wenn wir in irgendeiner Weise von einem Problem betroffen sind, können wir sicher davon ausgehen, dass wir unseren Teil dazu beigetragen haben.

Wir alle ziehen unsere Probleme an. Dies ist eine wichtige Erkenntnis im Zeitalter der globalen Transformationen. Wenn wir uns um etwas Sorgen machen oder unsere gegenwärtigen Ängste auf zukünftige Ereignisse projizieren, werden wir diese unvollständigen und nicht geheilten Aspekte von uns selbst als persönliche Schwierigkeiten manifestieren.

Solange wir nicht verstanden haben, dass Probleme versteckte Chancen sind, werden wir sie überallhin mitnehmen, egal, wohin wir auch gehen – in jede neue Beziehung und an jeden neuen Arbeitsplatz. Laufen wir vor ihnen weg oder versuchen wir sie zu ignorieren, werden sie nur noch hartnäckiger. Auf der anderen Seite kann sich diese Beharrlichkeit auch als unser größtes Kapital erweisen. Sobald wir uns mit ihnen auseinandergesetzt und von ihnen gelernt haben, verschwinden sie von selbst und neue Möglichkeiten beginnen sich zu entfalten.

Alle sogenannten ‚negativen' Erfahrungen im Leben haben einen verdeckten Kern, den es zu entdecken gilt. Je größer das Problem, desto wichtiger sind Zweck und Botschaft für uns. Probleme gibt es nur in Bezug auf uns, sie ‚verfolgen' uns nur deshalb, weil sie uns daran erinnern wollen, dass es im Leben einen höheren Sinn gibt als das, was wir im Moment wissen. Probleme besitzen die Fähigkeit, uns bis in den Kern unseres Seins zu erschüttern, damit wir merken, dass es an der Zeit ist, etwas Grundlegendes in unserem Leben zu ändern. Da die Welt aus Polaritäten besteht, trägt jedes Problem auch die Lösung in sich. Wenn wir das Licht sehen wollen, müssen wir akzeptieren, dass es auch Schatten geben wird, weil sich das Licht nur über den Schatten definieren kann.

Seit Jahrhunderten wird uns Menschen beigebracht, dass Probleme schlecht für uns seien und vermieden werden sollten. Daher halten wir sie im Allgemeinen für unnötig, nutzlos und schädlich. Diese Annahme ist sehr bedauerlich, denn Probleme sind wie eine Landkarte, die uns zu unserem Ziel führen kann. Der **erste Schritt** zur Lösung unserer Probleme besteht darin, uns von der falschen Vorstellung oder Idee zu befreien, jemand anderes oder etwas da draußen sei verantwortlich für diese Probleme. Im **zweiten Schritt** müssen wir uns bewusst werden, dass alle Probleme mit einem Gefühl der Unsicherheit verbunden sind. Im Falle einer Krankheit kann diese Unsicherheit sich entweder zu einem ernsthaften Problem entwickeln oder als harmlose Situation zeigen. Das Ergebnis hängt ausschließlich von uns selbst ab. Der **dritte Schritt** besteht aus **Achtsamkeit** *oder* **bloßem Sein**. Sobald Sie die Unsicherheit, die ein bestimmtes Problem begleitet, **bewusst spüren** und dort eine kurze Zeit verweilen, lassen Ihre Ängste nach und damit auch die Notwendigkeit des Problems. Die Lehre hinter unseren Problemen ist, immer Geduld zu haben oder im gegenwärtigen Moment zu bleiben. Probleme können auch als Bremsklotz dienen für die Zeiten im Leben, in denen wir uns zu schnell bewegen oder uns selbst überfordern. Indem wir entschleunigen und uns das Problem näher betrachten, anstatt vor ihm wegzulaufen oder zu tun, als wäre es nicht da, treten wir in die ‚Nichts-geschieht'-Phase ein. In diesen Momenten oder Phasen des Wartens und der Unsicherheit können wir unsere eigenen Ängste, Grenzen und Schwächen überwinden. Im Grunde genommen sind sie der wichtigste Teil der Problemlösung. Am Ende des Tunnels ist immer Licht. Indem Sie die Angst aushalten oder von Anfang bis zum Ende bei einem bestimmten Problem bleiben, können Sie bereichert, selbstbewusster und mit immer neuen und größeren Möglichkeiten ins Leben zurückkehren als je zuvor.

Ein Beispiel: Sie sind mit einem Partner zusammen, der Ihr Leben kontrolliert, Ihre Wahlfreiheit einschränkt oder jeden Ihrer Schritte kritisiert. Es mag Ihnen schwerfallen zu akzeptieren, dass die ‚harte' Haltung Ihres Partners Ihnen gegenüber identisch ist mit der, die Sie über sich selbst haben. Sie unterdrücken Ihre eigenen Gefühle, halten an Ihrem geringen Selbstwertgefühl fest oder haben das Gefühl, nichts unter Kontrolle zu haben, und wählen deshalb einen Partner aus, der diesen unbewussten Aspekt Ihrer Persönlichkeit repräsentiert. Wenn Sie diese schwierige Phase in Ihrem Leben bewusst erleben und Ihr Beziehungsproblem als Ihr eigenes annehmen, werden Sie automatisch den Wunsch nach einem anderen Partner aufgeben. Sie werden ganz selbstverständlich ein besseres Bild von sich selbst haben und so fürsorgliches und unterstützendes Verhalten anziehen – nicht nur von Ihrem Partner, sondern auch von allen anderen aus Ihrem Umfeld. Ist Ihr Partner nicht in der Lage, seine eigenen Probleme in ähnlicher Weise zu lösen, kann es sein, dass die Beziehung auseinanderbrechen wird. Das Wichtigste in beiden Fällen ist jedoch, dass Sie einen Quantensprung in Ihrem persönlichen Wachstum gemacht haben.

Für Albert Einstein waren Probleme Notwendigkeiten, die uns anregen, unsere Denkmuster zu ändern. Er formulierte es so: „Probleme kann man niemals mit derselben Denkweise lösen, durch die sie entstanden sind." Wir entziehen einem Problem den Nährboden, indem wir unsere Denkweise ändern, und das können wir alle jederzeit tun. So eröffnen sich neue Möglichkeiten, im Leben voranzukommen. Das Tor zur Lösung aller Probleme zu meistern bedeutet jedoch nicht, dass wir in unserem Leben nie mehr Probleme haben werden. Aber indem wir uns selbst ändern, werden wir auch auf Probleme anders reagieren. Das wird uns den Raum und die Energie geben, Probleme effektiv anzugehen und – noch wichtiger – aus ihnen zu lernen.

Öffnen Sie das zweite Tor

„Ich öffne das Tor zur Lösung aller Probleme im Leben, indem ich sehe und verstehe, dass jedes meiner Probleme eine einzigartige und persönliche Gelegenheit ist, einen übermächtigen Glaubenssatz oder ein emotionales Muster in mir zu verändern. Ich erkenne, dass ich ein stärkerer, kompetenter und eigenverantwortlicher Mensch sein werde, wenn ich das Problem von Anfang bis zum Ende erfahre

und erlebe. Ich bin dankbar für alle Möglichkeiten in meinem Leben, auch wenn sie sich in der Form eines Problems zeigen.

Da Probleme mir dabei helfen, mit meinen Ängsten umzugehen, verstehe ich, dass es nicht zum Vorteil sein wird, voreilige Lösungen für ein Problem zu finden. Wann immer ich mit einem persönlichen Problem konfrontiert werde, werde ich es mit Bewusstsein erfahren und so die Angst oder die Glaubenssätze erkennen können, die dieses Problem in mir auslösen. So werde ich die Angst ganz loslassen können. Wenn ich Angst vor der Dunkelheit habe und auch im Schlaf das Licht brennen muss, kann ich das Licht einige Sekunden lang freiwillig ausschalten und meine Ängste bewusst erleben. Ich spüre die emotionale Wirkung dieser Ängste auf meinen Körper. Indem ich dieses Prinzip auf alle schwierigen Situationen in meinem Leben anwende, lasse ich meine Ängste, die sich in diesem oder einem früheren Leben aufgestaut haben, langsam und allmählich los.

Sehr deutlich und bestimmt werde ich zur Lösung meiner Probleme oder Krankheiten keine Abkürzungen mehr nehmen. Meine Ängste und alle aktuellen Schwierigkeiten werden aus meinem Leben verschwinden. Ich bin meinen Problemen gegenüber ‚freundlich' gesinnt, weil sie sich als die besten Lehrmeister entpuppen können, die ich je hatte. Ich weiß, dass jedes Problem in meinem Leben dazu beiträgt, mich selbstständiger, glücklicher und freier zu machen."

3. Das Tor zur Überwindung von Zeit

Die Botschaft, die dieses Tor vermitteln will, ist, dass wir uns aus der Sklaverei des Zeitdrucks befreien müssen. Zeit ist nur ein Richtwert oder ein Maß für die Veränderungen in unserer Wahrnehmung. Es gibt Dinge, die sich im Bruchteil einer Sekunde verändern, andere wiederum benötigen dafür mehr als die Länge eines Lebens. Aber Sie, der/die Wahrnehmende, **sind** und werden **immer sein**. Das **Sein** ist im ewigen **Hier und Jetzt** verankert, und da Sie in **diesem Moment** existieren – also **sind** –, ist das Sein in Ihnen ebenfalls wahrhaft zeitlos.

Das Gefühl, von der Zeit getrieben oder kontrolliert zu werden, entsteht aus dem Irrtum, dass es nicht genug Zeit gäbe. Wenn Sie dieses Gefühl kennen, ist das ein Hinweis darauf, dass Sie den Sinn für den ewig währenden

Moment der Zeitlosigkeit verloren haben oder sich von der Angst vor dem Unbekannten beeinflussen lassen. Das Gefühl der Zeitlosigkeit schafft Einheit, während die Angst vor dem Unbekannten die Illusion der Trennung erzeugt. Ihr Verstand ist vielleicht nur noch in der Lage, sich auf zukünftige Ereignisse zu konzentrieren, anstatt sich im gegenwärtigen Moment zu verankern. So kann der Eindruck entstehen, dass die Zeit immer kürzer wird, je näher diese Ereignisse rücken. Die ständige Angst, Termine nicht einhalten zu können oder ein Flugzeug zu verpassen, kann in Ihrem Körper so viele Stresshormone ausschütten, dass sich Ihre Wahrnehmung von Zeit so weit beschleunigt, dass die Zeit für Sie buchstäblich abgelaufen ist. Jedes Mal, wenn wir Dinge sagen wie „Ich habe nie genug Zeit für mich selbst" oder „Die Zeit ist zu kurz", kündigen wir unter Umständen ein bevorstehendes Problem an, das uns zwingen wird, unser Tempo zu drosseln oder unser Verständnis von Zeit zu revidieren.

Wir alle verstoffwechseln *unsere* Zeiterfahrung auf die gleiche Art und Weise, wie wir die Nahrung, die wir aufnehmen, und die Luft, die wir atmen, verstoffwechseln. Unsere individuelle Wahrnehmung von Zeit wird zu unserer persönlichen Realität. Wenn Sie zu den Menschen gehören, die sich mehr Zeit für sich selbst wünschen, aber nicht in der Lage zu sein scheinen, diese zusätzliche Zeit zu ‚finden', sollten Sie vielleicht andere Prioritäten setzen, weil Ihr persönliches Glück auf dem Spiel steht. Räumen Sie den ersten Platz sich selbst ein, auch wenn es anderen Menschen egoistisch erscheinen mag. Menschen, die von der Zeit ‚angetrieben' werden, werden mit der Zeit immer unglücklicher und beginnen, ihre Gesundheit, ihre spirituellen Bedürfnisse und ihre Beziehungen zu vernachlässigen. Dann werden sie vergessen, dass sie einen freien Willen und damit eine Wahlfreiheit haben. Es ist genug Zeit da für alles im Leben, vorausgesetzt, Sie geben sich selbst genug Zeit dafür. Die Zeit, die Sie mit sich selbst verbringen, investieren Sie auch in sich selbst. Diese Investition löst die Illusion auf, die Zeit hätte Ihr Leben unter Kontrolle.

Alles braucht seine Zeit. Wenn Sie versuchen, die Dinge voranzutreiben oder die Zeit zu beschleunigen, werden Sie die Zeit, die Sie gewonnen haben, irgendwie auch wieder verlieren. Es gibt Menschen, die argumentieren, dass je schneller sie ein Projekt beenden, desto mehr Zeit sie für den nächsten Auftrag haben. Diese Denkweise ist das Grundkonzept des modernen Zeitmanagements. Die Illusion der Zeitersparnis schafft jedoch das, was man als ‚Zeitsklaverei' bezeichnen könnte. Das Prinzip der Zeitersparnis lässt das Hamsterrad unseres Lebens sich nur noch schneller drehen. Im Beruf wollen wir eine bessere Position mit mehr Verantwortung erreichen und deshalb sind wir gefordert, schneller zu produzieren oder zu arbeiten als bisher, weil die Arbeitsbelastung mit zunehmender Verantwortung steigt. Moderne Technologien, die den Fortschritt ‚beschleunigen' sollen, nehmen uns auch die Zeit, die wir eigentlich haben, um unser Leben zu **leben**.

Die Vorteile der zeitsparenden Verfahren sind kaum nennenswert. Sie werden daran gemessen, wie viel Geld sie uns einbringen, welches wir dann für Dinge ausgeben können, die die Vitalität, die Gesundheit und das Glück, die wir im Zeitdruck verloren haben, nicht wiederherstellen können. Ein Beispiel hierfür ist der Stress.

Menschen, die sich Zeit für ihre Gesundheit, ihr emotionales Wohlbefinden und ihre spirituellen Bedürfnisse nehmen, die Zeit in der Natur verbringen, regelmäßig meditieren, ein Musikinstrument beherrschen oder mit Kindern spielen, werden oft mit der Glückseligkeit des Augenblicks belohnt, in dem die Zeit stillsteht. Im Leben geht es nicht darum, wie schnell man es leben oder wie schnell man eine bestimmte Aufgabe erfüllen kann, es geht darum, wie viel Glück man darin erfahren kann.

Wirklich kreative Menschen haben keine Vorstellung von Zeit. Kreativität steht uns nur dann zur Verfügung, wenn wir uns auf die Zeitlosigkeit des Augenblicks konzentrieren. Das kreative Tun an sich bringt so viel Freude, dass der Schaffende keine Notwendigkeit sieht, in die Zukunft zu schauen oder im Zauber der Erinnerungen an vergangene Zeiten zu verweilen. Dann haben wir das Konzept der Zeit gemeistert. Die Zeit zu meistern bedeutet, frei von Grenzen zu sein. Grenzen gibt es nur, wenn wir aus dem gegenwärtigen Moment der Ewigkeit ‚herausfallen' und in der sogenannten ‚realen' Welt gefangen sind, die von Geld, Zeit und Wettbewerbsfähigkeit beherrscht wird. Dieser ‚realen' Welt fehlt aber das, was uns Befriedigung bringt – die Freude am Tun.

Das Tor zur Bewältigung der Zeit hilft uns, unsere Aufmerksamkeit auf das zu richten, was wir jetzt gerade tun, sei es eine kleine und unbedeutende oder große und wichtige Arbeit. Bringen Sie Ihre Gedanken ganz sanft wieder in den jetzigen Augenblick zurück, sobald er in die Zukunft abschweift. Bleiben

Sie bei dem, was sie gerade tun, konzentrieren Sie sich auf den Moment, ganz gleich, ob Sie ein Auto fahren, ein Seminar halten, ein Bild malen, einen Brief austragen, Beeren sammeln oder im Garten Unkraut jäten. **Wie** Sie etwas tun ist viel wichtiger, als das, **was** Sie gerade tun.

Regelmäßiges Meditieren fördert die Fähigkeit, in der Gegenwart bleiben zu können. Bewusstes Atmen – sowohl als Meditation wie auch als Methode der Achtsamkeit – hilft, den Fokus auf den Augenblick zu richten. Lernen Sie anderen wirklich **zuzuhören**, anstatt einfach nur mit ihnen zu **reden**. Treten Sie in einer gegebenen Situation einen Schritt zurück und beobachten Sie, wie sich diese Situation in ihren einzelnen Schritten entfaltet. Ein Bild zu malen (Sie müssen nicht einmal gut darin sein) hilft ebenfalls, den Geist zu fokussieren. Lassen Sie die Stille Ihr Leben durchdringen und nicht den Lärm. Dies nimmt uns die Hektik der Vergangenheit und den Druck der Zukunft.

Öffnen Sie das dritte Tor

„Das nächste Mal, wenn ich mich von der Zeit unter Druck gesetzt fühle, werde ich einen Moment innehalten, die Augen schließen und die Auswirkungen dieses Drucks auf mich, meinen Körper, meine Beziehungen, mein Wohlbefinden und mein Glück spüren. Ich öffne das Tor zur Überwindung der Zeit, indem ich in meinem Leben neue Prioritäten setze, unabhängig davon, was andere von mir denken. Ich verstehe, dass mein eigenes Glück und das meiner Familie, Freunde und Kollegen davon abhängt, wie viel Zeit ich für mich oder mit mir selbst verbringe. Meine Umgebung profitiert nur von mir, wenn ich glücklich und zufrieden bin. Ich werde anfangen, alles was ich tue – wichtig oder unwichtig – als eine einzigartige Gelegenheit zu betrachten und zu schätzen. Ich werde beginnen, den zeitlosen Augenblick der Gegenwart, die Quelle allen Glücks, zu erleben. Es gibt keinen Grund zur Eile, denn die Eile entfernt mich nur von diesem Moment zeitloser Zufriedenheit. Ich richte meine Aufmerksamkeit auf jeden neuen Moment, der in mein aktuelles Erleben kommt. So werde ich zum Meister der Zeit und kann mein Leben in vollen Zügen leben, ohne Angst vor der Zukunft oder vergangenen Ereignissen. Ich sehe mich selbst wie die Nabe eines Rades: unveränderlich, zeitlos und immer verantwortlich für alle Bewegungen, ob rückwärts oder vorwärts in

der Zeit. Ich weiß, dass ich alle Zeit der Welt habe, denn in jedem Moment bin ich wirklich zeitlos."

4. Das Tor des Überflusses

Fülle und Armut sind beides Projektionen unseres Geistes. Äußere Armut spiegelt innere Armut wider und äußere Fülle spiegelt innere Fülle. Der materielle Besitz, einschließlich des Geldes, kann jedoch nicht als zuverlässiges Maß für den Überfluss im Leben angesehen werden. Viele wohlhabende Menschen leiden unter einem ‚Armutsbewusstsein', was in ihrem unaufhörlichen Drang nach immer mehr materiellem Besitz zum Ausdruck kommt. Ihr rastloses Gefühl, nie genug zu haben, lässt sie wirklich verarmen und unfähig werden, ihren Reichtum zu genießen. Sie besitzen weniger als ein Bettler, der sich über das Wenige, das er sein Eigen nennen kann, unter Umständen sehr freut. Die Angst, das Verdiente zu verlieren, macht sie abhängig von materiellen Dingen, deren Wert jederzeit starken Schwankungen unterliegt.

Wahre Fülle ist etwas ganz anderes. Wahre Fülle ist ein Bewusstseinszustand, in dem es keine Verlustängste gibt. Fülle finden wir in Menschen, die nicht das Bedürfnis verspüren, Geld oder Besitz zu horten. Das Bewusstsein dieser Menschen ist in dem tiefen Vertrauen verankert, dass sie immer das bekommen werden, was sie brauchen und sich wünschen. Sollte ein Wunsch einmal nicht in Erfüllung gehen, wissen sie, dass es auch dafür einen guten Grund gibt. Sie machen sich keine Sorgen um die Zukunft und geben freizügig und gerne, weil sie wissen, dass ihnen ein Vielfaches davon zurückgegeben wird. Ein in Fülle lebender Mensch ist mit dem Fluss des Lebens verbunden, der unaufhörlich für ihn fließt, wo immer er sich befindet und was immer er auch tut. Armut entsteht erst dann, wenn wir uns von dieser Lebensader, also der Verbindung zu unserem inneren Selbst, abschneiden. Selbstständigkeit, Selbstvertrauen und Selbstachtung lassen die Fülle im Leben wieder fließen.

Fülle und Überfluss werden zu einer lebendigen Realität, sobald wir den **Drang** verlieren, Besitz und Geld zu horten, wobei der Zugang zu großen

Mengen an Geld auch ein Zeichen innerer Fülle sein **kann**. Steht die Angst als Triebfeder hinter der Sparsamkeit, entsteht daraus ein Armutsbewusstsein. Spart man Geld für einen guten Zweck, kann dies ein Zeichen der Vorsicht sein und eine ‚bereichernde' Wirkung haben. Ein Mensch, der Geld spart, fühlt sich innerlich vielleicht arm, weil er glaubt, sein Reichtum halte nicht lange. Ein anderer Mensch fühlt sich vielleicht glücklicher und wohlhabender, wenn er einen Teil seiner Einnahmen beiseitelegt. Das ist der Unterschied zwischen Armuts- und Wohlstandsbewusstsein.

Ein Neugeborenes, das an der Brust seiner Mutter saugt, fühlt sich nicht arm, obwohl es nichts besitzt. Das Geheimnis hinter alldem ist, dass wir aufhören müssen, etwas besitzen zu wollen. Erst dann wird es wirklich zu uns kommen. Überfluss und Fülle können nur im Überflussbewusstsein existieren. Wenn wir an unserem Geld festhalten, nur weil wir es besitzen wollen, heißt das, dass wir es bereits verloren haben. Es bereitet uns keine Freude mehr, spendet keine Energie, sondern laugt uns aus. Wenn wir unser Geld nur sparen, weil wir Angst haben, in der Zukunft vielleicht nicht genug zu haben, bringen wir unsere eigene Fülle, unser Gefühl des Überflusses in Gefahr. Vielleicht dreht sich in unserem Leben sogar alles um das Geld, es ist unser ein und alles und wir haben furchtbare Angst, es vielleicht zu verlieren.

Geld ist eine Form der Energie. Solange es fließt, ist es gesund und produktiv. Wenn wir aber an unserem Geld festhalten, beginnt diese Energie zu stagnieren. Wir glauben dann zwar, wir seien reich, sind aber in Wirklichkeit ziemlich arm. Je länger wir an Geld festhalten, desto größer wird die Angst sein, es wieder zu verlieren. Dann kann materieller Reichtum nicht länger eine Quelle des Glücks für uns sein.

Um wahre Fülle zu erlangen, ist es eine gute Idee, nicht nur unsere eigenen Bedürfnisse zu bedienen, sondern auch einen kleinen Teil unseres Geldes dafür zu verwenden, anderen zu helfen. Jede noch so kleine Summe zählt. Dadurch kann die Energie fließen und gewinnt an Fahrt. Wenn wir Geld für einen guten Zweck geben und nichts im Gegenzug erwarten, bereichert es unser Herz und schafft mehr materiellen Reichtum. Auf diese Weise kann Geld zu einer Quelle wahren Überflusses im Leben werden.

Unsere mentale Einstellung zum Geld ist unser wichtigstes Werkzeug, um diese Form der Energie in unser Leben zu holen. Fülle und Überfluss stellen sich ganz von selbst ein, sobald wir unsere Bindung an materielle Besitztümer aufgeben, was aber nicht bedeutet, dass man komplett auf materiellen Reichtum verzichten muss. Fülle wird immer da sein, wenn man sie braucht. Der Fluss des Lebens wird auch durch uns fließen, wenn wir aufhören, uns ihm zu widersetzen. Widerstand ist nichts anderes als die Angst, nicht genug zu haben. Wenn Geld oder materieller Reichtum im Leben Mangelware sind, wird Ihnen die Möglichkeit gegeben, sich Ihrer Angst vor Armut zu stellen und sie zu überwinden. Wenn Sie es zulassen, eine Zeit lang nur sehr wenig zu besitzen und das zu schätzen, was Sie haben, werden Sie sehr bald innere und äußere Fülle erfahren können. Als Folge werden sich Fülle und Überfluss auf allen Ebenen einstellen: Gesundheit, Wohlstand und Weisheit.

Öffnen Sie das vierte Tor

„Ich öffne das Tor zu Überfluss und Fülle, indem ich ein Medium für die Fülle des Universums werde. Ich erkenne, dass Armut nur mein eigener Widerstand gegen die Fülle des Lebens ist. Je größer mein Selbstwertgefühl, mein Selbstvertrauen und meine Achtung vor mir selbst werden, desto mehr werden Reichtum und Fülle, die in jedem Winkel und in jeder Ritze des Universums vorhanden sind, in meine Richtung fließen. Während ich immer mehr auf das Gesetz des Gebens und Nehmens vertraue, erkenne ich: Je mehr ich aus ganzem Herzen gebe, desto mehr werde ich eine Fülle an Wertschätzung, Liebe, Möglichkeiten und materiellem Reichtum erfahren. Außerdem erkenne ich, dass Geld und Besitz nicht die Ursache, sondern die Auswirkungen der Fülle in meinem Leben sind. Meine Fähigkeit, alles, was ich besitze, loszulassen, gibt mir die Freiheit, das zu geben und zu empfangen, was ich brauche, um meine höhere Bestimmung im Leben zu erreichen. Wahre Fülle ist das vollkommene Vertrauen, zur richtigen Zeit am richtigen Ort zu sein. Ich weiß, dass ich mit dem Fluss des Lebens verbunden bin und immer sein werde. Dieser Fluss des Lebens kennt alle meine Bedürfnisse und Wünsche, wo immer ich sein und was immer ich auch tun werde. Das ist mein Zustand der Fülle und des Überflusses.“

5. Das Tor zum Erfolg

Erfolg ist das spontane Ergebnis einer Aktivität, die uns glücklich und zufrieden macht. Jeder Mensch ist aus einem bestimmten Grund hier und spielt in jedem seiner Leben eine oder mehrere spezifische Rollen. Die Bestimmung des einen ist nicht mehr oder weniger wichtig als die des anderen. Vor unserer Geburt erklärt sich unsere Seele damit einverstanden, diese spezielle Bestimmung, *Dharma* genannt, zu entwickeln und zu erfüllen. Viele Menschen verbringen ihr ganzes Leben damit, ihr *Dharma* zu finden, was eine beunruhigende und stressige Erfahrung sein kann. Im Gegensatz dazu werden wir, sobald wir unser *Dharma* gefunden haben, ausgeglichen und friedlich. Um unser *Dharma* oder unsere Bestimmung zu leben, müssen wir in Einklang mit den unendlich schöpferischen Kräften der Naturgesetze leben. Diese Ausrichtung ist die wahre Quelle unseres Erfolgs im Leben.

Erfolg gibt einer Persönlichkeit Form, die weiß, wie sie die Weisheit der Natur manifestieren und kommunizieren kann und so die körperlichen und emotionalen Voraussetzungen schafft für die Entwicklung höherer Bewusstseinszustände. Das Merkmal dieser Art von Erfolg sind einzigartige Ausdrucksformen der Kreativität, die Glück und anhaltende Inspiration bringen. Der Erwerb von Vermögen allein ist nicht unbedingt ein Zeichen des Erfolgs. Wenn dieser Wohlstand aber dazu dient, Glück, Harmonie und Fülle zu verbreiten, bekommt er einen echten Sinn im Leben.

Das Niveau des wahren Erfolges ist proportional zu der Freude, die man empfindet, wenn man eine Aufgabe oder einen Job erledigt hat. Freude und Glück hingegen sind eher das Resultat des schöpferischen Aktes selbst als des Erreichens eines bestimmten Ziels. Die meisten Menschen leben ein **zielorientiertes** Leben und ihnen fehlt die Freude, die aus dem Akt des ‚Schaffens' wächst. Die Zufriedenheit, die sie aus dem Erreichen eines bestimmten Ziels oder dem Erledigen einer bestimmten Aufgabe ziehen, ist nur von kurzer Dauer. Andererseits eröffnet eine **prozessorientierte** Haltung ganz neue Aspekte des eigenen kreativen Potenzials, die nachhaltigen Nutzen bringen, unabhängig davon, ob das Ziel erreicht wird oder nicht.

Indem Sie Ihre volle Aufmerksamkeit auf jeden Moment Ihres schöpferischen Tuns richten, erschließen Sie ganz spontan auch Ihre kreative Quelle, auch wenn es einige Zeit dauern kann, bevor es nach außen sichtbar wird. Ganz pragmatisch ausgedrückt heißt das, dass sich Ihre Leistung drastisch verbessern wird, sobald Sie sich nicht mehr auf die Zensuren konzentrieren, die Sie erreichen könnten, sondern schauen, welche Vorteile Ihnen die jeweilige Lernerfahrung bringen könnte. Wenn Sie Ihren Beruf lieben, ihn aber gegen einen anderen tauschen, weil Ihnen dieser mehr Geld einbringen wird, kann es sein, dass Sie Qualität für Quantität geopfert haben und so jede Menge Stress in Ihrem Leben erzeugen. Die Zufriedenheit am Arbeitsplatz ist für unser körperliches, geistiges und spirituelles Wohlbefinden von größter Bedeutung. Es ist besser für uns alle, wenn wir einen Beruf wählen, den wir gerne und mit Freude ausüben.

Geld allein kann Ihre Probleme nicht lösen. Wenn Sie an einem Fließband arbeiten, können Sie unter Umständen sehr davon profitieren, wenn Sie nicht nur an das Geld denken, das Sie am Ende des Monats mit nach Hause nehmen werden, sondern sich stattdessen voll und ganz darauf konzentrieren, was Sie in jedem Augenblick tun. Sie werden überrascht sein, wie viele wertvolle Erkenntnisse Sie über sich selbst, Ihre Arbeit und Ihr Leben gewinnen werden.

Unsere Lektionen zeigen sich in vielen verschiedenen Formen und Farben. Jeder Mensch auf dieser Erde lernt kontinuierlich dazu und man kann getrost davon ausgehen, dass man immer zur richtigen Zeit am richtigen Ort ist. Indem Sie sich voll und ganz auf den gegenwärtigen Moment konzentrieren und nicht auf das Ziel, das Sie vor Augen haben, werden Sie sich allmählich ganz bewusst mit Ihrem höheren Selbst verbinden. Das wiederum kann sich als wahrer Lebensquell kreativer Gedanken entpuppen. Möglicherweise haben Sie plötzlich eine Idee, wie Sie ein bestimmtes Produkt oder eine bestimmte Dienstleistung verbessern können, was wiederum Ihren derzeitigen Status fördern könnte. Echte Kreativität fordert volle Aufmerksamkeit. Wenn Sie bei der Arbeit Musik hören, wird die echte (künstlerische) Hälfte des Gehirns belebt, aber Geist und Körper werden geschwächt. Menschen, die sich auf diese Art und Weise ablenken, tun dies vielleicht, weil Sie Ihre Arbeit nicht mögen. Es wird aber die eigene Unzufriedenheit nur größer machen. Streiks und andere Formen des sozialen Protestierens sind meist ein Hinweis auf eine tiefe Frustration, die aus zielorientiertem und unbefriedigendem Erfolgsdenken resultiert. Sie lassen auch die Schlussfolgerung zu, dass das eigene kreative Potenzial hier ineffizient eingesetzt wird.

Jeder Mensch ist mit der gleichen Quelle unendlich kreativer Intelligenz verbunden, unabhängig davon, ob er ein Müllmann, eine Hausfrau, ein Anwalt oder ein Staatsoberhaupt ist. Aus Sicht des Schöpfers ist kein Mensch ‚besser' als ein anderer. Die unendliche Schöpferkraft des Universums steht uns jeden Tag jederzeit zur Verfügung. Solange wir uns aber ausschließlich auf das konzentrieren, was wir erreichen wollen, haben wir keinen oder nur sehr eingeschränkt Zugang zu diesem Pool der Kreativität. Der Satz ‚Die Energie folgt dem Gedanken' gilt auch für Kreativität und Erfolg. Wenn wir nur an den nächsten Gehaltsscheck denken, werden sich unsere kreativen Fähigkeiten nicht vollends entwickeln können und unser *Dharma* oder unsere Bestimmung im Leben wird unklar bleiben.

Natürlich ist es einfacher, kreativ zu sein, wenn es viel externe Stimulation gibt. Doch ab und zu wird uns auch eine stressige und langweilige Routineaufgabe gegeben, damit sich auch die ungewöhnlicheren kreativen Neigungen in uns entwickeln können. Die Not ist die Mutter aller Erfindungen und auch unser kreatives Genie kommt eher in Problemsituationen zum Ausdruck, die nach einer kreativen Lösung verlangen, oder wenn wir selbst mit dem Status quo nicht mehr zufrieden sind. Aus dem inneren Drang und dem Bedürfnis heraus, kreativ zu sein, können sich für uns neue Möglichkeiten eröffnen, die uns noch weiter mit unserem *Dharma* in Einklang bringen werden – der Quelle aller einzigartigen Kreativität im Leben.

Die wirklich erfolgreichen Menschen, die hier in dieser Welt etwas bewirkt haben, haben sich eher selten darum Gedanken gemacht, was sie mit ihren kreativen Anstrengungen erreichen wollen. Es waren vielmehr das kreative Schaffen und die damit verbundene Freude, ihre Fähigkeiten und Erkenntnisse mit anderen Menschen teilen zu können, die sie so erfolgreich werden ließen. Kontinuierlich von der eigenen Kreativität inspiriert, erreichten sie das, was andere als Wunder bezeichnen würden. Beethoven, Einstein oder Michelangelo wurden nicht von Ruhm und Ehre angetrieben, sondern liebten das, was sie taten. Sie waren im Einklang mit ihrem *Dharma*.

Und wie alle diese großen Denker besitzen auch Sie eine einzigartige Bestimmung, die darauf wartet, ausgedrückt und gelebt zu werden. Indem Sie sich bereiterklären zu dienen, in welcher Form – klein oder groß – auch immer, werden Sie den Nährboden für ein erfolgreiches Leben bereiten. Das zeitlose Gesetz von Angebot und Nachfrage oder Geben und Nehmen ist das Geheimnis allen Erfolges und aller Fülle. Indem Sie frei und großzügig geben, ohne etwas im Gegenzug zu erwarten, werden Sie wirklich erfolgreich und wohlhabend sein. Je mehr Menschen Sie mit Ihrer Tätigkeit, Ihrem Produkt oder Ihrer Dienstleistung erreichen, desto erfüllender wird der Erfolg für Sie sein.

Öffnen Sie das fünfte Tor

„Ich öffne das Tor zum Erfolg, indem ich meine natürliche Bestimmung oder mein Dharma finde und lebe. Dafür werde ich folgende Schritte machen:

- *Jedes Mal, wenn ich etwas tue, prüfe ich, ob meine Aufmerksamkeit auf das Produkt (Ziel) meines Tuns gerichtet ist oder auf den Vorgang selbst. Wenn das Geld dabei im Vordergrund steht, frage ich mich, ob ich Freude daran habe, es zu verdienen.*
- *Mein Hauptbeweggrund für alles, was ich im Leben tue, ist mein inneres Glück. Wenn ich an meinem Arbeitsplatz nicht glücklich bin, werde ich darüber nachdenken, wie ich mein Produkt, mein Arbeitsumfeld, die Beziehung zu meinen Kollegen oder was auch immer ich an meiner Arbeit nicht mag, verbessern kann, unabhängig davon, ob dies eine Gehaltserhöhung nach sich ziehen wird oder nicht. Sollte mein Arbeitsplatz dann immer noch eine Quelle des Stresses, der Müdigkeit oder der Depressionen bleiben, nehme ich mir jeden Tag etwas Zeit, um über Wege zu einem erfüllenden und zufriedenstellenden Arbeitsumfeld nachzudenken.*
- *Ich lasse die Vorstellung los, dass nur Kampf und harte Arbeit Wohlstand und Glück bringen können. Stattdessen vertraue ich darauf, dass sich der Erfolg leicht einstellt, sobald ich mich in mir selbst wohlfühle.*

- *Ich verstehe, dass ich im Leben immer Erfolg haben werde, solange ich meine Fähigkeiten zu meinem Wohlergehen und dem Wohl anderer Menschen einsetze.*
- *Ich weiß, dass ich viel Freude und Zufriedenheit empfinde, wenn ich mich in meinem Tun ganz auf den gegenwärtigen Moment konzentriere, denn im kreativen Schaffen gibt es weder Anstrengung noch Stress."*

6. Das Tor zur Wertefreiheit

Jeder Versuch, einen anderen Menschen zu korrigieren oder zu verbessern, entsteht aus dem Glauben, dass eine solche Korrektur notwendig sei. Das Bedürfnis, jemanden bewerten oder beurteilen zu müssen, offenbart einen Mangel an Liebe. Die Liebe kann nicht bewerten, sie kann nur vergeben, also über die Fehler anderer Menschen ‚hinwegsehen'. Die Liebe kann nicht beurteilen, weil sie alles und jeden im Licht des Einsseins wahrnimmt. Dort, wo Liebe ist, gibt es kein Urteil, und dort, wo Urteile gefällt werden, gibt es keine Liebe.

Wenn wir jemanden danach beurteilen, was er uns oder anderen Menschen angetan hat, geben wir unbewusst zu, dass wir selbst nicht genug lieben oder in der Vergangenheit nicht genug geliebt wurden. Sobald wir über einen anderen Menschen ein Urteil fällen, verurteilen wir uns auch selbst. Wenn wir jemanden lieben, lieben wir auch uns selbst. Unser Blick auf die Welt spiegelt wider, wie wir uns selbst sehen. Wenn wir also die Fehler unserer Ehepartner, Studenten, Kinder oder Freunde kritisieren, weisen wir tatsächlich auf unsere eigenen Fehler oder mangelndes Mitgefühl hin. Um die Fehler eines anderen sehen und kritisieren zu können, bedarf es einer ‚fehlerhaften' Sichtweise, die auf den Einschränkungen und Unzulänglichkeiten des Egos fußt. Ein Mensch, der die Liebe als Triebfeder für den Umgang mit und den Blick auf die Situation, in der sich unsere Welt befindet, wählt, sieht nicht Unrecht, sondern nur Grund zur Vergebung und Raum für Verbesserungen.

Wir sind für die Urteile, die wir fällen, selbst verantwortlich, so wie für alles andere, das wir in unserem Leben tun. Wenn etwas in uns nicht klar, sondern verschwommen, unehrlich oder vage ist, dann wird sich dieser Anteil auch materialisieren. Oft haben wir Angst davor, uns unseren ungelösten Problemen zu stellen oder sie als unsere eigenen Schwächen zu erkennen, und ziehen es vor, sie auf andere zu projizieren. Jedes Mal, wenn Sie den Impuls verspüren, einen anderen Menschen zu kritisieren oder zu verurteilen, sollten Sie sich selbst fragen, welcher Teil in Ihnen Sie davon abhält, glücklich und zufrieden zu sein. Jedes Urteil, jede Bewertung entspringt unseren Vorstellungen über uns selbst und entspricht dem Wert, den wir uns selbst zugestehen. Könnte es sein, dass wir andere kritisieren, die reich, glücklich oder in einer besseren Position sind als wir, weil sie etwas haben, was wir nicht haben können, oder wir uns selbst verleugnen?

Es ist gut, sich immer wieder daran zu erinnern, dass wir Energie in der Form von Gedanken an jeden schicken, an den wir denken. Selbst wenn wir über einen Vorfall in der Zeitung lesen oder jemanden im Fernsehen sehen, werden wir wahrscheinlich entweder negative oder positive Gedanken an diese Person richten. Erweisen sich diese Gedanken als negativ, verlinken wir uns mit der ganz ‚persönlichen Bibliothek' ähnlicher negativer Erfahrungen aus unserer Vergangenheit (einschließlich derer aus unseren früheren Leben), die das Urteil, das wir über diese bestimmte Person fällen, überproportional beeinflussen können. Negative Gedankenformen lagern sich in unserem mentalen und emotionalen Körper ab und entziehen uns so Energie. Dieser Energieverlust kann durch einen kinesiologischen Muskeltest überprüft werden.

Anstatt bei anderen Menschen nach Fehlern zu suchen, können Sie Ihre Aufmerksamkeit auch auf Dinge richten, die Ihre Zustimmung finden. Jeder Mensch ist ein geistiges Wesen, das in die Materie hineingeboren wird. Der geistige Teil bleibt für immer rein, göttlich und voller Liebe. Doch wenn der Geist oder die Seele in einen menschlichen Körper eintritt, verblasst die Erinnerung an seine göttliche Natur und die Gesetze des *Karmas* beginnen, das Bewusstsein dieses Menschen zu dominieren. Seine Handlungen werden durch die Erfahrungen aus früheren Leben gesteuert und alles, was er tut, ist ein Versuch, das persönliche *Karma* abzuarbeiten und so das Niveau der planetarischen Schwingung zu erhöhen. Das verdient in jeder Hinsicht Lob. Die Essenz der Seele bleibt rein, auch wenn *karmische* Verpflichtungen und Verträge einen Menschen dazu zwingen, scheinbar schreckliche Dinge zu tun. Jede menschliche Seele ist vom Geistigen geboren und hat sich aus freien

Stücken dazu bereiterklärt, sich der Herausforderung zu stellen, das *Karma* abzuarbeiten, zu bereichern und so zur Verbesserung aller Lebensformen im Universum beizutragen. Das allein ist unserer größten Liebe und Bewunderung würdig.

Solange es Dinge gibt, die Sie an sich selbst mögen, wird es immer auch etwas geben, das Sie an anderen Menschen schätzen werden, denn Ähnliches zieht Ähnliches an. Versuchen Sie andere Menschen zu unterstützen, aufzumuntern und zu bereichern, anstatt sie zu erniedrigen. Finden Sie heraus, was Sie an sich selbst mögen, und denken Sie eine Weile darüber nach. Bald werden Sie auch in anderen diese guten Eigenschaften erkennen. Unsere Wahrnehmung bleibt immer gleich, egal ob wir die Dinge negativ oder positiv sehen. Ihr persönlicher Blick auf das Leben spiegelt Ihre Gedanken wider, aber auch Ihre Gedanken reflektieren nur das, was Sie sehen wollen. Wenn Sie also andere Menschen oder gar die Welt verändern möchten, müssen Sie eine andere Wahl treffen. Das können Sie jetzt sofort in diesem Moment tun.

Öffnen Sie das sechste Tor

„Ich öffne das Tor der Wertefreiheit, indem ich Sorge trage, dass es mir selbst gut geht. Ich erkenne an, dass dies der einzige Weg ist, um auch andere Menschen in einem positiven Licht sehen und annehmen zu können, wie sie sind. Ich erkenne, dass es keine Freude bereitet, mich gegen andere im Leben zu stellen, denn dies wird mich nur schwächen. Ich schließe endlich Frieden mit mir selbst, indem ich den Wunsch aufgebe, andere verändern zu wollen. Ich weiß, dass jeder Mensch ein für ihn einzigartiges Leben geschaffen hat, mit dem Zweck, Geduld, bedingungslose Liebe, Vergebung, Mitgefühl, Akzeptanz und Hingabe zu lernen. Ich verstehe, dass die Regel ‚So wie du säst, wirst du auch ernten' völlig ausreicht, um die Fehler anderer Menschen in ihrer eigenen Zeit zu korrigieren. Dafür bedarf es keinerlei Bewertung von meiner Seite aus. Die höchste Priorität meines Lebens ist es, Liebe zu verbreiten, denn bei der Liebe geht es auch darum, den Wunsch loszulassen, andere zu verändern. Ich akzeptiere mich selbst so, wie ich in diesem Moment bin. Dies hilft mir, andere

so zu akzeptieren, wie sie sind. So trage ich direkt zum globalen Frieden und zur Harmonie bei."

7. Das Tor des ‚das Höchste zuerst'

Das Prinzip des ‚das Höchste zuerst' lässt sich mit folgendem Satz am besten beschreiben: „*Trachtet zuerst nach dem Himmelreich und ihr werdet mit allem versorgt, was ihr auf Erden braucht und wünscht.*" **Beschränken Sie sich nicht auf die kleinen Gelegenheiten und Möglichkeiten. Stecken Sie Ihre Ziele immer ein wenig größer, als Sie selbst sind. Denken Sie groß, nicht klein, denn was Sie denken, wird sich manifestieren.**

Einschränkungen und Begrenzungen haben keinen Anteil am Wesen des Bewusstseins. Sie gehören zum angstgesteuerten Denken und Angst hält uns davon ab, uns frei und erfolgreich zu fühlen und in Fülle zu leben. Unser wahres inneres Wesen ist grenzenlos und unendlich einfallsreich. Unser Bewusstsein hat – in seiner unbegrenzten Intelligenz und Kreativität – unseren einzigartigen Körper geschaffen, der mindestens so komplex ist wie die Struktur des Universums. Sie denken vielleicht, dass Sie im Leib Ihrer Mutter herangewachsen sind, aber in Wahrheit war es die schöpferische Intelligenz Ihres Bewusstseins, Ihrer Seele, die die entsprechenden Aspekte von Energie und Materie so magnetisiert hat, dass sie sich zuerst als Embryo, dann als Kind und schließlich als erwachsener Mensch manifestierte. Ihr grenzenloses Bewusstsein überwacht und steuert die Erneuerung vieler Billionen an Zellen in Ihrem Körper jedes Jahr – eine Aufgabe, zu der ein begrenzter Geist und selbst die effizientesten Computer nie fähig wären. Schon der Glaube, dass wir begrenzt und machtlos sind, reicht jedoch aus, um sich als starke Einschränkungen und Schwierigkeiten in unserem Körper zu manifestieren. Dieses Missverständnis – ein Produkt unseres Intellekts – ist die Ursache von Krankheit und Unglück.

Es ist an der Zeit, sich von der Vorstellung zu lösen, Sie seien nicht würdig oder kompetent genug. Sie sind das höchste und einzige grenzenlose Bewusstsein, welches alle Lebensformen durchdringt, sei es die belebte oder unbelebte Materie. Wir alle sind der ‚Lebenssaft', der alle nährt. Sie haben es verdient, den Himmel hier auf Erden erfahren zu dürfen, weil Ihr innerstes Wesen ein göttliches ist. Es ist Ihr Geburtsrecht, immer das Beste von allem zu haben. Es ist Zeit, sich daran zu erinnern, wer Sie wirklich sind.

Das Königreich des Himmels ist kein esoterisches, mystisches oder religiöses Konzept, sondern die gesammelte Wahrnehmung aller Menschen als Pool bedingungsloser Liebe und Glückseligkeit. Sobald Sie Ihr eigenes riesiges und begrüßenswertes Potenzial erkannt haben und ausleben, werden Sie dieses Potenzial auch in allem und jedem wiedererkennen. Der Himmel auf Erden ist die Auswirkung der vierten oder höherdimensionalen Erfahrung, in der Liebe und geistiges Licht dominieren, in Kombination mit der dreidimensionalen Realität der bodenständigen Materie. Die neue Ära wird mit dem in die Materie herabsteigenden geistigen Licht gesegnet sein. Dies wird unser Bewusstsein erhellen und alles ‚Unrecht', das in den letzten Jahrtausenden hier auf der Erde geschehen ist, wieder rückgängig machen.

Wir alle sind jetzt eingeladen, zum Medium und Hüter dieses spirituellen Lichts zu werden. Es ist also besser, nicht mehr im Außen zu verweilen, sondern nach innen zu gehen, wo der Himmel auf uns wartet. Suchen Sie die höchste Wahrheit in allem, was Sie tun. Geben Sie sich nicht mit kleinen Wahrheiten oder Glaubenssätzen zufrieden. Die Wahrheit tragen Sie in aller Fülle in sich selbst und Sie müssen nicht in der Außenwelt nach ihr suchen. Wenn Sie sich mit nur ein wenig Teilwissen oder Halbwahrheiten zufriedengeben, können Sie sich selbst Schaden zufügen, wie man an dem symptomorientierten Ansatz der Schulmedizin erkennen kann. Wenn Sie nur die Symptome einer Krankheit beseitigen, kann es passieren, dass Sie die Ursache dieser Krankheit noch verstärken. Geben Sie sich nicht mit halbherzigen Antworten zufrieden, sondern streben Sie nach vollständigem Wissen. Wenn Sie es heute nicht finden können, dann versuchen Sie es morgen einfach noch einmal, aber gehen Sie keine Kompromisse ein.

Das Prinzip des ‚das Höchste zuerst' ist so kraftvoll, dass es in seiner Anwendung ein Leben ohne Probleme schaffen kann. Ein Leben mit Halbwissen kann die Lebenskraft dagegen beeinträchtigen und uns Energie entziehen. Die Vorstellung, die chirurgische Entfernung eines Tumors könne den Krebs heilen, zieht nur die Symptomatik in Betracht und lässt die Ursachen außer Acht. Wenn sich Arzt und Patient vereint auf ein bestimmtes Symptom fokussieren, wird dieses Symptom energetisiert, was sowohl die Energieressourcen des Arztes als auch die des Patienten belasten kann. Die Idee, die Beseitigung eines Symptoms sei mit der Heilung der Krankheit selbst gleichzusetzen, ist ein sehr mächtiger Gedanke, der seine eigene Realität erschafft – eine Gedankenform. Diese Gedankenform oder dieser Glaubenssatz kann ein Leben lang im Mentalkörper eines Menschen aktiv bleiben und manifestiert immer wieder körperliche Beschwerden, die einen Patienten oder Arzt dazu verleiten können, so lange eine schnelle Lösung zu bevorzugen, bis die Gedankenform schließlich durch eine andere ersetzt wird, die eine Heilung auf allen Ebenen – Verstand, Körper und Seele – ermöglicht. Es gibt Menschen, deren negative Gedankenform eine so solide Struktur um sie herum schafft, dass sie trotz der Möglichkeit alternativer und ganzheitlicher Heilformen nicht in der Lage sind, diese an sich heran zu lassen. Einigen von uns fällt es sehr schwer, diese starren Denkmuster im Mentalkörper zu erkennen, weil wir uns so lange mit diesen Glaubenssätzen identifiziert haben. Erst wenn wir ‚einen Schritt zurücktreten' und anfangen, unser Denken und Handeln zu beobachten, können wir unsere alten Gewohnheiten und Überzeugungen allmählich ändern.

Um diesen falschen Realitätssinn hinter sich zu lassen, müssen Sie sich auf das höchste Ideal in Ihnen selbst konzentrieren und schon werden Sie dieses Ideal überall gespiegelt sehen. Wenn Sie dieses Ideal ignorieren, werden Sie überall nur Probleme und Schwierigkeiten wahrnehmen. Unsere Seele hat nur ein Ziel: dass wir in diesem Leben lernen zu erkennen, dass wir alles in uns tragen und dass wir eins sind mit allem, was existiert. Und da alles mit derselben unendlichen Quelle der Intelligenz verbunden ist, müssen Sie nicht darum kämpfen, das Höchste im Leben zu erreichen. Allein diese Erkenntnis wird Sie in Richtung dessen ziehen, was Sie sich wünschen und brauchen. Es ist eine der mächtigsten Gedankenformen, die Ihren Mentalkörper von negativen Gedanken befreien kann, einschließlich derer, mit denen Sie sich selbst verurteilen und herabwürdigen.

Um das Tor des ‚das Höchste zuerst' zu etablieren, müssen Sie das, was Sie gelernt haben, mit anderen Menschen teilen. Sie sind mit bestimmten Fähigkeiten und Begabungen ausgestattet, damit Sie diese nicht nur für sich selbst, sondern auch für andere einsetzen können. Es ist für Sie und Ihre Umgebung von unschätzbarem Wert, wenn Sie freizügig das geben, was Ihnen im

Leben auch geholfen hat, da Ihr Umfeld nichts anderes ist als Ihr erweitertes Selbst. Wenn Sie an Besitztümern, Geld oder Wissen festhalten, durchtrennen Sie die Rettungsleine zu Ihrem eigenen, unendlichen Wesen. Dies wiederum schafft eine falsche Identität, die sich für ihr eigenes Selbstwertgefühl auf externe Macht oder materiellen Reichtum verlassen muss, und hält Sie davon ab, ‚groß' zu denken. Wenn Sie aber mit der Welt teilen, was Sie für sich selbst gewonnen haben, öffnen Sie die Tore des Reichtums, der Sie mit Möglichkeiten überfluten wird und Ihnen das Beste bringen wird, das Sie erreichen können. Wenn Sie in allem und in jedem Menschen nur das Höchste und Beste erkennen, werden Sie sich selbst mehr denn je schätzen und lieben. Das wird die Konflikte in Ihrem Leben beseitigen. Da es keine Vorteile bringt, die Fehler anderer Menschen zu kennen, versuchen Sie am besten, in Ihren Mitmenschen immer die besten Eigenschaften zu sehen. So können Sie ganz spontan auch Ihr eigenes Selbstwertgefühl verbessern.

Was auch immer Sie gern für sich selbst haben möchten, sollten Sie zuerst in anderen Menschen erkennen und schätzen. Dann wird es sich auch für Sie manifestieren. Wenn Sie geliebt und bewundert werden möchten, müssen Sie zuerst andere lieben und bewundern. Versuchen Sie nicht, die Liebe herbeizuwünschen oder von anderen zu verlangen, es wird Sie nur enttäuschen und wütend machen. Wenn Sie Ihre eigenen Wünsche nicht erfüllen können, liegt es daran, dass Sie sich selbst daran hindern, indem Sie etwas für sich in Anspruch nehmen, es anderen aber nicht gönnen oder zugestehen wollen. Das verbirgt sich hinter dem Begriff ‚klein denken'. Sie sind, was Sie sehen , denn es gibt keine andere Welt für Sie als die, die Sie anderen wünschen.

Ihre persönlichen Vorstellungen von dieser Welt sind unwiderruflich verbunden mit deren Quelle, die nichts anderes ist als Ihr eigenes begrenztes Selbst, Ihr Ego. Wenn Sie sich bewusst dafür entscheiden, die Dinge in einem anderen Licht zu sehen, wird sich auch die Welt entsprechend ändern. All das, was Sie an anderen Menschen schätzen und anerkennen, werden Sie auch an sich selbst schätzen können. Alles, was Sie mit anderen Menschen teilen, wird auch in Ihnen stärker werden. Halten Sie sich also nicht länger zurück. Wenn Sie sich selbst schätzen und ehren, werden Sie spontan anfangen, alles, was Sie haben, zu teilen. Das wiederum wird Sie und Ihre Welt ganz in Ihrem Sinne verändern.

Öffnen Sie das siebte Tor

„Nachdem ich akzeptiert habe, dass ich der Schöpfer meines eigenen Körpers und meines eigenen Geistes bin, verstehe ich, dass ich sie auch in meinem Sinne verändern kann. So wie ich meine eigenen Krankheiten und Probleme selbst verursache, kann ich auch Gesundheit und die besten Möglichkeiten für mich selbst erschaffen. Ich bin bereit, Verantwortung zu übernehmen für alles, was mir passiert, sowohl positiv als auch negativ. Die Wertschätzung anderer Menschen wird bestimmt durch die Wertschätzung, die ich für mich selbst empfinde. Indem ich das Prinzip des ‚das Höchste zuerst' annehme, werde ich mich für das wertschätzen, was ich wirklich bin – ein grenzenloses Feld schöpferischer Kraft, das genutzt werden kann, um den Himmel auf Erden zu erschaffen und zu genießen. Sobald ich beginne, in allem und jedem Menschen Güte und grenzenloses Potenzial zu erkennen, kann ich Probleme bewusst wahrnehmen und jeder Mangel verschwindet dort, wohin ich meine Aufmerksamkeit lenke. Ich kann eine bessere Welt erschaffen, weil ich in der Lage bin, ein besseres Ich *zu erschaffen. Es ist meine Entscheidung, das Beste aus meinem Leben zu machen oder mich mit weniger zufriedenzugeben. Der Himmel auf Erden ist nichts weiter als das Erkennen meines eigenen Potenzials. Es ist nicht nötig, Erleuchtung zu suchen oder auf bessere Zeiten zu warten, denn ich muss nur meine Augen öffnen und erkennen, dass ich bereits dort angekommen bin. Ich trage das Königreich des Himmels in mir. Die höchste Wahrnehmung, die ich von mir haben kann, ist die eines Wesens mit grenzenloser Liebe. Deswegen entscheide ich mich von nun an bewusst dafür, das höchste Gut in anderen und in mir selbst zu sehen. Alles andere sind kleine Details, die das spirituelle Universum für mich lösen wird."*

8. Das Tor zur Stille

Die Kraft ruht in der Stille und nicht, wie es scheint, in der Aktivität. Die Aktivität an sich ist schwach, ungerichtet und chaotisch, wenn nicht zuerst Stille geschaffen worden ist. In dem Moment, bevor ein Pfeil abgeschossen wird, verleiht die ruhige Stellung dem Pfeil eine große dynamische Kraft. Nach dem Loslassen trifft der Pfeil sein Ziel mit starker Kraft.

Stille ist die Grundlage des Handelns. Alles, was im Universum geschieht, durchläuft Zyklen von Ruhe und Aktivität. Zwischen Phasen der Aktivität gibt es immer eine Ruhephase, also eine Zeit der Stille. Wir können nur atmen, weil der Atem kurz vor dem Einatmen oder direkt nach dem Ausatmen kurz angehalten wird. Geräusche können wir nur hören, wenn wir selbst still sind. Die Stille der Nacht wechselt sich mit dem Treiben des Tages ab. Ohne regelmäßigen erholsamen Schlaf in der Nacht wäre unser Körper nicht in der Lage, richtig zu funktionieren. Die zahlreichen Biorhythmen sind stark von Ruhe und Stille abhängig, damit sie emotionale und psychische Stabilität geben und reibungslos funktionieren können.

Gibt es nicht genug Ruhe in unserem Leben, beginnen wir die Orientierung zu verlieren. Ein hohes Gebäude erfordert ein solides Fundament, damit es beim ersten Sturm nicht schwankt und in sich zusammenfällt. Auch unsere Handlungen werden wirkungslos, sobald wir es versäumen, zuerst ein starkes Fundament der Stille und des Schweigens zu erschaffen. Die Stille ist die Ruhephase des Lebens, für die unsere schnelllebige Welt jedoch keine Zeit mehr hat. Doch indem wir den stillen, ruhigen Teil unseres Lebens vernachlässigen, schneiden wir den Ast ab, auf dem wir sitzen. Ausreichend Ruhe und Stille sind lebenswichtig und die Voraussetzung für nachhaltigen und dauerhaften Erfolg. Stille schafft Ordnung in unseren Gehirnzellen und dem Rest des Körpers und dient als wichtiges zwischenmenschliches Kommunikationsmittel. Wenn zwei Menschen nur reden wollen (Aktivität) und nicht zuhören (Stille), können nur Verwirrung, Missverständnisse und Konflikte entstehen. Wenn wir die Konflikte in unserem Leben lösen wollen, müssen wir zuerst die Lektion der Stille beherrschen.

Wo immer es Stille gibt, gibt es auch Frieden. Ein friedfertiger Geist kennt weder Spaltung noch Ungeduld. Der ungeteilte und geduldige Geist befindet sich im Einklang mit der Welt und kann nicht aufgehalten werden, weil er so mächtig ist. Es ist einfach, die Taten eines anderen zu untergraben oder zu boykottieren, aber Schweigen kann nicht zerstört oder anderweitig manipuliert werden. Der lärmende und zerstreute Geist macht viel Aufhebens, erreicht aber wenig oder gar nichts. Der Großteil der modernen Geschäftswelt ist ‚ausgebrannt', weil sie sich nicht genügend Zeit nimmt, um Körper und Geist durch die Erfahrung des Schweigens wieder aufzuladen. Beim Gehen ist ein Bein in Bewegung, das andere in Ruhe. Auch der Fortschritt besteht aus einer aktiven und einer passiven Phase. Es kann keinen echten, reibungslosen Fortschritt geben, der sich nur auf die eine oder andere Phase stützt. Das Leben wird erst durch Ruhe und Aktivität möglich. Wird eines von beiden vernachlässigt, geht das Leben zugrunde.

Wenn Sie Ihr Leben verbessern wollen, sei es in Hinblick auf Ihre Gesundheit, Schönheit, Beziehungen, Arbeit, Freizeit oder Ihr allgemeines Wohlbefinden, sollten Sie darauf achten, mindestens eine Stunde am Tag in Stille zu verbringen. Neben der Ruhe des nächtlichen Schlafes müssen Sie die Stille auch bewusst erfahren können.

Sie können zum Beispiel durch Meditation mit Ihrer inneren Kraft der Stille Kontakt aufnehmen. Wählen Sie eine Form der Meditation oder Entspannung, die am besten zu Ihnen passt. Die zuvor beschriebene bewusste Atemmeditation ist sehr einfach zu erlernen und dabei sehr effektiv, um im Praktizierenden eine tiefe Stille herzustellen. Es ist ganz egal, für welche Methode Sie sich entscheiden, sie sollte einfach, mühelos und leicht zu praktizieren sein, denn dann stellen sich auch gute Ergebnisse ein. Müssen Sie viel Energie und Konzentration dafür aufbringen, würde das den eigentlichen Zweck zunichtemachen. Ich schlage eine 15- bis 20-minütige Meditation morgens und abends vor dem Essen vor.

Jeder kann die Technik der bewussten Atmung üben, weil man dabei nichts falsch machen kann. Bei einer Meditation zeigt sich immer genau das, was wir zu diesem Zeitpunkt brauchen, und das kann bei jeder Meditation ganz unterschiedlich sein. Wichtig ist, eine Meditation in Ruhe zu beginnen und alles so zu nehmen, wie es kommt. Die Stille kommt ganz von selbst, sobald wir aufhören, aktiv zu sein. Dazu gehört auch, die Gedanken, die kommen, anzunehmen, und nicht krampfhaft zu versuchen, an nichts zu denken.

Eine andere Methode, sich von Stille durchdringen zu lassen, ist es, Zeit in der Natur zu verbringen und an einem Ort zu sitzen, an dem Sie niemand stören wird. Schließen Sie die Augen und lauschen Sie den Klängen der Natur, ohne etwas anderes dabei zu tun. In der Natur wechseln sich alle Klänge mit Momenten der Stille ab. Durch das bloße Lauschen können Sie sich in den Momenten der Stille wieder regenerieren.

Vielleicht ist Ihnen gelegentlich danach, einen ganzen Tag in Stille zu verbringen (vorausgesetzt, niemand nimmt es persönlich). Das kann Ihnen bewusst machen, wie viel Energie Sie verschwenden, wenn Sie über ‚nichtige' Dinge sprechen. Wenn Sie es zum ersten Mal machen, werden Sie vielleicht feststellen, dass Ihr Verstand eine Flut an turbulenten und chaotischen Gedanken erzeugt. Das ist ein gutes Zeichen und zeigt, dass die Stille die bestehende nervöse Energie auflöst und Stress und Anspannungen abbaut. Alte und festgefahrene Gedankenformen können aus dem Mentalkörper gelöst und karmische Muster können aufgebrochen werden. Ein Tag in Stille zeigt auch, wie Klatsch und Tratsch unsere Energieressourcen mehr als alle anderen Aktivitäten erschöpfen können. Sobald Sie regelmäßig Stille erleben, wird Ihr Geist zunehmend in die tieferen Bereiche des stillen Bewusstseins eindringen; die Notwendigkeit, die eigene Energie für ‚bedeutungslose' Worte und Gedanken aufzubringen, wird drastisch abnehmen.

Indem Sie lernen, sich in diesen Zeiten der Stille wohlzufühlen, werden Ihre Gedanken dabei automatisch schärfer und klarer, denn die Stille schafft Ordnung im Geist. Ihre Gedanken werden zu gezielten Pfeilen der Stille, die schnell und spontan die gewünschten Ergebnisse erzielen. Die einzige wirkliche Vorbereitung auf ein erfolgreicheres, effizienteres und glücklicheres Leben liegt darin, genügend Zeit in Stille zu verbringen. Alles andere ist zweitrangig. Aktivität, die auf Stille basiert, lässt das Leben einfach und mühelos werden. Aktivität ohne Stille verursacht Stress, Anspannung und Härten.

Das Gesetz der geringsten Wirkung, das von der Natur so elegant nicht nur auf das Wachstum einer Pflanze, sondern auch auf die Bewegungen der Sterne angewandt wird, ist das gleiche Prinzip, das eine auf Stille basierende Handlung leitet. Blumen machen keinen Lärm, wenn sie wachsen. Auch wenn die Welt noch so riesig ist, dreht sie sich in vollkommener Stille um die Sonne. Alle Aktivitäten, die von Stille begleitet werden, sind perfekt. Wenn Sie sich dieses Prinzip zu eigen machen, werden Sie Zeuge sein, wie sich Ihre persönliche Welt in ein Paradies verwandelt.

Öffnen Sie das achte Tor

„Ich öffne das Tor der Stille, indem ich einen großen Teil des Tages in Stille verbringe. Ich erkenne an, dass das Schweigen ein essenzieller Bestandteil ist von allem, was ich tue, damit es lohnend und effektiv sein wird. Da Stille mächtiger sein kann als Aktivität, ist mir klar, dass das Vorhaben, in Stille zu investieren, mir viele ausgezeichnete Möglichkeiten schaffen kann, die mein Leben in jeder Hinsicht verbessern werden. Ich kann meinen Geist zur Ruhe bringen, indem ich eine bestimmte Zeit lang nicht spreche und dafür meditiere, Yoga mache, in der Natur spazieren gehe oder sitze oder einen Sonnenuntergang betrachte. Auch sanfte und ruhige Musik kann mich in das Reich der Stille führen. Die Zeit des Schweigens hat in meinem Leben eine hohe Priorität, denn ohne sie verliere ich Zeit für echtes Leben. Stille ist die dynamische Kraft, die alle Aktivitäten antreibt. Sie hält meinen Körper stark und gesund und meinen Verstand wach und klar. Die Stille bringt mich dazu, mir selbst gegenüberzustehen und herauszufinden, was nicht zu mir gehört. Der Stille verdanke ich mein Leben und ich werde sie ehren, wo immer ich bin. Ich habe kein Verlangen nach Lärm, denn Lärm erzeugt Chaos in meinem Leben. Stille verwandelt das Chaos in Liebe und Einheit. Ganz selbstverständlich werde ich mich der Stille hingeben."

9. Das Tor des körperlichen Bewusstseins

Unser Körper ist das wichtigste Werkzeug, das wir haben, um höhere Bewusstseinszustände zu entwickeln. Er ist auch das wertvollste Geschenk, das uns gegeben wurde, und er hat es verdient, gut behandelt zu werden. Unser Körper ist ein guter Lehrer, er kann uns alles über unser persönliches und das universale Leben lehren.

Der Körper existiert nie in Isolation. Physikalisch betrachtet besteht er aus einer unendlichen Anzahl von Atomen, die für kurze Zeit in den Billionen von Zellen fixiert sind, die unseren Körper ausmachen, nur um wieder ‚abgerufen' zu werden, wenn sie irgendwo im Universum anderen Formen von Materie ‚dienen' müssen. Dies macht unseren Körper zu einem universellen Knotenpunkt oder Treffpunkt für allerlei Formen an Materie, Energie und Information, die sich ständig mit dem Aufbau und der Erhaltung des Universums beschäftigen. In der Tat gibt es außerhalb von uns selbst nichts, was nicht auch in uns zu finden ist.

Unser physischer Körper hat sich zu einem Bewusstseinsgrad entwickelt, der uns zur Erkenntnis unserer eigenen Bedeutung führen kann. Wir sind auch an einem Punkt angelangt, an dem wir zu verstehen beginnen, dass es äußere Kräfte gibt, wie zum Beispiel das Klima, die Sternenkonstellationen, zirkadiane Rhythmen und Sonnenaktivitäten, die unseren Körper auf vielfältige Weise beeinflussen können. Zunehmend wird uns klar, dass die Qualität unserer Nahrung, der Luft und des Wassers für unser körperliches Wohlbefinden und Überleben eine entscheidende Rolle spielt.

Wir ertappen uns oft dabei zu sagen, dass eine Sache uns ein gutes Gefühl gibt oder etwas anderes uns nicht bekommt. Es ist jetzt an der Zeit zu verstehen, dass wir durch beide dieser körperlichen Erfahrungen spirituell wachsen können. Bei unserer Körperwahrnehmung geht es nicht nur darum, uns gut zu fühlen. Es geht vielmehr darum, Signale wahrzunehmen, die von den Zellen unseres Körpers ausgesendet werden und die uns sagen, dass sie genauso liebevoll behandelt werden wollen wie wir selbst. Sobald Sie anfangen, Ihren Körper zu lieben und wertzuschätzen, werden Sie auch entsprechende Schlussfolgerungen über Ihre Bestimmung hier auf Erden ziehen.

Das Körperbewusstsein wird für viele Menschen ein zunehmend wichtiges Thema, weil der Körper dazu bestimmt ist, ein multidimensionales Selbst zu beherbergen, welches ein unendlich viel größeres Potenzial besitzt, als wir es momentan nutzen. Die Intensität der Glückseligkeit, die uns bevorsteht, kann nicht von einem Körper gehalten oder getragen werden, der verschmutzt oder emotional gestört ist oder auf einer niedrigen Frequenz schwingt. Wenn sich im Körper keine Gifte ansammeln oder Kongestionen entstehen und er von Lebensmitteln und Gedanken genährt wird, die eine hohe Schwingungsenergie haben, werden die ‚Liebessignale' aus den Zellen kollektiv neue Energien anziehen, die das multidimensionale Selbst offenbaren und erhalten.

Das alles macht das Körperbewusstsein zu einem der wichtigsten Schlüssel zum Himmel auf Erden. Glückseligkeit – die dominierende Eigenschaft der göttlichen Wahrnehmung – trägt die höchste Frequenz der menschlichen Erfahrung, d. h. der Liebe, in sich. Wir sind dazu bestimmt, die Liebe in diesem Körper und in allem, was um uns herum ist, in ganzer Fülle zu erleben – von der höchsten, mächtigsten Ebene der Schöpfung bis zur niedrigsten und geringsten Ebene. Doch diese höchste Form der Liebe entsteht nicht durch einen äußeren Fokus, der uns nur verletzlich und abhängig davon machen kann, wie andere Menschen uns wertschätzen und behandeln. Durch die Liebe als innererem Fokus, der nach außen projiziert wird, werden jedoch zunehmend Wellen der Selbst-Würdigkeit und glückselige Gefühle des Einsseins und der Harmonie mit der gesamten Schöpfung ausgestrahlt.

Indem wir uns der verschiedenen Signale, die unser Körper uns sendet, immer mehr bewusst werden und auf diese fürsorglich reagieren, werden wir zunehmend in der Lage sein, die feineren Strukturen der göttlichen Schöpfung wahrzunehmen. Das gleiche dreidimensionale Bild einer Blume oder eines Baumes präsentiert sich dann in seiner höherdimensionalen Realität. Die ungeheuerliche Pracht und die unterschiedlichen Farb- und Klangrealitäten der Blüte werden beim Betrachter Wellen der Glückseligkeit auslösen. Das aus dieser Wahrnehmungserfahrung gewonnene Wissen wird ein Aha-Moment von unvorstellbarer Schönheit und Inspiration sein, der uns die Augen öffnet. Die ganze Welt wird uns in einem grundlegend anderen Licht erscheinen, Konflikte und Unglück werden durch die überwältigende Erfahrung der alles umfassenden Liebe verschwinden. Unser Körperbewusstsein öffnet in uns das Tor zum Himmelreich.

Alles, was wir also tun, um unser Körperbewusstsein zu steigern, ist wertvoll und nützlich. Die Leber- und Gallenreinigung allein kann helfen, einen Großteil der Giftstoffe aus dem Körper innerhalb kürzester Zeit zu entfernen. Körperarbeit, Chi Lel Chi Kung, Yoga, regelmäßige Bewegung, bewusstes Atmen, eine natürliche Ernährung, dem Körpertyp[13] entsprechend und nach den Rhythmen der Natur, und alles andere, das zu einem gesünderen Körper beiträgt, sind geeignete Methoden zur Verbesserung des Körperbewusstseins. Kalte Duschen helfen, die Aura von blockierter Energie, vom Einfluss negativer Gedankenformen und anderen Auswirkungen externer Störeinflüsse zu reinigen. Indem Sie Ihrem Körper die Aufmerksamkeit und die Liebe geben, die er verdient, wird er zu einem **Tempel Gottes** – zu einem Feld aller Möglichkeiten im Leben.

13 Siehe auch mein Buch ‚*Zeitlose Geheimnisse der Gesundheit und Verjüngung*'.

Öffnen Sie das neunte Tor

„Ich öffne das Tor zum Körperbewusstsein, indem ich anfange, meinen Körper als das wertzuschätzen, was er ist – ein Vehikel, das mich in die Höhen der spirituellen Existenz und der göttlichen Wahrnehmung führen kann. Während ich lerne, wie wichtig mein Körper für mich ist, werde ich zunehmend bereit sein, mich um diesen Körper zu kümmern, wie ich mich auch um meinen besten Freund kümmern würde. Ich entscheide mich dafür, meinem Körper nur das Beste zu geben in Bezug auf Nahrung, Umwelt, sensorische Einflüsse und liebevolle Gedanken. Da das Bewusstsein für meinen Körper immer akuter wird, lerne ich die Lektionen des Lebens bewusster als bisher. Der Körper ist nichts anderes als ein Lehrmittel des Geistes. Ich weiß, dass dies die wahre Bestimmung meines Körpers ist. Indem ich mit den Zellen meines Körpers ‚Kontakt' aufnehme, kann ich ihre Botschaften des glückseligen Wohlbefindens spüren, mit denen ich mich geliebt, gesund und ganz fühle. Senden mir die Zellen Signale von ‚Krankheit' und Unbehagen – verursacht durch meine eigenen negativen Emotionen oder falsche Zielsetzung – werde ich geduldig durch schwierige Zeiten gehen und sie als Lektionen zur Heilung meiner Seele betrachten. Immer, wenn ich krank bin, schaue ich erst meinen Körper an, um herauszufinden, wo ich mich ‚verlaufen' habe. Sobald ich verstanden habe, wie mein Körper funktioniert, kann ich meine Gedanken an Angst, Schwierigkeiten und Krankheit loslassen. Ich bin bereit darauf zu vertrauen, dass mein Körper immer am besten weiß, was er in jedem Moment zu tun hat, und dass er mir auf meiner spirituellen Reise des Erwachens weiterhin dienen wird, solange die Angst nicht die Oberhand gewinnt. Alles, was ich dafür tun muss, ist, mein Körperbewusstsein zu erhalten. Bewusstes Atmen, Reinigungskuren, bewusste Ernährung und eine regelmäßige Lebensführung etc. tragen zu einem gesunden Körperbewusstsein bei. Ich werde mir ausreichend Zeit nehmen, um meinem Körper die Energie und Aufmerksamkeit zu geben, die er benötigt, um optimal zu funktionieren."

10. Das Tor der inneren Führung

Haben Sie Vertrauen in Ihre innere Führung, sie ist eines der wichtigsten Werkzeuge der Selbstfindung. Die innere Führung präsentiert sich nur selten in verbaler Form, sie ist eher ein Gefühl. Die Empfindung eines Gefühls oder eines inneren Wissens begleitet jeden unserer Gedanken und alles, was wir tun. Manche Menschen nennen es ‚Gewissen', bringen es aber meist nur mit negativen Erfahrungen in Verbindung. Das Gewissen ist die Sprache der Seele, genauso wie die Gedanken die Sprache des Geistes und die Emotionen die Sprache des Körpers sind.

Die innere Führung ist immer da, man nimmt sie aber meist mehr wahr, wenn man die Aufmerksamkeit auf die Herzregion lenkt. Der Körper weiß immer, ob eine sensorische oder mentale Erfahrung förderlich für sein Wachstum ist oder nicht. Unser Gehirn übersetzt die Schwingungsenergie unserer Gedanken, Handlungen oder Wahrnehmungen in chemische Substanzen, die im Körper spezifische physiologische Veränderungen erzeugen. Unser Körper erkennt sofort, ob ein Einfluss gut oder schädlich ist, und überträgt die entsprechenden Signale an das Herz, wodurch eine Emotion oder eine körperliche Empfindung entsteht. Von dort aus breiten sich die Botschaften auf jeden Teil des Körpers aus.

Dieses Tor lehrt uns, auf die Botschaften unseres Herzens zu hören. Um Ihre innere Führung nutzen zu können und von ihr zu profitieren, müssen Sie nur ‚hinhören'. Hinhören fällt leichter, wenn Sie Ihre Aufmerksamkeit auf das Herz lenken. Haben Sie Vertrauen in Ihre innere Führung und Sie werden in jedem Moment Ihres Lebens das Richtige tun. Die innere Stimme sagt Ihnen, wann Sie essen, trinken oder schlafen sollen. Sie sagt Ihnen auch, Ihre Hände nicht direkt in ein Feuer zu legen, wenn diese kalt sind. Andererseits fordert sie Sie dazu auf, eine kalte Dusche zu nehmen, wenn Ihnen heiß ist.

Dehnen Sie Ihren Körper, wenn er steif ist, fahren Sie langsam, wenn Sie eine Kreuzung erreichen, räumen Sie den Garten auf, wenn er zugewuchert ist, meditieren Sie oder hören Sie Musik, wenn Sie Entspannung suchen, leeren Sie den Mülleimer, wenn er voll ist, oder bitten Sie um Verzeihung, wenn Sie einen engen Freund verletzt haben. Ihre innere Führung ist immer da, solange Ihr Herz schlägt.

Ängstliche Gedanken dagegen bringen die innere Führung aus dem Gleichgewicht. Angst und Sorge sind in Erfahrungen aus der Vergangenheit verwurzelt, deren Erinnerungen zu gegenwärtigen Überzeugungen werden. Glaubenssätze, Regeln und Konventionen haben es geschafft, uns davon abzuhalten, auf unsere innere Stimme zu hören und ihr zu folgen. Sie ist aber die einzige Führung, der man wirklich vertrauen kann. Wenn wir nach Glaubenssätzen oder **gesellschaftlichen Regeln** handeln, wird unsere Angst verstärkt und wir zweifeln noch stärker an unserem inneren Wissen. Auf unserem Weg durch das Leben sind wir aber nicht auf Krücken angewiesen. Es gibt **keine** Grenzen außer denjenigen, die wir uns durch unsere eigenen Glaubenssätze selbst auferlegen. Anstatt den Signalen der Angst zu folgen, die aus der Vergangenheit stammen und in die Zukunft projiziert werden, sollten Sie auf Ihr Herz hören, das nur zu Ihnen spricht und nur von Ihnen in diesem Augenblick gehört werden kann. Es wird Ihnen sagen, dass Sie ein freier Geist sind und nicht mehr durch irgendjemanden oder irgendetwas eingeschränkt werden können, ganz gleich, welche Enttäuschungen Sie vielleicht in der Vergangenheit erfahren haben. Wenn Sie wirklich auf Ihre innere Stimme hören und entsprechend handeln, werden alle Ihre Bedürfnisse erfüllt werden, noch bevor Sie diese formulieren können. Sie werden alles bekommen, was Sie auf Ihrem Weg zur Selbstverwirklichung benötigen. Ihre innere Führung wird Sie nie im Stich lassen, weil sie direkt von Ihrem höheren Selbst kommt, was wiederum ein wesentlicher Bestandteil der kosmischen Intelligenz ist. Das Leben wird frei von Komplikationen und Konflikten sein, sobald wir dieses Medium des inneren Dialogs zu allen Zeiten offen halten.

Die innere Führung ist nichts Mystisches und kommt meist auf sehr mondäne Art und Weise zum Ausdruck. Sie haben vielleicht plötzlich das Gefühl, Ihren besten Freund oder Ihre beste Freundin anrufen zu müssen. Folgen Sie diesem Impuls, werden Sie und Ihr/e Freund/in sehr von der gegenseitigen Kommunikation profitieren. Ignorieren Sie diesen Impuls, zerstreut sich die Energie, die diesen Wunsch trägt. Wenn Sie den Anruf um ein paar Stunden oder auf den nächsten Tag verschieben, muss Ihr Verstand diesen Wunsch für diese Zeit festhalten, was ihn schwächen kann. Dies nimmt Ihren Verstand auch aus dem gegenwärtigen Moment heraus und hält ihn in einem zukünftigen Ereignis fest, das stattfinden kann oder auch nicht.

Ähnlich verhält es sich, wenn Sie wütend sind, weil jemand Ihren Lieblingspicknickplatz vermüllt hat. Folgen Sie diesem Impuls, indem Sie den Müll aufheben und in den nächsten Mülleimer geben. Das verringert Ihre Wut und gibt Ihnen selbst ein gutes Gefühl. Wenn Sie sich bei einer Behörde ungerecht behandelt fühlen, ist es besser, Sie drücken Ihre Unzufriedenheit an Ort und Stelle aus, unabhängig von dem Ergebnis. Sobald wir anfangen, immer mehr auf unsere innere Stimme zu hören, werden wir Stress, Anspannung und Ressentiments im Leben immer öfter vermeiden können.

Die innere Führung kann sich auf vielfältige Art und Weise zeigen und kann in zwei Kategorien eingeordnet werden, nämlich ‚Wohlbefinden' und ‚Unbehagen'. Beide Signale machen Sie auf Ihre Lebensqualität aufmerksam. Wenn Sie gegen die Gesetze der Natur verstoßen (Lebensführung, Ernährung, Verhalten etc.), werden Sie Unbehagen verspüren. Handeln Sie im Einklang mit der Natur, werden sich Zufriedenheit und Wohlbefinden einstellen. Die Summe dieser Erfahrungen bestimmt Ihre Bewusstseinsebene. Je bewusster Sie in jedem Moment Ihres Lebens sind, desto klarer und reiner wird Ihr Gewissen oder Ihre innere Führung sein. Sie können lernen, bewusster zu leben, **indem Sie allem, was Sie tun, Ihre volle Aufmerksamkeit schenken**. Diese einfache Technik der Achtsamkeit wird Ehrlichkeit, Offenheit und Reinheit des Herzens fördern. Es kann keinen höheren Wert im Leben geben, als ein reines Gewissen oder eine unfehlbare innere Führung zu haben. Es ist ein äußerst wichtiges Tor zum Himmel auf Erden.

Öffnen Sie das zehnte Tor

„Mit der Erkenntnis, dass meine Glaubenssysteme mich bislang davon abgehalten haben, frei und spontan zu leben, bin ich nun bereit, die Organisation meines Lebens meinem eigenen unbegrenzten Potenzial anzuvertrauen. Die unendliche ordnende Kraft, die das Universum regiert, steuert auch mein Leben. Ich gehe deshalb nicht davon aus, dass von Menschen geschaffene Regeln, Vorschriften und Glaubenssysteme wissen, was für mich richtig ist. Insbesondere fühle ich mich nicht mehr an Glaubenssätze gebunden, die Angst oder Negativität erzeugen. Um mit den Gesetzen der Natur im Einklang zu sein, werde ich auf meine innere Führung oder mein Gewissen hören, die ich als subtile emotionale Impulse im Bereich meines Herzens empfinde. Es ist die unendliche Weisheit meines Höheren Selbst, die diese innere Führung erzeugt und immer weiß, was für mich in jedem Moment gut ist. Es gibt nur zwei Arten von Erfahrung im Leben: Erfahrungen, die mich glücklich machen oder

solche, die mich unglücklich machen. Natürlich werde ich versuchen, nur Entscheidungen zu treffen, mit denen ich mich wohlfühle, und auf Entscheidungen verzichten, die mir Unbehagen bereiten. Mit dieser einfachen Methode lasse ich mich durch das Leben leiten, in dem Wissen, dass dies mein grenzenloses Potenzial entfalten und mir die Unterstützung der Naturgesetze bei all meinen Entscheidungen, Gedanken und Handlungen sichern wird. Ich vertraue meiner inneren Führung, denn sie ist die Einzige, die meine einzigartigen Wünsche und persönlichen Bedürfnisse kennt."

11. Das Tor zur spirituellen Weisheit

Das Leben auf der Erde wird weitgehend durch das Gesetz des ‚*Karma*' oder von Ursache und Wirkung gesteuert. Wir müssen die Gesetzmäßigkeiten dieses ‚*Karma*' verstehen, befolgen und ausführen, wenn wir spirituelle Weisheit erlangen und unsere Bestimmung hier auf Erden erfüllen wollen. Das Gesetz von Ursache und Wirkung lehrt uns, dass es in diesem Universum nichts geben kann, was nicht durch etwas anderes verursacht wurde. Jede Ursache erzeugt eine Wirkung und jede Wirkung wird zu einer Ursache für etwas anderes. Unser Körper ist Wirkung und unser Geist auch. Tatsächlich gibt es für alle unsere Gedanken, Gefühle, Empfindungen, Wünsche, Vorlieben und Abneigungen etc. eine Ursache. Auch die Erde, auf der wir leben, die Sonne, die unsere Erde nährt, und die Galaxie, die die Sonne erhält, sind alles Effekte. Sie wurden durch etwas anderes erschaffen oder werden von Kräften gesteuert, die nicht ihre eigenen sind. Alle Situationen in unserem Leben sind nur Auswirkungen vorangegangener Situationen. Jedem Moment der Zeit geht ein anderer Moment voraus, dem wiederum eine unendliche Anzahl an anderen Momenten vorausging.

Wenn wir wirklich wissend sein und verstehen wollen, wie unser eigenes Leben oder das einer bestimmten Person, einer Gesellschaft oder Nation funktioniert, müssten wir uns der fast unendlichen Anzahl von Faktoren bewusst sein, die direkt und indirekt dazu beigetragen haben, dass wir heute so sind, wie wir sind, oder dass die Bevölkerung eines Landes so einzigartig und anders ist als alle anderen Nationen dieser Welt. In der Tat weiß jeder, der behauptet, wirklich alles auf seinem Fachgebiet zu wissen, sehr wenig darüber. Alles, was wir auf intellektueller Ebene erfassen können, ist ein winziger Bruchteil dessen, was es zu jedem Objekt oder jedem Fachgebiet zu wissen gibt. Wenn wir jemanden fotografieren, dann halten wir nur einen einzigen Moment der vielen Billionen Momente im Leben dieses Menschen fest und wissen eigentlich nichts über ihn. Das trifft auf alles zu, was wir lernen. Je mehr wir glauben, etwas zu wissen, desto weniger werden wir Zugang haben zu der wahren Quelle dieses Wissens. Wir können von einem Aspekt so fasziniert sein, dass wir alle Momente aus den Augen verlieren, die vorher stattgefunden haben und die möglicherweise danach kommen. Wir können uns sogar so täuschen lassen, dass wir annehmen, echte Experten auf unserem erlernten Fachgebiet zu sein.

Um echte spirituelle Weisheit zu erlangen – das vollkommene innere Wissen – müssen wir nicht alle Ursachen aller Wirkungen kennen. Spirituelle Weisheit bedeutet zu wissen, wer oder was am Anfang und Ende jeder Ursache und Wirkung steht. Die unsichtbare Verbindung, die eine Wirkung an ihre Ursache bindet, ist das zeitlose Bewusstsein, das ultimative Selbst. Ohne das Wissen und die Erfahrung des Selbst kann die Welt der Ursachen und Wirkungen sehr befremdlich und verwirrend sein.

Es ist durchaus möglich, dass ein bestimmtes Ereignis, wie zum Beispiel die Beteiligung zweier Menschen an einem Autounfall, mit einer Ursache zusammenhängt, die ihren Ursprung in einem anderen Leben vor mehreren Tausend Jahren hat. Der ‚unkritische' Intellekt, der sich nur mit der (den) unmittelbaren Ursache(n) des Unfalls beschäftigt, d. h. Trunkenheit, Nebel, Müdigkeit, Eis auf der Straße usw., ist nicht in der Lage, die wahren Gründe für den Unfall zu ermitteln. Der ‚diskriminierende' Intellekt hingegen kennt den Unterschied zwischen zeitlosem, unendlichem Selbst und der Welt des *Karmas*, d. h. von Handlungen und ihren Folgen. Wenn wir diese Unterscheidung einmal begriffen haben, können wir uns Zugang verschaffen zum Wissen von Ursache und Wirkung, unabhängig von den Einschränkungen, die uns Raum und Zeit auferlegen. Wir können ein unvoreingenommener Beobachter oder Zeuge dieser Ereignisse werden, ob diese nun vor Hunderten von Jahren oder gestern stattgefunden haben. Alle vergangenen Erfahrungen sind für immer in der Akasha-Chronik festgehalten, der ewigen Erinnerung an unsere Seele. Der Mensch, der sich selbst kennt, weiß auch, wie sich Ursache und Wirkung zueinander verhalten, und behält so die Kontrolle über sein Denken und Handeln. Er wird sich ganz selbstverständlich an die Gesetzmäßigkeiten der Natur halten, weil er keinen Nutzen mehr darin sieht, ein neues Karma zu schaffen. Er weiß auch, dass er, der die ultimative Ursache des *Karmas* ist, davon unberührt bleiben wird; er hat tatsächlich **spirituelle Weisheit** erlangt.

Das Tor der spirituellen Weisheit hilft Ihnen, die Schwingung Ihres Körpers und Ihres Geistes zu erhöhen, indem es in Ihrem Intellekt das Gesetz von Ursache und Wirkung etabliert. Es ist ein perfektes Gesetz und liegt nie falsch. Mit diesem Wissen können Sie lernen darauf zu vertrauen, dass es keine Ungerechtigkeiten geben kann, auch wenn es so zu sein scheint. Auch werden Sie erkennen, dass Krankheiten nie durch äußere Faktoren verursacht werden, sondern immer nur von Ihnen selbst, und dass auch Unfälle nicht einfach so passieren. Wenn Sie bewusst in das Erleben einer Wirkung eintauchen, also von deren Anfang bis zum Ende, begeben Sie sich effektiv in die Kontrolle der Ursache. Dies wird Sie auch in Kontakt mit Ihrem Höheren Selbst bringen. Wenn Sie lernen, mit jeder Wirkung so geduldig umzugehen, auch wenn es für eine Weile unangenehm zu sein scheint, werden Sie plötzlich den Beginn einer völlig neuen und anderen Lebenswirklichkeit sehen.

Je vertrauter wir mit unserem wahren Selbst werden, desto mehr beginnen wir zu verstehen, dass die meisten Situationen passieren, damit wir uns entwickeln und wichtige Lektionen lernen können. Zum Beispiel kann sich ein Dieb, der uns Geld stiehlt, im Grunde genommen als Freund entpuppen, weil er uns so die Möglichkeit gibt, unsere Schulden aus einem früheren Leben zurückzuzahlen. Er nimmt uns nur das ab, was wir ihm schulden. Wenn wir uns verteidigen oder ihn bedrohen, schaffen wir nur eine weitere Ursache für ein ähnliches Ereignis in der Zukunft, bis wir endlich eines Tages oder gar in einem anderen Leben bereit sind, ihm das zu geben, wonach er gefragt hat. Gleiches gilt für gesellschaftliche Gruppen, separatistische Bewegungen und ganze Nationen, die Entschädigung, politische Freiheit oder wirtschaftliche Unabhängigkeit anstreben.

An dieser Stelle argumentieren Sie vielleicht, es sei nicht richtig, dass uns jemand ausraubt, und bestehen darauf, dass dieser Mensch für ein solches Verbrechen bestraft werden muss. Das ist nur so, wenn Sie nicht emotional involviert oder verärger sindt. Fühlen Sie sich aber von jemandem verletzt, müssen Sie wissen, dass das, was Ihnen wirklich wehtut, ihre eigene Unfähigkeit ist, Ihnen selbst zu vergeben, weil Sie diesen Menschen in diesem oder einem früheren Leben verletzt haben. Nur deswegen sind Sie wütend oder frustriert. Wenn Sie einem Menschen, der Ihnen Unrecht getan hat, vergeben können, zahlen Sie alte Schulden bei ihm/ihr ab. Aus diesem Grund erwartete Jesus Christus von seinen Jüngern, ihre Feinde zu lieben. Die Menschen in unserem Umfeld, mit denen wir die meisten Schwierigkeiten im Leben haben, sind diejenigen, die uns die beste Gelegenheit geben, die besonders verknoteten Stellen unseres *Karmas* zu lösen. Indem wir unseren Stolz loslassen und den Menschen vergeben, die uns im Leben verletzt haben, erhöhen wir unsere eigenen Schwingungen erheblich und fühlen uns dadurch ihnen und uns selbst gegenüber besser.

Wenn es Ihnen schwerfällt, auf einen bestimmten Menschen, der an Ihnen Kritik übt, nicht negativ zu reagieren, schauen Sie am besten auf die Stelle zwischen seinen Augenbrauen (das Dritte Auge), anstatt direkt in seine Augen. Das wird es Ihnen leichter machen, ihm Licht, Liebe oder verzeihende Gedanken zu senden und hinter sein duales Wesen oder oberflächliches Selbst zu blicken. Dann werden Sie erkennen, dass hinter der Kritik keine Wut, sondern eine ungeheure Traurigkeit oder Angst steckt. Der Blick auf sein drittes Auge erlaubt es Ihnen, hinter die Oberflächlichkeit von Ursache und Wirkung zu gehen und sich direkt mit dem Anteil seiner Seele zu verbinden, der Liebe und Licht reflektiert. Sie werden sich nicht mehr dazu genötigt fühlen, es ihm gleichzutun, indem Sie reagieren oder sich verteidigen. So kann der Teufelskreis von Ursache und Wirkung effektiv durchbrochen werden. Spirituelle Weisheit ist das spontane Ergebnis des Lebens im Hier und Jetzt, wenn es keine Rolle mehr spielt, wer uns in der Vergangenheit was angetan hat und das Bedürfnis nach Vergebung nicht mehr aufkommt.

Öffnen Sie das elfte Tor

„Ich öffne das Tor der spirituellen Weisheit, weil es mich von den Zwängen des Karmas befreit. Ich nehme alle Dinge, Personen und Situationen bewusst wahr, die mich verärgern. Ich bin mir bewusst, dass alles, was in mir Ärger erzeugt, mit mir durch das Gesetz von Ursache und Wirkung verbunden ist. Es gibt mir die

einzigartige Möglichkeit, die Fehler, die ich irgendwo und irgendwann in der Vergangenheit gemacht habe, wieder rückgängig zu machen. Das erfüllt mich mit Dankbarkeit. Ich bin für alles verantwortlich, was mir in meinem Leben passiert, und fühle mich daher motiviert, alle offenen Forderungen zu begleichen. Ich heiße meine Feinde und Gegner willkommen, weil sie mir als Freunde begegnen. Sie helfen mir, mich selbst besser zu verstehen. Indem ich ihnen vergebe, vergebe ich mir selbst meine eigenen früheren Taten, die sie in einer früheren Begegnung in irgendeiner Weise verletzt haben könnten. Dies wird die in mir gefangene Lebenskraft befreien und die Ursachen für Krankheiten, Unglücke und Konflikte in meinem Leben beseitigen. Ich bin bereit, alle Widerstände, die ich gegen Menschen, Probleme oder Situationen habe, anzuerkennen, mich ihnen zu stellen und sie zu bearbeiten, denn sie sind nur dazu da, mich die Lektion der Liebe zu lehren und mein Bewusstsein auf eine Ebene zu heben, auf der spirituelle Weisheit zu meiner täglichen Erfahrung und Realität werden kann."

12. Das Tor zur Erfüllung aller Herzenswünsche

Das Tor zur Erfüllung aller Herzenswünsche ist das mächtigste Werkzeug, das wir zur Verfügung haben, um auch die größten Veränderungen in unserem Leben einzuleiten – es ist die hohe Kunst des Wünschens. Wünsche sind Gedanken, denen wir aus einem inneren Drang nach Glück und Zufriedenheit im Leben Form und Richtung gegeben haben.

Alles, für das wir heute stehen, ist das Ergebnis der Gedanken, die wir bis zu diesem Moment gedacht haben. Solange wir unseren Denkapparat oder Mentalkörper nicht von negativen Gedankenformen gereinigt haben, werden unsere Gedanken, Empfindungen und Gefühle nicht mit ihrer Quelle übereinstimmen und können uns im Leben großes Pech bringen. Der menschliche Verstand und Intellekt sind den im Folgenden beschriebenen Gesetzmäßigkeiten oder Mechanismen unterworfen, die, wenn sie in aller Klarheit verstanden werden, Ihnen dabei helfen können, die Fähigkeit, die eigenen Herzenswünsche erfüllen zu können, zu meistern.

Jeder Gedanke ist eine subtile Kraft kreativer Energie, die zwar für unser physisches Auge unsichtbar ist, aber auf unseren Körper und unsere

Umgebung einen starken Einfluss ausübt. Diese Gedanken ziehen ähnliche Gedanken an, man kann es mit einem Schneeball vergleichen, der den Berg hinunterrollt und immer mehr Schnee sammelt, bis er sich in eine mächtige Lawine verwandelt. Jeder Gedanke, den wir denken, wird sofort zu einem mentalen Bild, das seine eigene spezifische Form, Farbe und Leben hat. Farbe und Form hängen vom Inhalt des Gedankens und seinem Motiv ab, während seine Lebensdauer von der Geistesstärke (oder -schwäche) des Menschen bestimmt wird, der diesen Gedanken fasst.

Der mentale Impuls, der sich zu einem mentalen Wesen oder einer Gedankenform entwickelt, spielt für die Bestimmung eines menschlichen Schicksals eine außerordentliche Rolle. Es gibt Gedankenformen, die ganze Populationen über Tausende von Jahren hinweg beherrschen. Sie werden kontinuierlich von den Menschen, die an sie glauben, energetisiert und werden so zu langlebigen Ideen, Lehren, Glaubenssätzen und Philosophien etc. Jede Gedankenform existiert in den unbewussten Bereichen des Mentalkörpers des Denkenden weiter, außer sie wurde vollständig bereinigt oder umgewandelt. In den meisten Fällen wird sie jedoch für einen bestimmten Zeitraum unterdrückt oder überwältigt und kommt wieder zum Vorschein, sobald es an der Zeit ist, sich mit ihr zu befassen.

So werden Ihre Gedanken und Gefühle zum Fundament Ihres Unterbewusstseins und sorgen dafür, dass Sie sich in ein Schicksal fügen, das Sie selbst für sich geschaffen haben. Jedes Mal, wenn Sie einen glücklichen oder wütenden Gedanken auf einen anderen Menschen, eine Situation oder eine Gruppe von Menschen richten, wird er früher oder später wieder in der einen oder anderen Form zu Ihnen zurückkehren. In Wahrheit hat er Ihren Mentalkörper erst gar nicht verlassen (es sein denn, Sie wissen, wie man ihn neutralisieren kann). Dieser Mechanismus wird vom Gesetz der Ursache und Wirkung gesteuert.

Jeder einzelne Gedanke – schädlich und negativ oder fürsorglich und wohlwollend – erzeugt in dem, der ihn denkt, niedere oder höhere Instinkte. Dies geschieht unabhängig davon, ob man sich dessen bewusst ist oder nicht. In ähnlicher Weise beeinflussen Ihre Gedanken andere Menschen, die auf der mentalen Ebene ähnlich schwingen wie Sie, unter Beachtung des

Gesetzes ‚**Ähnliches zieht Ähnliches an**'. Für jeden Einzelnen bedeutet das eine enorme Verantwortung. Die Auswirkungen unserer Gedanken sind in keiner Weise auf unser eigenes Leben beschränkt, sondern beeinflussen auch andere menschliche und nicht-menschliche Wesen. Unsere kleinen ängstlichen Gedanken können zu einer ganzen Lawine von Angst führen und Chaos und Verwirrung um uns herum stiften. Ebenso kann unser persönliches plötzliches und klares Verständnis für ein bestimmtes Phänomen im selben Moment auch bei Millionen von anderen Menschen zu einer wahren ‚Welle' an Weisheit führen.

Unterschätzen Sie die Macht Ihrer Gedanken nicht. Wenn Sie an dem Glauben festhalten, Ihre Gedanken seien schwach, erzeugen Sie in Ihrem Mentalkörper starke Gedankenformen, die dafür sorgen werden, dass Sie schwach bleiben. Wenn Sie sich selbst sagen: „Ich habe nicht den Willen, mit dem Rauchen aufzuhören oder gesundes Essen zu essen", energetisiert sich diese Gedankenform in Ihrem Mentalkörper und wird verhindern, dass Sie die Willensstärke und Ausdauer entwickeln, die für große Veränderungen im Leben notwendig sind. Hier wird klar, wie viel Macht Sie über jede gegebene Situation haben. Sie sind stark genug, sich dem mächtigen Strom der Naturgesetze zu widersetzen, zumindest eine Zeit lang. Es ist ein viel größeres ‚Kunststück', schwach und machtlos zu bleiben, als die vorhandenen kreativen Energien zur Erfüllung Ihrer Herzenswünsche zu nutzen. Da es niemanden außer **Ihnen** gibt, der **Ihre** Gedanken in die Realität umsetzen kann, und kein Gedanke jemals verloren geht, sind Sie ausschließlich das Produkt Ihrer eigenen Denkfabrik mit all Ihren guten und weniger guten Seiten. Gedankenformen können sich in vielfältiger Art und Weise manifestieren. Die Neurotransmitter in Ihrem Gehirn sind nichts weiter als die physischen Pendants Ihrer nicht-physischen Denkimpulse. Dass Sie mit Ihren Neurotransmittern einen Tumor heilen können, ist hinlänglich bekannt; in der Tat sind diese für jede Funktion in Ihrem Körper verantwortlich. Sie können aber nur dann in Ihr Dasein vordringen, wenn **Sie** – Ihr Geist oder Ihre Seele – im Körper verweilen und **Sie** die entsprechenden mentalen Impulse, wie z.B. Gedanken, Bilder, Gefühle oder Empfindungen, erzeugen. Viele dieser mentalen Impulse ‚verschwinden' im Unterbewusstsein Ihres Mentalkörpers, aber sie sind nicht wirklich weg oder verloren. Sie werden zu den unbewussten Ursachen für Probleme, Konflikte und Krankheiten, bringen aber auch Glück und Erfolg im Leben.

Alles, was passiert – eine unglückliche Ehe, ein florierendes Geschäft, unrechtmäßiges Verhalten oder Pech und Glück im Leben – ist das Ergebnis unserer eigenen Gedankenformen und ihrer Wirkung auf den Mentalkörper anderer Menschen, die auf der gleichen Frequenz schwingen. Der ‚Fehler' eines anderen Menschen, der Sie vielleicht verletzt hat oder selbst einen Unfall erleidet, wird nur durch Ihre eigenen Gedankenformen ausgelöst. Wenn die betroffene Person dann auch unter dem Geschehenen leidet, ist das auf deren eigenen Anteil an Gedankenformen zurückzuführen, die für dieses negative Ereignis verantwortlich war. Alles, was Ihnen in diesem Moment geschieht, ist die kombinierte Folge aller Gedanken, die Sie gerade denken und zuvor oder in einem früheren Leben hatten. Des Letzteren sind Sie sich vielleicht nicht unbedingt bewusst.

Auch durch die Lektüre dieses Buches erschaffen Sie Gedankenformen in Ihrem Mentalkörper, die – abhängig von Ihrer eigenen Interpretation des hier Gesagten – alle Ungleichgewichte oder Missverständnisse korrigieren können, die Sie sich zu verschiedenen wichtigen Themen im Leben angeeignet haben. Wenn Sie mit diesen Gedankenformen in Resonanz gehen und diese in Ihre mentale Welt integrieren, können Sie dadurch eine große Bereicherung erfahren.

Um die Fähigkeit, unsere eigenen Wünsche erfüllen zu können, zu meistern und in dieser Welt etwas zu verändern, müssen wir die Frequenz erhöhen, auf dem unser eigenes Bewusstsein schwingt. Anschließend müssen wir unsere Absichten zum Ausdruck bringen bezüglich dessen, was wir im Leben ändern oder verbessern wollen. Sie können Ihre mentalen Schwingungen signifikant erhöhen, indem Sie die Vorschläge aus diesem Buch umsetzen oder andere nützliche Methoden des persönlichen Wachstums und der Selbstfürsorge anwenden. Schon eine Leber- und Gallenreinigung kann eine wunderbare geistige Klarheit und Schärfe bringen, Wut und Depression beseitigen und anhaltende Heilungsreaktionen im ganzen Körper auslösen.

Jedes Mal, wenn Sie ganz bei sich selbst sind – vielleicht eine Ölmassage genießen, mit Bewusstsein eine Mahlzeit zu sich nehmen, pünktlich schlafen gehen, meditieren, sich bewegen, Chi Lel, Yoga oder bewusste Atmung üben – erzeugen Sie neue Gedankenformen der Liebe, der Wertschätzung und der Fürsorge. Das sind die Samenkörner in Ihrem Mentalkörper, die allmählich zu sprießen beginnen und die Schwingungen in Körper, Geist und Seele erhöhen. Die neuen Gedanken, die Sie fassen werden, werden von Ihnen selbst stammen und nicht auf den Ideen, Meinungen und Überzeugungen anderer Menschen beruhen. Das stärkt die Kraft Ihrer Gedanken enorm und in der Tat so sehr, dass Sie buchstäblich in der Lage sind, den Himmel auf Erden für sich selbst und andere zu erschaffen. Sie müssen nur darum bitten.

Überprüfen Sie auch Ihre Hoffnungen, Erwartungen und Sorgen. Wenn Sie davon ausgehen, dass in Ihrem Leben etwas Unerwünschtes geschehen wird, können Sie sicher sein, dass es in der einen oder anderen Form passieren wird. Das liegt daran, dass **Sie** sehr mächtig sind. Wenn Sie wiederholt sagen: „Ich fühle mich wirklich schlecht" oder „Ich bin deprimiert", werden Sie Ihre Realität wahrscheinlich so gestalten, dass diese Gedankenformen erfüllt und unterstützt werden. Wenn Sie sich aus der Angst heraus sagen, dass Sie besser Geld für Notzeiten wie Krankheit und Alter sparen sollten, dann ist es wahrscheinlich, dass sich diese Gedanken auch manifestieren und harte Zeiten, Krankheit und Gebrechlichkeit im Alter in Ihr Leben bringen werden.

Gedanken wirken sich schädlich auf uns selbst und unsere Umwelt aus, wenn sie hauptsächlich dazu eingesetzt werden, sinnliches Vergnügen oder den Wunsch nach materiellem Wohlstand zu befriedigen. An materiellem Reichtum ist nichts auszusetzen, ganz im Gegenteil. Materieller Reichtum kann Glück und Wohlbefinden im Leben durchaus steigern. Doch der Erwerb von Reichtum nur um seiner selbst willen reduziert die Lebensfreude.

Ihr persönliches Glück beginnt schnell zu wachsen, wenn Sie lernen, die Wünsche wertzuschätzen, die Ihrem erweiterten Selbst dienen und helfen – der menschlichen Rasse, den Tieren und der Natur, der Erde, der Sonne und dem Universum. Konzentrieren Sie sich auf diese Aspekte Ihres erweiterten Selbst und darauf, was Sie tun können, um diesem in jeder erdenklichen Weise zu dienen. Dies wird rund um Ihren eigenen Mentalkörper von Liebe erfüllte Gedankenformen erschaffen und nach dem Ähnlichkeitsprinzip die größtmögliche Unterstützung aus Ihrem Umfeld anziehen. Irgendwann wird es in Ihrem Mentalkörper nicht einmal mehr den kleinsten Raum für negative

Gedanken geben. Der positive Effekt dieser liebevollen Gedankenformen in Ihrem Leben wird sein, dass Sie viel mehr Möglichkeiten für Wachstum, Erfolg und Glück haben werden als jemals zuvor. Ohne Ihr Zutun wird sich in Ihrem Leben materieller Reichtum einstellen.

Indem Sie die Samenkörner der Liebe in die Gedanken anderer Menschen säen, können Sie Ihr eigenes Umfeld verbessern. Auch wenn Sie nichts Materielles geben können, haben Sie immer noch liebevolle und heilende Gedanken, die Sie mit anderen Menschen teilen können. Es gibt sie ganz umsonst. Geben Sie diese Gedanken freizügig weiter, aber erwarten Sie nichts dafür. Wenn Sie etwas geben und eine Erwartung daran knüpfen, ist Ihre Motivation dahinter egozentrisch und zieht egoistische Gedankenformen an. Ein Weg, diese ‚nicht-egoistische' Haltung zu pflegen, kann ein Gebet, ein liebevoller Gedanke, eine freundliche Geste oder ein ermutigendes Wort für jemanden sein, der Not leidet oder nicht in der Lage ist, diesen Ausdruck von Liebe oder Fürsorge zu erwidern. Tun Sie es mit Freude, denn das ist eine weitaus größere Belohnung als jede Gegenleistung. Ein solches Handeln erhöht im Handumdrehen Ihre eigene Frequenz und wird Ihnen besser dienen. Sie werden neue Menschen und neue Situationen in Ihr Leben ziehen, die diese neu geschaffenen Gedankenformen der Liebe und Freude widerspiegeln. Sie werden ganz spontan in größerer Harmonie mit den Gesetzen der Natur leben und auf deren anhaltende Unterstützung bauen können. Dies wird die Erfüllung Ihrer Herzenswünsche einfach und mühelos werden lassen.

Der Mensch ist ein geistiges Wesen in einem physischen Körper. Seine primären Bedürfnisse sind spiritueller Natur und nicht von körperlicher Beschaffenheit. Es entspricht daher nicht unseren menschlichen Bedürfnissen, nach körperlicher Befriedigung zu streben, die nicht gleichzeitig auch den Geist bereichert. Die Hauptaufgabe der fünf Sinne der Wahrnehmung ist es, die spirituelle Weisheit zu erhöhen. Gutes Essen, Liebesspiel und andere Formen des sinnlichen Vergnügens sind wunderbare Mittel zur Selbstentwicklung, wenn sie zu diesem Zweck eingesetzt werden. Sinnliches Vergnügen ohne spirituelle Bedeutung hingegen befriedigt nur das Ego und nicht den Geist und ist daher nicht geeignet, das wahre Glück zu erhöhen.

Sobald Sie Ihrem Leben eine spirituelle Ausrichtung geben, wird bald alles, was Sie tun, die Schwingungen der Glückseligkeit in Ihrem Leben verstärken. Wenn Ihr Körper krank ist, versuchen Sie bitte nicht ihn einfach zu reparieren, sondern versuchen Sie herauszufinden, welche inneren Gedankenformen wie Angst, Wut oder Eifersucht etc. Sie in diese Zwangslage gebracht haben. Vielleicht stellen Sie auch fest, dass eine Erkältung, eine Grippe oder andere **körperliche Reinigungsvorgänge** (in der Tat auch die meisten Krankheiten) Möglichkeiten schaffen, altes *Karma* schnell zu entfernen, was sonst viel länger dauern würde. Wenn Sie die selbstheilenden Kräfte des Körpers durch Drogen oder andere unnatürliche Methoden blockieren, wird das Karma belastet und folglich möglicherweise schmerzhafter. Wenn Sie sich selbst heilen wollen, ist es am besten, wenn Sie den Wunsch verspüren, auch anderen Menschen helfen zu wollen. Wollen Sie Ihre eigenen Fehler verzeihen, lohnt es sich, zuerst andere Menschen um Vergebung zu bitten. Möchten Sie glücklicher sein, als Sie es zurzeit sind, sollten Sie nach Wegen suchen, wie Sie andere glücklich machen können. Was auch immer Sie sich vom Leben wünschen, geben Sie es anderen Menschen zuerst. Das wird den Fluss des Lebens in Bewegung bringen und Ihnen unbegrenzten Zugang zu allem geben, was Sie brauchen und wünschen.

Öffnen Sie das zwölfte Tor

„Ich öffne das Tor zur Erfüllung aller Wünsche, indem ich mir eine bessere Welt wünsche, ein besseres Verständnis zwischen den Menschen, die Beseitigung von Verbrechen, Terrorismus und sozialen Unruhen und dafür den Beginn von Liebe, Harmonie und Zusammengehörigkeit der gesamten Menschheit etc. Ich suche nach Möglichkeiten, um anderen mit Freude zu helfen und zu dienen. Es spielt keine Rolle, ob ich für meine Taten belohnt werde oder nicht, ich ziehe meine Befriedigung aus meiner großen Liebe und Selbstwertschätzung. Jedes Mal, wenn ich jemandem einen guten Gedanken schicke, geht es mir selbst besser. Ich bin bereit, jeden Tag jemandem etwas zu geben, ohne etwas dafür zu verlangen, selbst wenn es nur ein wohlwollender Gedanke oder eine Geste sein sollte. Das wird mir dabei helfen, mit meinen eigenen tieferen Aspekten in Kontakt zu treten, die alle Teil des großen Ganzen sind. Ich erkenne, dass alles, was ich für andere tue, ich tatsächlich auch für mich selbst tue.

Ich erkenne, dass ich die Gedankenformen des Gebens, Teilens, Liebens und Vergebens etc. erhöhen muss, damit ich meine Herzenswünsche erfüllen und mein Leben in Wohlstand genießen kann. Indem ich anderen gebe, was ich für mich selbst will, bin ich nicht mehr durch mein eigenes Ego begrenzt, denn meine Motivation kommt von meinem erweiterten und Höheren Selbst. Das gibt mir die nötige Kraft, um alle meine Wünsche zu erfüllen.

Die Erde ist meine weltliche Heimat. Ich möchte ein besseres Zuhause für alle schaffen. Das hilft, alle Konflikte um Territorien, Ressourcen, Geld und Besitz zu beenden. Ich bin vielleicht teilweise verantwortlich für alle Konflikte, die ich sehe oder kenne, weil ich die Macht habe, sie durch meine Gedankenformen negativ oder positiv zu beeinflussen. Ich bin nicht machtlos, denn Machtlosigkeit ist eine Eigenschaft, die nur meinem Ego zugeschrieben werden kann. Meine Macht ist unendlich, denn ich bin eins mit allem. Ich will nicht mehr, dass meine Macht zerstreut wird, indem ich zulasse, dass die Glaubenssätze und Meinungen anderer Menschen über mein Leben herrschen. Von nun an verlasse ich mich auf mein eigenes Wissen und Verständnis, aber ich bin offen dafür, von jedem Menschen zu lernen, den ich treffe und von jeder Situation, der ich begegne.

Um meine Herzenswünsche einfach und mühelos zu erfüllen, muss ich nur eine Gedankenform dessen erschaffen, was ich wirklich will. Die bloße Absicht genügt, um den Ball des Begehrens ins Rollen zu bringen. Meine Intention bringt mich dazu, morgens aufzustehen, meinen Körper zu bewegen, eine Mahlzeit zu essen, ein Musikinstrument zu spielen, ein Auto von A nach B zu fahren, vielleicht ein Baby zu zeugen oder einzuschlafen. Ich kann dieselbe Intention dafür einsetzen, alle meine Wünsche wahr werden zu lassen, vorausgesetzt, sie stimmen mit den Gesetzen der Natur überein.

Zur Erfüllung meiner Wünsche muss ich nur wünschen, loslassen und darauf vertrauen, dass mein erweitertes Selbst – die Macht des Universums – sich um die Details kümmern wird. Sollte ein Wunsch nicht in Erfüllung gehen, weiß ich, dass ich entweder einen Zweifel projiziert habe, der eine ebenso mächtige Gedankenform ist wie der Wunsch selbst, oder dass mein Wunsch nicht mit der größeren Bestimmung meines Lebens oder meiner Umgebung harmoniert. In diesem Fall werde ich andere nicht für mein eigenes Versagen oder Unglück verantwortlich machen. Ich verstehe, dass Zweifeln die Erfüllung meiner Wünsche gefährdet. ‚Glück' habe ich automatisch, solange ich nicht an meiner eigenen Kraft zweifle, das zu erreichen, was ich will und brauche. Nicht erfüllte Wünsche können ein Hinweis sein, dass meine Motive rein egozentrisch sind und sich nachteilig auf das Glück und Wohlbefinden anderer auswirken können. Dies hilft mir zu verstehen, dass nur die Wünsche in Erfüllung gehen, die von Herzen kommen und es wert sind, erfüllt zu werden, weil sie meine Fähigkeit, diese Welt und mich selbst zu lieben, erhöhen. Das spirituelle Universum gibt keine Wünsche in Auftrag, die nicht dem Ganzen dienen. Meine Intentionen zu formulieren und laut auszusprechen, damit ich sie hören kann, gibt mir die Möglichkeit, Zweifel aus dem Weg zu räumen und die Kraft meiner Wünsche zu verstärken."

Schlusswort

Ich möchte dieses Kapitel mit dem Friedensgebet des Heiligen Franz von Assisi abschließen. Das Gebet besitzt die Fähigkeit, das Ich-Selbst an dem Höheren Selbst neu auszurichten und nur Gedankenformen hervorzurufen, die Liebe und Glück bringen und gleichzeitig verhindern, dass schädliche Gedanken entstehen. Dieses Gebet ist eine der mächtigsten Gedankenformen, die wir erzeugen können, und fasst den Inhalt der Zwölf Tore zum Himmel auf Erden in aller Kürze zusammen. Sobald es in Ihrem Mentalkörper ‚eingebettet' ist, kann es Ihnen als persönliches Leitmotto für den Alltag dienen.

Friedensgebet nach Franz von Assisi

Herr, mach mich zu einem Werkzeug deines Friedens,
dass ich liebe, wo man hasst;
dass ich verzeihe, wo man beleidigt;
dass ich verbinde, wo Streit ist;
dass ich die Wahrheit sage, wo Irrtum ist;
dass ich Glauben bringe, wo Zweifel droht;
dass ich Hoffnung wecke, wo Verzweiflung quält;
dass ich Licht entzünde, wo Finsternis regiert;
dass ich Freude bringe, wo der Kummer wohnt.

Herr, lass mich trachten,
nicht, dass ich getröstet werde, sondern dass ich tröste;
nicht, dass ich verstanden werde, sondern dass ich verstehe;
nicht, dass ich geliebt werde, sondern dass ich liebe.

Denn wer sich hingibt, der empfängt;
wer sich selbst vergisst, der findet;
wer verzeiht, dem wird verziehen;
und wer stirbt, der erwacht zum ewigen Leben.

Über Andreas Moritz

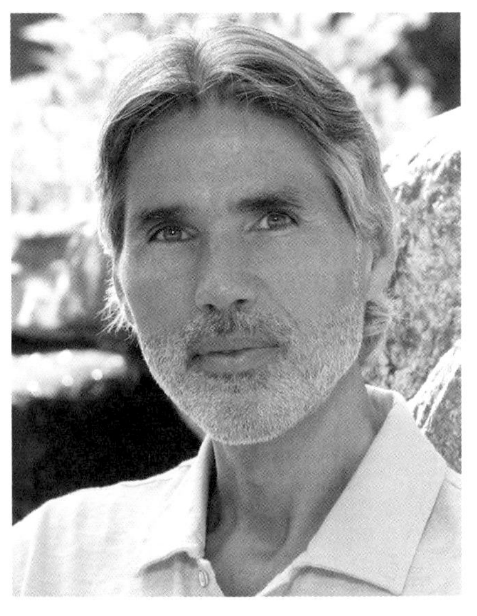

Andreas Moritz war als Heilpraktiker in den verschiedensten Bereichen der Medizin tätig, darunter intuitive Medizin, Ayurveda, Irisdiagnostik, Shiatsu sowie Vibrationstherapie. Darüber hinaus arbeitete Andreas Moritz, der 1954 in Stuttgart geboren wurde, als Autor und Künstler. In seiner frühen Kindheit litt er an verschiedenen schweren Krankheiten, die ihn dazu veranlassten, sich schon als Kind und Jugendlicher eingehend mit den Themen Ernährung und natürliche Heilmethoden auseinanderzusetzen.

Im Alter von 20 schloss er sowohl seine Ausbildung in Irisdiagnostik (Erkennung von Krankheiten anhand der Iris des Auges) als auch in Diätlehre ab. 1981 begann er in Indien mit dem Studium der indischen Heilkunde Ayurveda und beendete diese Ausbildung als geprüfter Ayurveda-Therapeut 1991 in Neuseeland. Da es ihm nicht ausreichend erschien, sich lediglich mit den Symptomen einer Krankheit zu befassen, widmete Andreas Moritz sich zeit seines Lebens dem Begreifen und Behandeln der einer Krankheit tatsächlich zugrunde liegenden Ursachen. Dank dieses ganzheitlichen Ansatzes konnte er sogar in Fällen von Krankheiten im Endstadium große Erfolge verzeichnen, bei denen konventionelle Methoden sich als nutzlos erwiesen hatten.

Seit 1988 praktizierte er die japanische Heilkunst des Shiatsu, was ihm grundlegende Einblicke in das Energiesystem des Körpers vermittelte. Darüber hinaus widmete er sich acht Jahre lang intensiv der Erforschung des menschlichen Bewusstseins und dessen hoher Bedeutung in der Mind-Body-Medizin.

Andreas Moritz ist der Verfasser folgender Bücher zum Thema Gesundheit und Spiritualität:

- Die wundersame Leber- und Gallenblasenreinigung
- Zeitlose Geheimnisse der Gesundheit und Verjüngung
- Krebs ist keine Krankheit – er will uns helfen zu überleben
- Lüfte den Schleier der Dualität
- Wohlfühlen und Abnehmen
- Die geimpfte Nation
- Heile dich selbst mit Sonnenlicht
- Alzheimer Ade!
- Der einfache Weg zur vollkommenen Gesundheit
- Heart Disease – No More!
- Diabetes – No More!
- Ending the AIDS Myth
- Hear the Whispers, Live Your Dream
- Art of Self-Healing
- Timeless Wisdom from Andreas Moritz

Im Rahmen seiner ausgedehnten Reisen rund um den Globus brachte er vielen Staatsoberhäuptern und Regierungsmitgliedern in Europa, Asien und Afrika seinen ganzheitlichen Ansatz nahe und hielt eine Vielzahl von Vorträgen zu Themen aus den Bereichen Gesundheit, Mind-Body-Medizin und Spiritualität.

Auf der umfassenden, sich vielen Gesundheitsthemen widmenden Website *CureZone.com* unterhielt Andreas Moritz ein kostenfreies Forum mit dem Titel *Ask Andreas Moritz*. Auch wenn er seit etwa 2006 nicht mehr für dieses Forum schrieb, findet sich dort noch ein umfassendes Archiv seiner Antworten auf Tausende von Fragen zu einer Vielzahl von Gesundheitsthemen.

Nachdem er sich 1998 in den USA niedergelassen hatte, begann er mit der Entwicklung von Ener-Chi Art, einem neuen und innovativen Heilungsansatz, der auf die tiefliegenden Ursachen vieler chronischer Krankheiten abzielt. Es handelt sich bei Ener-Chi Art um spezielle Ölgemälde, lichtcodierte Energiebilder, die unmittelbar durch das Betrachten dazu beitragen können, in den jeweils zugeordneten Organen und Körpersystemen den lebenswichtigen Energiefluss (Qi oder Chi) wieder frei fließen zu lassen. Andreas Moritz ist auch der Gründer von *Sacred Santémony – Divine Chanting for Every Occasion*, einem System eigens erzeugter Tonfrequenzen, die in kürzester Zeit aus tiefsitzenden Ängsten, Allergien, Traumata, mentalen oder emotionalen Blockaden eine wunderbare Chance machen können, an ihnen zu wachsen und Inspiration aus ihnen zu ziehen.

Im Oktober 2012 erreichte Andreas eine höhere Ebene seines Daseins. Seine aktualisierte und umfassend erweiterte Ausgabe von *Die wundersame Leber- und Gallenblasenreinigung* erschien kurz vor seinem Ableben. Das Manuskript für *Alzheimer Ade!* hatte er kurz zuvor vollendet.

Andreas Moritz' Vermächtnis umfasst einen gewaltigen Wissensschatz, den er stets großzügig mit seinen Lesern, Kollegen und Anhängern teilte. Seine Videos auf YouTube, die kostenlosen Gesundheitsinformationen und Worte der Weisheit sind abrufbar auf www.ener-chi.com, www.youtube.com/user/enerchiTV und www.facebook.com/enerchi.wellness.

Die gemeinnützige Stiftung *Andreas Moritz Light Trust* wurde 2013 ins Leben gerufen zu Ehren von Andreas Moritz und seiner verehrungswürdigen Freundlichkeit, großzügigen Haltung, seiner tiefen Weisheit sowie den weitsichtigen Lehren und lebensverändernden Einblicken, die weltweit unzähligen Menschen geholfen haben.

Ziel des *Andreas Moritz Light Trust* ist es, Kindern auf der ganzen Welt, die ohne Eltern aufwachsen müssen, sinnvolle und dringend benötigte Unterstützung zu bieten. Dies umfasst nahrhafte Lebensmittel, gesunde und sichere Lebensbedingungen, ganzheitliche Erziehung, liebevolle Fürsorge und bereichernde spirituelle Möglichkeiten.

Weitere Informationen hierzu sind zu finden auf *www.andreasmoritzlighttrust.org.*

Index

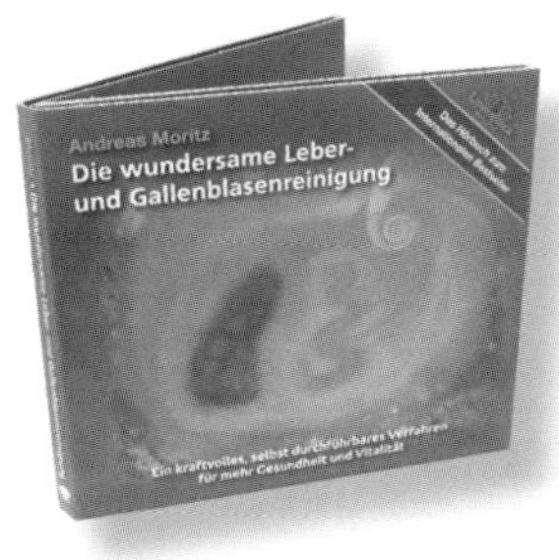

Andreas Moritz

Die wundersame Leber- und Gallenblasenreinigung – Hörbuch 4 CD's

Ein kraftvolles, selbst durchführbares Verfahren für mehr Gesundheit und Vitalität

4 CD's, Abspieldauer (ca.) 4,5 Std., 17,90 €

Das Hörbuch zum Internationalen Bestseller

Gallensteine in der Leber werden selten erkannt, können jedoch eine Vielzahl von Krankheiten hervorrufen – wie Übergewicht, Diabetes, Herzerkrankungen und Krebs. Dieses Hörbuch ist eine gekürzte Fassung des Bestsellers von Andreas Moritz und konzentriert sich auf das Verfahren der Leberreinigung an sich. Es gibt einen Einblick in die Funktionsweise der Leber, hilft dem Hörer, zu erkennen, ob er selbst Gallensteine hat und gibt ihm ein einfaches und schmerzfreies Verfahren an die Hand, mit dem er sich selbst der Steine entledigen kann.

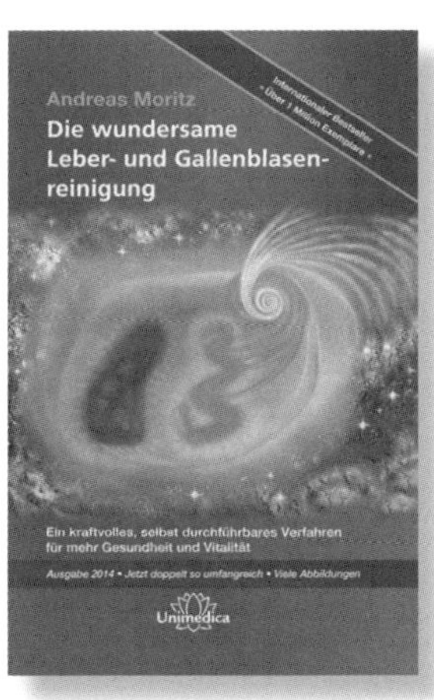

Andreas Moritz

Die wundersame Leber- und Gallenblasenreinigung

Ein kraftvolles, selbst durchführbares Verfahren für mehr Gesundheit und Vitalität, jetzt doppelt so umfangreich – mit vielen Abbildungen

496 Seiten, geb., 22,90€

In dieser umfassend erweiterten Ausgabe seines internationalen Bestsellers klärt Andreas Moritz über die häufigste, oft unerkannte Ursache von Krankheiten auf – Gallensteine, unzählige kleine Blockaden in den Gallenwegen der Leber. Ein Stau in den Gallengängen der Leber führt nicht nur zu Gallenblasenkrankheiten und Koliken, sondern ist auch Nährboden für noch schwerwiegendere, auf den ersten Blick nicht damit zusammenhängende Krankheitsbilder wie Fettleibigkeit, Diabetes, Herzerkrankungen und Krebs. Dieses Buch bietet einen Einblick in die Funktionen der Leber.

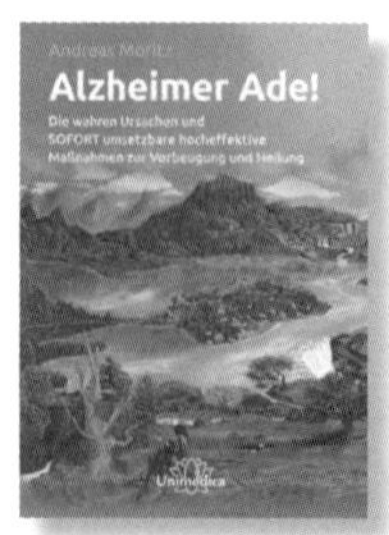

Andreas Moritz

Alzheimer ade!

Die wahren Ursachen der Krankheit und was jeder einzelne HEUTE dagegen tun kann

248 Seiten, geb., 24,– €

Ein hilfreicher Leitfaden zur Vorbeugung und Heilung der Alzheimer-Krankheit. Alzheimer ist eine der am meisten gefürchteten Krankheiten weltweit und die Statistiken entwickeln sich nur in eine Richtung – nach oben. In der Tat hat nahezu jeder schon mit eigenen Augen erlebt, wie jemand aus der Familie oder im Freundeskreis geradezu hinwegzugleiten scheint, oder kennt jemanden, der dies erlebt hat. Aktuell sind weltweit etwa 36 Millionen Menschen von der Alzheimer Krankheit betroffen, jedoch prognostizieren Forscher für die Zukunft eine Verdreifachung dieser Zahl.

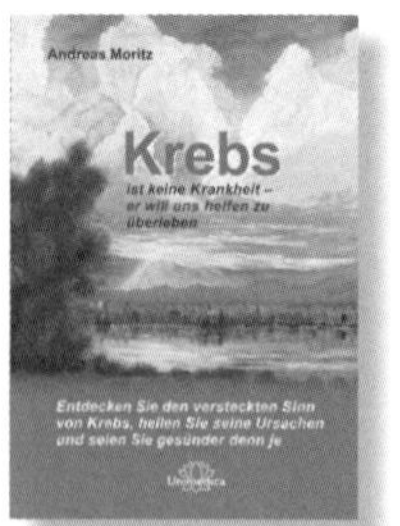

Andreas Moritz

Krebs ist keine Krankheit. Er will uns helfen zu überleben.

Entdecken Sie den versteckten Sinn von Krebs, heilen Sie seine Ursachen und seien Sie gesünder denn je, doppelt so umfangreich

392 Seiten, geb., 29,– €

Krebs ist ein Überlebensmechanismus. In seinem Buch "Krebs ist keine Krankheit" zeigt der bekannte Autor Andreas Moritz Folgendes auf: Krebs ist ein physisches Symptom verzweifelter Versuche des Körpers, spezifische und lebenszerstörende Ursachen zu beseitigen.

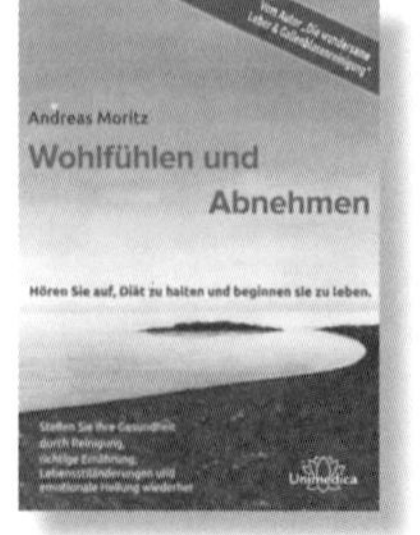

Andreas Moritz

Wohlfühlen und Abnehmen

Hören Sie auf, Diät zu halten und beginnen sie zu leben. Stellen Sie ihre Gesundheit durch Reinigung, richtige Ernährung, Lebensstil-änderung und emotionale Heilung wiederher.

250 Seiten, geb., 21,80 €

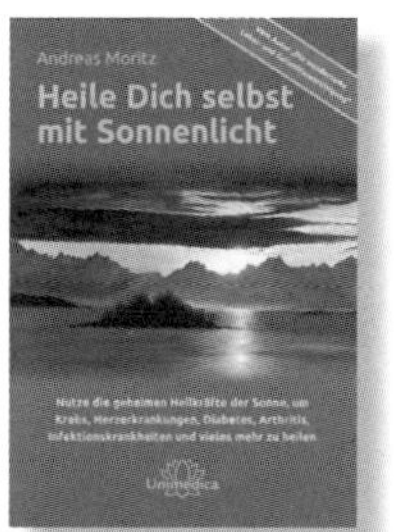

Andreas Moritz

Heile dich selbst mit Sonnenlicht

Nutze die geheimen Heilkräfte der Sonne, um Krebs, Herzerkrankungen, Diabetis, Arthritis, Infektionskrankheiten und vieles mehr zu heilen

180 Seiten, geb., 21,80 €

Sie ist vermutlich das stärkste natürliche Breitbandmedikament, das es gibt. Dazu völlig kostenlos: die Sonne. Ihre Energie ist für die meisten Lebensorganismen auf der Erde unverzichtbar.

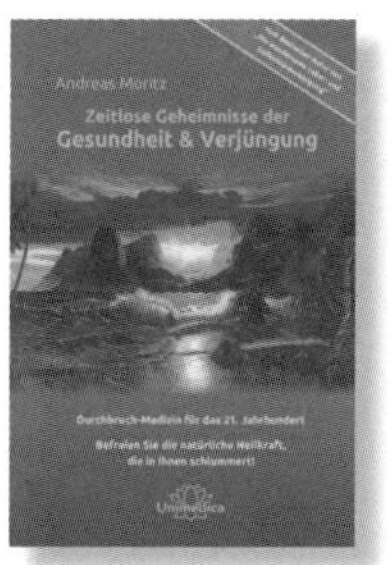

Andreas Moritz

Zeitlose Geheimnisse der Gesundheit & Verjüngung

**Durchbruch-Medizin für das 21. Jahrhundert
Befreien Sie die natürliche Heilkraft, die in ihnen schlummert!**

896 Seiten, geb., 39,80 €

In diesem Buch, das die Essenz aller seiner bisher erschienenen Bücher darstellt und als ein Standardwerk ganzheitlicher Gesundheit betrachtet werden kann, vermittelt der Autor die umfassenden Erkenntnisse, die er im Laufe seiner 35-jährigen Erfahrung gesammelt hat, auf eine sehr fundierte und praxisorientierte Weise. Seine zentrale Botschaft: Jeder von uns ist imstande sich selbst zu heilen, vorausgesetzt, wir richten unsere Aufmerksamkeit auf die Verbindung zwischen unserem Körper und unserem Geist.

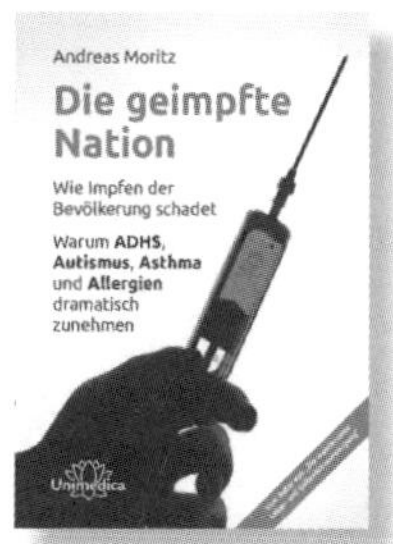

Andreas Moritz

Die geimpfte Nation

**Wie Impfen der Bevölkerung schadet
Warum ADHS, Autismus, Asthma und Allergien dramatisch zunehmen**

400 Seiten, geb., 24,80 €